河南省高校科技创新团队支持计划项目（22IRTSTHN027）

护理应用解剖学

主编　张伟宏　汤有才　徐　芃

郑州大学出版社

图书在版编目(CIP)数据

护理应用解剖学 / 张伟宏，汤有才，徐芃主编 . — 郑州 : 郑州大学出版社，2022. 11

ISBN 978-7-5645-9097-0

Ⅰ. ①护… Ⅱ. ①张… ②汤…③徐… Ⅲ. ①人体解剖学 Ⅳ. ①R322

中国版本图书馆 CIP 数据核字(2022)第 175368 号

护理应用解剖学

HULI YINGYONG JIEPOUXUE

策划编辑	张 霞		封面设计	王 微
责任编辑	张 霞 张馨文		版式设计	凌 青
责任校对	刘 莉		责任监制	李瑞卿

出版发行	郑州大学出版社	地 址	郑州市大学路 40 号(450052)
出 版 人	孙保营	网 址	http://www.zzup.cn
经 销	全国新华书店	发行电话	0371-66966070
印 刷	广东虎彩云印刷有限公司		
开 本	787 mm×1 092 mm 1 / 16		
印 张	13.75	字 数	312 千字
版 次	2022 年 11 月第 1 版	印 次	2022 年 11 月第 1 次印刷

书 号	ISBN 978-7-5645-9097-0	定 价	58.00 元

作者名单

———◆———

主　编　张伟宏　汤有才　徐　芃

副主编　范超林　马晓荣　张春勋

　　　　张　帅　汪清丽　梁海宏

编　委　（以姓氏笔画为序）

　　　　王　娜　王　燕　冯小娟

　　　　朱梦花　刘玉婷　刘关言

　　　　李　强　吴鹏辉　张　华

　　　　张雅文　阿衣夏木·夏衣提

　　　　阿米娜·艾买提　罗　程

　　　　柯尤木·麦合木提　姚　娜

　　　　钱　瑾　徐庆梅　梁梦莹

　　　　董　婷　靳利敏

前言

随着护理教育的快速发展和护理教育研究的不断深入，护理教育工作者正在教学实践中探索适应护理专业岗位特点和护理专业知识结构需要的新的教学模式和教学内容。护理应用解剖学是研究与护理专业临床工作相关的解剖学内容，是在系统解剖学和局部解剖学基础上发展起来的，其特点是将解剖学知识与临床护理专业操作技能紧密结合，阐述基础护理和专业护理等操作中的解剖学要点，以提高操作的准确性和成功率，提高护理质量。护理应用解剖学随着解剖学和护理学的发展而逐步完善，成为一门崭新的、实用性的交叉学科，是医学基础课程与专业实践有机结合的产物，它将为护理学科发展起到一定的促进作用。

本教材是以人体局部层次结构为纲，以基础护理和专科护理等操作项目为主线，阐述人体有关的解剖学部位、局部层次结构、毗邻关系等。增强了学生学习兴趣，提高了学习效果，是解剖学教学内容和学习方法革新的一种尝试。以期使学习者不再感到解剖学枯燥无味，难学难记，在掌握解剖学知识的同时，还能应用它指导临床实践，提高工作能力，满足了学生未来可持续发展所必须深化和扩展的应用解剖学知识，提升了学生职业岗位能力的培养。

本教材共分十章，除第一章和第十章外，其余各章按人体局部排列。各章内容分为基础解剖、应用要点、学以致用3个部分。每章前的德育案例，紧贴章节内容，旨在加强学生的思政教育，帮助学生树立正确的人生观、价值观和世界观，坚定献身人类卫生事业，积极投身健康中国建设。基础解剖是在系统解剖学基本知识的基础上，突出与临床工作密切相关的体表标志、体表投影、局部层次等内容。应用要点是学习临床操作有关的应用解剖知识，有利于选择最佳的操作部位，提高操作的准确性和成功率，同时避免损伤毗邻的重要器官。"学以致用"是通过开展实践活动，将每章节所学知识和技能以多种多样的第二课堂活动进行展示，达到将所学知识内化于心的作用。

为吸取近年来护理应用解剖学教学研究和科学研究的成果，进一步充实和完善教材内容，本教材在每个章节都设计了"知识链接"窗口，精选与教材内容相关的知识点以及临床新技术、新方法、新进展等方面的知识，以帮助学生早日了解临床，开阔视野，启发思维。

教材编写过程中，编写团队严谨求实、精诚合作，对编写内容进行了反复斟酌和修改，参考了各种版本的全国统编理论教材、兄弟院校的协编与自编理论和实验教材。而且，本教材的编写得到了郑州大学出版社、郑州大学护理与健康学院、哈密职业技术学院、郑州大学第一附属医院、郑州大学第三附属医院、郑州大学第五附属医院、哈密市中心医院、哈密市第二人民医院的鼎力支持，在此一并表示真诚地感谢。

由于编者经验、能力及时间等所限，书中错误和不当之处难免，恳请各位同仁、使用本教材的老师和同学们多提宝贵意见和建议，以便再版时改正，使之不断完善。

编者

2022 年 8 月

目录

第一章 皮 肤

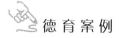 德育案例

感动中国人物——吴登云

吴登云大学毕业后,响应党的号召,志愿来到祖国版图最西端的新疆维吾尔自治区克孜勒苏柯尔克孜自治州乌恰县工作。他热爱边疆、扎根边疆、建设边疆,多次放弃回家乡或条件较好地方工作的机会,以高尚的医德和精湛的医术,忘我工作,无私奉献。为了抢救民族兄弟,他先后无偿献血 30 余次(计 7 000 多毫升);为抢救烧伤的婴儿,他从自己腿上割下 13 块皮肤移植到患儿身上。他充满仁爱之心,只要有患者求医,不管多远,都随叫随到;遇到经济贫困的患者,还帮助垫支医药费。乌恰县地广人稀,牧民缺医少药,从 20 世纪 60 年代初到 80 年代末,他每年都要花三四个月的时间,翻山越岭、风餐露宿,深入牧区巡诊和防疫,足迹踏遍了全县 9 个乡的 30 多个自然村,给草原人民带去了生命的阳光,受到当地各族干部群众的衷心爱戴,被誉为"白衣圣人""马背医生"。为了更好地为各族群众治病,改变当地的医疗卫生状况,他刻苦钻研医学知识,努力学习少数民族语言,精心培养少数民族医务骨干,一大批柯尔克孜族医生迅速成长起来。

第一节 基础解剖

皮肤被覆于人体表面,在口、鼻、肛门、尿道口、阴道口等处与体内管腔黏膜相移行。皮肤是面积最大的器官,总面积成人为 $1.5 \sim 2.0 \ m^2$,重量约占体重的 16%。人体各处皮肤的厚薄不同,为 $0.5 \sim 4.0 \ mm$,其中常与外界接触、易受摩擦以及负重部位的皮肤较厚,如枕后、项背、臀部、手掌和足底等处。感觉敏锐或不易受到摩擦部位的皮肤较薄,如眼睑、耳郭、腋窝、乳房、四肢屈侧等部位。

皮肤是具有重要屏障作用的多功能器官,能调节体温、保护、吸收、排泄、感受外界的多种刺激。另外,皮肤中的一些细胞还与免疫应答有关,参与人体免疫系统的构成。皮肤表面有凹下的沟和凸起的嵴,它们形成皮纹。人体的皮纹以手掌和足底最为明显。每

个人的指纹都具有个体独特性,且终生不变,这在指纹鉴定和遗传学上有重要意义。此外,皮肤也是临床给药途径之一。

一、皮肤结构

皮肤由表皮和真皮组成,借皮下组织(即浅筋膜)与深部组织相连。皮肤内含毛、指(趾)甲、汗腺和皮脂等附属器,还有丰富的血管、淋巴管和神经等结构。

(一)表皮

表皮(epidermis)由角化的复层扁平上皮构成,为皮肤浅层,来源于外胚层。表皮不含血管和淋巴管,但含有丰富的神经末梢。表皮厚度为 0.07 ~ 0.12 mm,主要由两类细胞构成。一类是构成表皮主体的角质形成细胞,此类细胞由表皮深层细胞分裂分化,向浅层逐步推移,形成含有角质蛋白的角质层细胞;另一类是数量很少的非角质形成细胞,散在于角质形成细胞之间(图 1-1)。

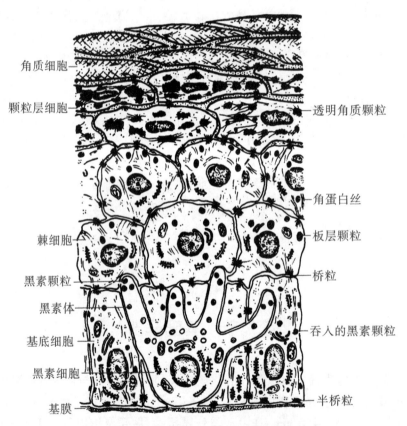

图 1-1 角质形成细胞和黑素细胞超微结构模式图

1. 角质形成细胞(kerationcyte) 分层排列,具有合成角蛋白的功能。角质形成细胞自表皮基底部逐渐向浅层分化,最终形成角质蛋白脱落。正常情况下,表皮每 3 ~ 4 周完全更换 1 次。厚表皮结构较为典型,由基底向表层可分为以下 5 层。

（1）基底层（stratum basale）　附着于基膜上，由一层低柱状的基底细胞构成，其胞质内因含有丰富的游离核糖体而呈嗜碱性。此层细胞是表皮的干细胞，具有活跃的分裂能力。细胞不断地分裂增生向棘层推移，在皮肤的创伤愈合中具有重要再生修复作用。因此，表皮损伤愈合后通常不会留下瘢痕。另外，基底层细胞内有数量不等的黑素小体。

（2）棘层（stratum spinosum）　由4～8层多边形、体积较大的棘细胞组成。细胞表面向四周伸出许多短小的棘状突起，相邻细胞的突起镶嵌，并以大量桥粒相连，胞质内有丰富的游离核糖体和角蛋白丝。愈近表层，棘细胞渐趋扁平。棘层深部细胞内可见黑素颗粒。

基底层新生成的细胞到达棘层深部再分裂2～3次后，即失去分裂能力。故表皮基底层和棘层深层共同构成表皮的生发层，对皮肤美容和抗衰老起重要作用。

（3）颗粒层（stratum granulosum）　由3～5层较扁的梭形细胞构成，胞质内充满大小不一、形状不规则、强嗜碱性的透明角质颗粒。颗粒层浅部细胞以胞吐方式排放颗粒内容物，呈板层状充填在细胞间隙，形成表皮渗透屏障的重要组成部分，使水分不易渗入和渗出，致使角质层细胞水分显著减少，成为角质细胞死亡的原因之一。

（4）透明层（stratum lucidum）　由2～3层梭形细胞组成，此层仅见于掌、跖角质层特别厚的部位。细胞在此层开始萎缩，呈透明均质状，嗜酸性，细胞核和细胞器均消失，胞质内充满角质蛋白，折光性强，细胞膜内面有致密物质沉积而变厚。在常规染色切片上，透明层呈无色透明的带状。

（5）角质层（stratum corneum）　由几层至几十层完全角化的扁平角质细胞组成。此层细胞已完全角化，轮廓不清，光镜下呈嗜酸性的均质状。浅层细胞间的桥粒已消失，细胞连接松散，脱落后成为皮屑。深层细胞不断分化增生予以补充，使角质层保持一定厚度。角质层细胞对机体具有重要保护功能，能吸收短波紫外线，反射可见光线，还可防止体液丢失，并具有抗酸和抗碱能力，是防止化学物质和微生物入侵的主要屏障。

★ 知识拓展

表皮细胞更新

从表皮的基底层到角质层的结构变化，反映了角质形成细胞增殖、向浅层推移、逐渐分化为角质细胞、最后死亡脱落的自我更新的动态变化过程。表皮细胞的更新周期平均约为28 d，厚表皮更新周期为45～75 d。在此过程中如果缺少蛋白质、维生素等，就会使皮肤粗糙不平，皮屑增加，皮肤的色泽和质感下降，影响美容。

2.非角质形成细胞（nonkeratinocyte）　表皮内的非角质形成细胞包括黑素细胞、朗格汉斯细胞和梅克尔细胞，它们散在分布于角质形成细胞之间。

（1）黑素细胞（melanocyte）　胞体散在于基底细胞之间（图1-1），能合成黑色素，并将其分泌、输送到邻近的角质形成细胞中。电镜下可见黑素细胞胞体呈圆形或卵圆形，细胞基底面借半桥粒连于基板，顶部的突起较长，伸入棘层细胞之间。胞质内含有很多黑素体,内含酪氨酸酶,能将酪氨酸转化为黑色素。黑素细胞在面部、乳晕、腋窝、外生殖器及会阴等部位较多,约占基底细胞的 10%。黑色素是黄褐色物质,是决定皮肤颜色的重要因素。不同种族人的表皮中,黑素细胞数量无明显差异,而肤色的深浅主要取决于黑素细胞合成黑色素的能力与黑素颗粒的分布。黑种人的黑素颗粒多而大,分布于表皮全层;白种人的黑素颗粒少而小,主要分布于基底层;黄种人介于二者之间。黑色素能吸收紫外线,防止表皮深层的幼稚细胞受辐射而损伤。皮肤白斑时黑素细胞数量减少或缺失。白化病患者的黑素细胞数量正常,但缺乏酪氨酸酶,故不能合成黑色素。

(2)朗格汉斯细胞(Langerhans cell) 是一种具有树枝状突起的细胞,散在分布于棘细胞之间。朗格汉斯细胞突起伸入相邻细胞之间,上达颗粒层,下抵真皮。电镜下可见胞质中有呈杆状或网球拍状的朗格汉斯颗粒,颗粒是在细胞内摄过程中由细胞膜内陷而形成的细胞器,可能参与细胞摄取、处理及呈递抗原的全过程。朗格汉斯细胞属于单核吞噬细胞系统,能识别、结合和处理侵入皮肤的抗原并传递给 T 细胞,在对抗侵入皮肤的病毒、监视表皮细胞癌变及排斥移植的异体组织等方面起着重要作用。

(3)梅克尔细胞(Merkel cell) 多位于毛囊附近的基底细胞之间,是一种具有短指状突起的细胞,在 HE 染色标本上不易辨别。梅克尔细胞数量少,但在人体触觉灵敏的部位如指尖处较多,胞质内含有许多神经内分泌颗粒,故认为它可能是一种触觉感受器。

(二)真皮

真皮(dermis)位于表皮下方,比表皮厚 3～4 倍,分为乳头层和网状层,二者间无明显界限。真皮的主要成分是胶原纤维,占结缔组织总量的 95%,弹性大,可伸缩,有缓冲机械性冲击、保护机体的作用,是皮肤的第二道防护屏障。

1.乳头层(papillary layer) 位于真皮浅层,借基膜与表皮相连,并向表皮基底部突出形成乳头与表皮交错,称真皮乳头。它增加了表皮与真皮的接触面积,有利于二者的连接和表皮的营养代谢。含毛细血管的乳头称血管乳头;含触觉小体的乳头称神经乳头。皮肤损伤伤及此层,可出现点状出血。

2.网状层(reticular layer) 位于乳头层深面,是真皮的主要部分,主要由粗大的胶原纤维束交织成网,夹有许多弹性纤维,使皮肤具有较强的韧性和较大的弹性。老年人弹性纤维变性而失去弹性,皮肤呈松弛状态,并出现皱纹。网状层内还有较多的血管、淋巴管和神经,汗腺、皮脂腺、毛囊多延伸此层,还可见环层小体等。

(三)皮肤的血管、淋巴管和神经

表皮内无血管。真皮层内有浅、深两层血管丛。皮肤中的微动脉和微静脉在真皮乳头层与网状层之间构成浅丛,营养乳头及表皮细胞;在真皮与皮下组织交界处构成深丛,营养毛、皮脂腺和汗腺等。这些血管丛与皮肤表面平行,动脉和静脉的浅丛与深丛之间分别有垂直方向的血管相通连。由于皮肤的血管丰富,可容纳人体血量的 1/5,故休克时皮肤血管收缩,有重要的代偿功能。

皮肤的淋巴液循环于表皮细胞的间隙和真皮胶原纤维之间,淋巴管始于真皮乳头层,向下汇入皮下组织淋巴管,随血管走行并汇入局部淋巴结。故在真皮乳头层以下的手术切口,阻断了原有的淋巴循环,导致局部组织水肿。皮肤水肿的逐渐消退需 10～

14 d的时间,而完全消肿约需2个月的时间,需要局部淋巴循环逐渐建立以后。

皮肤的神经来自脑神经和脊神经,含有感觉神经和交感神经纤维。神经入皮肤内在网状层深部形成神经丛,由丛发出分支到真皮乳头形成皮神经浅丛,相邻纤维交错重叠,到达各自分布区域。皮肤能感受痛觉、温度觉、触觉、压觉和痒觉。交感神经支配皮肤中的血管、汗腺和立毛肌。

★ **联系临床**

皮肤烧伤护理

根据皮肤烧伤深度,临床上普遍采用三度四分法界定烧伤程度:Ⅰ度烧伤,烧伤累及表皮基底层以上,可依靠基底细胞的增殖迅速修复损伤;浅Ⅱ度烧伤,烧伤累及表皮全层和真皮乳头层,只能依靠残存的基底细胞、真皮深层中的毛囊等附属器上皮细胞增殖形成新的表皮;深Ⅱ度烧伤,除累及表皮、全部真皮乳头层外,真皮网织层部分受累,位于真皮深层的毛囊及汗腺尚有活力,依靠其上皮细胞逐步生长使创面上皮化,但可遗留瘢痕增生及挛缩畸形;Ⅲ度烧伤,伤及皮肤全层,甚至可深达皮下组织、肌和骨等,通常采用植皮治疗。

(四)皮肤的附属器

皮肤的附属器包括毛、皮脂腺、汗腺和甲等(图1-2)。

1. 毛(hair) 由角化的表皮细胞构成,主要成分是角蛋白。露出皮肤表面以上的部分称毛干,埋在皮肤内的部分称毛根,包绕在毛根周围的鞘状结构称毛囊。毛根与毛囊末端融合并膨大,共同形成毛球。毛球底部凹陷的部位容纳富含血管和神经的结缔组织称毛乳头。毛乳头对毛的生长起诱导作用并提供营养。在毛根与皮肤表面呈钝角的一侧,有一束平滑肌连接毛囊和真皮称立毛肌。立毛肌受交感神经支配,遇冷或情绪激动时收缩,使毛竖立。

毛的形态分长毛、短毛和毳毛。长毛又称终毛,分布于头皮、须部、会阴和腋窝。短毛分布于眉、睫、鼻孔和外耳道等处。毳毛又称为毫毛,无色素,分布于全身。

毛有一定的生长周期,定期脱落和更新。生长期的毛牢固生长在皮肤中,不易脱落;静止期的毛囊和毛球萎缩,毛易脱落。毛的生长周期不一,有的仅数月。头发的生长周期较长,可达4~6年。

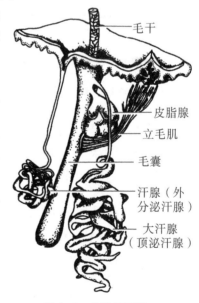

毛干

皮脂腺
立毛肌
毛囊
汗腺（外
分泌汗腺）
大汗腺
（顶泌汗腺）

图1-2 皮肤附属器

★ 知识拓展

毛的营养和代谢

蛋白质摄入不足,可致头发营养不良,毛根萎缩,头发变细,失去光泽,并容易脱落。正常人每日摄入 70 g 以上的蛋白质,可使头发生长良好。蛋白质在奶类、蛋类、瘦肉、鱼、豆制品中含量丰富。缺乏维生素 A 使皮肤深层细胞变性坏死,皮脂腺分泌异常,皮肤干燥、粗糙和角化,毛发生长不良甚至脱落。缺乏维生素 B_1 影响末梢神经的营养代谢,从而影响头皮的代谢和生长。缺锌是引起脱发的主要原因,缺钙使头发枯黄无光。生活中,核桃仁和黑芝麻是养发护发的佳品。

2. 皮脂腺(sebaceous gland)　位于毛囊和立毛肌之间,开口于毛囊,能分泌和排泄皮脂,立毛肌的收缩有利于皮脂的排出。皮脂腺分布于除掌、指、趾屈侧外的全身各处的皮肤,以头、面、外阴、胸骨附近及背上部较多。分泌的皮脂具有润滑和保护皮肤与毛发的作用,使皮肤表面滋润柔软,并在体表形成薄膜,起一定的保温、防水和抑制细菌的作用。性激素可促进皮脂生成,因此,皮脂腺的分泌以青春期最活跃。当面部的皮脂腺分泌旺盛,而导管阻塞时,可形成粉刺。老年时皮脂腺萎缩,皮肤和头发变得干燥失去光泽。

3. 汗腺(sweat gland)　分为小汗腺和大汗腺两类。小汗腺遍布全身,以手掌和足底较多,分泌汗液。汗液中含大量水分,还含有钠、钾、氯、尿素等。大汗腺主要分布于腋窝、乳晕、肛周、外阴等处,是一种产生特殊分泌物的腺体,其分泌物较浓稠,含蛋白质、碳水化合物、铁和脂类等,被细菌分解后产生特殊臭味。发生在腋窝处称腋臭。大汗腺的分泌受性激素的影响,在青春期分泌较旺盛,在老年萎缩退化。汗腺分泌是机体散热的主要方式,有调节体温、湿润皮肤和排泄废物等作用。

4. 甲(nail)　由角化细胞构成,露在外面的称为甲体,埋于皮肤内的称为甲根,甲根附着处的上皮称为甲母质,该部位的细胞活跃增殖,是甲的生发点。指甲每日约生长 0.1 mm,具有保护指(趾)端的作用。甲床下的真皮中含有丰富的感觉神经末梢,有些纤维终止于甲床上皮中的梅克尔细胞上,故指甲能感受精细触觉。正常指甲外观透明、扁平,表面平整,有光泽和细微的平行线纹,无斑点和凹凸不平。

二、皮纹与皮肤张力线

皮肤表面很多自然的细小隆起和凹陷所形成的皮肤纹理称为皮纹。凹陷的皮纹称皮沟或皱襞,隆起的皮纹称皮嵴。皮嵴部常见许多凹陷的小孔,这是汗腺导管的开口部位。皮沟将皮肤表面分成无数三角形和菱形的皮野。皮纹主要是因皮肤真皮乳头层内的弹性纤维束和胶原纤维束按一定方向排列牵引而形成的,故又称张力线。除张力线外,皮纹还有皮肤自然形成或表情肌反复习惯性收缩所造成的皱襞或皱纹。

1878 年,奥地利解剖学家卡尔·朗格(Karl Langer),通过对尸体皮肤张力线的研究,发现皮肤总是具有一定的张力,并且指出伤口的裂开是由于真皮层内的胶原纤维被切断所致。他绘制了第一张人体皮肤裂线图,后人称之为 Langer 皮纹(图 1-3)。它显示皮肤内部弹性纤维束的走向常与皮肤表面的自然纹理相一致,具有一定规律性。若手术切口顺着皮纹方向进行,则切开后创口裂开小,愈合后瘢痕不明显。横过张力线的切口由于损伤了胶原纤维,进而影响了胶原纤维的走行方向,通常会产生明显的瘢痕。因此,Langer 皮纹对临床上头、面、颈部等暴露部位的手术切口,以及美容手术切口取向都具有重要的意义。

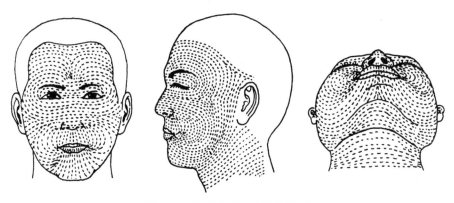

图1-3 面颈部朗格皮肤裂线图

头面部的皮纹具有部位的特异性。额部的皮纹横向平行排列,眼部的皮纹环绕眼裂,鼻部的皮纹由眉间向下延伸纵向平行排列,面颊部皮纹则由上内斜向下外方,上下唇的皮纹基本为纵向排列。皮纹随年龄的增长而不断变化,尤其表现为深度增加。手指、脚趾、手掌、足底和唇部的皮纹通常由遗传因素决定,个体之间具有差异性,因此,在法医学上具有重要意义。

★知识拓展

皮肤的牵拉标志

皮肤具有良好的伸展性,这是由于真皮内的胶原纤维和弹性纤维形成一层坚韧而有弹性的网状组织,如孕期随着胎儿发育母亲的腹部增大,皮肤也随之明显扩张。过度的扩张会损伤真皮内的胶原纤维,导致皮肤上出现细微且皱褶的条纹状突起,形成皮肤牵拉的标志。这些突起开始呈红色,以后逐渐由紫色变成白色(妊娠纹),可见于腹部、臀部、大腿和胸部。分娩后皮肤牵拉的标志会逐渐消退,但不能完全消失。

三、皮肤生理功能

皮肤被覆在体表,作为人体的第一道防线,具有防护、吸收、分泌、排泄、感觉、调节体温等功能。

(一)屏障作用

皮肤是一道天然的屏障,具有重要的屏障保护作用。干硬坚固的角质细胞不仅使表皮具有耐受物理性和化学性刺激的能力,还可阻止外界生物性有害物质的侵入,防止体内水分、电解质和营养物质的丧失。在临床工作中,如果皮肤完整性受损,要注意采取相应的防护措施。

(二)吸收作用

由于角质层的屏障作用皮肤的吸收能力很弱。但当皮肤受损时吸收能力明显增强,这是临床上对皮肤病患者多采用外用药物治疗的理论基础。皮肤的吸收作用主要通过以下3条途径:①透过角质层细胞;②透过角质层细胞间隙和毛囊;③透过皮脂腺或汗腺。如果皮肤的角质层甚至表皮完全损伤,物质几乎可通过真皮完全吸收。此外,皮肤吸收作用的强弱与药物性质、浓度、剂型、使用范围、部位、年龄等因素有关,如脂溶性物质、类固醇皮质激素及水溶性物质易于吸收。

(三)调节体温作用

在体温调节中枢的控制下,皮肤通过辐射、对流、蒸发、传导等方式达到散热或保温的作用。当气温低于皮肤温度时,皮肤通过辐射、对流、传导方式散热;当气温接近或高于皮肤温度时,皮肤以蒸发水分和排汗的方式散热。在闷热和酷暑环境下作业,人体的体温调节中枢出现功能失调可发生中暑。

(四)感觉作用

皮肤有丰富的神经末梢,能感受外界的各种刺激,经传入神经传向中枢,使人体产生痛觉、温度觉、触觉、压觉和痒觉等感觉,并做出有益于机体的反应。除上述单一感觉外,皮肤还能感受许多复合感觉,如潮湿、干燥、粗糙等感觉以及形体觉、两点间距离辨别觉等,这是不同的感受器和神经末梢的共同感觉,并经大脑皮质分析综合而成。

(五)分泌和排泄作用

皮肤主要通过汗腺和皮脂腺来完成分泌和排泄的作用。小汗腺通过分泌汗液调节体温,同时兼有排泄部分代谢废物的作用。汗液使皮肤表面偏酸性,可抑制某些细菌生长。皮脂腺排出的皮脂,有润泽毛和保护皮肤的作用。

四、皮下组织

皮下组织(hypodermis)位于真皮与深筋膜之间,又称为浅筋膜,主要由疏松结缔组织和脂肪组织构成,遍布全身。浅筋膜的厚度随个体、年龄、性别及部位不同而异。除眼睑、乳头和男性外生殖器等处的浅筋膜不含脂肪外,其余各部均不同程度地含有脂肪。老年、男性和体型瘦弱者浅筋膜较薄,儿童、女性和肥胖者浅筋膜较厚,如腹部浅筋膜内含大量脂肪,可达3.0 cm。浅筋膜内纤维束的强弱和松紧,直接和皮肤移动性的大小有关。头皮、项部、背部、手掌和足底部的浅筋膜结构致密,将皮肤紧紧连接于深部结构,这些部位皮肤的移动性均较小。其他部位的浅筋膜结构疏松并有弹性,因而使局部皮肤有一定的移动性。

（一）皮下组织的结构

浅筋膜内有皮神经、浅动脉、浅静脉和淋巴管的分布。皮神经自深筋膜穿出，走行于浅筋膜内，并分布于皮肤。浅动脉细小。浅静脉较粗，在浅筋膜内互相吻合成网，最后穿深筋膜注入深静脉。浅筋膜内含有丰富的淋巴管，管径细小，壁薄透明，汇集于局部淋巴结。在头、颈、腋窝和腹股沟等部位，浅筋膜内还分布有一定数量的淋巴结。

（二）皮下组织的功能

1. 连接作用　由真皮发出许多大小不等的胶原纤维束，将皮肤连结于皮下，使皮肤具有一定的移动性。

2. 贮存热能　大量的皮下脂肪是机体热能贮备的主要形式，通过脂肪氧化释放能量，维持机体的生命活动。由于脂肪传热性能差，故皮下脂肪也是机体的保温层，有维持体温恒定的作用。

3. 缓冲作用　疏松结缔组织和脂肪组织都具有弹性，可缓冲外力，保护深部组织和内脏。臀部和足底的脂肪垫可缓冲压力，减少震荡，保护脑和脊髓。

4. 防御保护作用　结缔组织的巨噬细胞可识别、吞噬异物，浆细胞和淋巴细胞参与机体的免疫反应，肥大细胞参与过敏反应。

第二节　应用要点

一、皮肤类型

根据皮脂腺的发达程度和皮脂分泌量的多少，通常将皮肤分为油性皮肤、干性皮肤、中性皮肤和混合性皮肤4类，尤以面部的表现最为明显。了解皮肤类型，对护理、保养皮肤、延缓衰老具有重要意义。

（一）油性皮肤

油性皮肤毛孔粗大、明显、外观油腻，皮纹较为明显。由于皮脂分泌旺盛，皮肤表面光泽润滑，饱满且不易起皱纹。但因皮脂分泌过多，易黏附灰尘和细菌导致皮脂腺排泄口堵塞，引起炎症和痤疮。因此，油性皮肤应常用肥皂进行清洗，及时清除皮肤尤其是面部过多的油脂和污垢。此类皮肤不宜用油性护肤品，同时尽量少吃刺激性的辛辣食物和油腻食品，以减少皮脂的分泌。

（二）干性皮肤

干性皮肤毛孔细而不明显，肤色洁白。由于皮肤干燥缺少光泽，易引起皱纹。对风吹、日晒等外界刺激较为敏感，触之较粗糙，常有皮屑。但因皮脂分泌少，表皮易脱落，故皮肤易皲裂，甚至微血管破裂而出血。干性皮肤洗澡不宜过频，不能用力摩擦，不宜用肥皂进行清洗，且清洗后宜适量使用油脂护肤品。平时应多补充水分，适当增加油类食品的摄入量。

（三）中性皮肤

中性皮肤介于油性皮肤和干性皮肤之间，由于皮脂分泌适量，皮肤表面滋润光滑，细腻丰满，富于弹性，对外界刺激耐受性较好，皮肤衰老较慢，是比较理想的健康型皮肤。

（四）混合性皮肤

混合性皮肤是指油性皮肤和干性皮肤混合存在，多表现为额区、鼻部和下颌等处为油性皮肤，眼周、面颊和颈部为干性皮肤或中性皮肤。

★联系临床

白癜风

白癜风是一种比较常见的后天色素性皮肤病，表现为局限性或泛发性皮肤黏膜色素完全脱失。由于皮肤黑素细胞功能消失而引起，但机制至今还不清楚。全身各个部位都可发生，常见于指背、腕、前臂、颜面、颈项及生殖器周围等。女性外阴部亦可发生，青年妇女居多。各年龄组均可发病，但以青少年好发，无明显性别差异。皮损为色素脱失斑，常为乳白色，也可为浅粉色，表面光滑无皮疹。白斑境界清楚，边缘色素较正常皮肤增加，白斑内毛发正常或变白。病变好发于受阳光照射及摩擦损伤部位，病损多对称分布。白斑还常按神经节段分布而呈带状排列。除皮肤损害外，口唇、阴唇、龟头及包皮内侧黏膜也常受累。

白癜风常见的预防措施有：减少污染食品的摄入，纠正偏食，制定科学的膳食食谱；减少有害气体的吸入，晨练或运动时选择空气清新的场所；注意劳动防护；注意房屋装修造成的污染；保持愉快的心情。

二、面部皮肤结构特点及美容操作要点

（一）面部皮肤组织结构特点

面部皮肤薄而柔嫩，平均厚度约 0.5 mm，真皮内含有大量胶原纤维和弹性纤维，富于弹性和韧性，这是保持面部皮肤的紧张度，维持美容的重要因素。如果这些纤维发生萎缩、断裂或在数量上减少，在质量上弹性和韧性下降，则皮肤逐渐松弛，皱纹逐渐增多且加深，表现为老化。

面部皮肤血管密集，血液供应丰富，因而组织再生和抗感染能力强，有利于创伤愈合且瘢痕较小，为美容整形手术提供了便利条件。面部皮肤血管的运动性神经极为丰富，反应灵敏，面部皮肤颜色可随情绪变化而发生改变。

面部皮肤含有丰富的汗腺和皮脂腺，利于排出代谢产物。脂质和水分经乳化作用在皮表形成一层脂类薄膜，使皮肤润滑饱满，可防止皮肤干燥和皲裂，保持皮肤健康。但若不注意皮肤的清洁卫生，也易因腺管阻塞、细菌繁殖，引起皮脂腺囊肿和疖肿的发生。

面部皮肤是表情肌的止点,表情肌收缩时牵动皮肤,使面部出现丰富多彩的表情变化,依此反映出个人内心世界的不同情感信息。这是人类区别于其他动物的重要标志之一。

(二)面部皮肤的皱纹线

人类面部皮肤常可见有呈条状、带状的皱纹线,这些皱纹线的出现与皮肤的老化有关,尤其是皱纹线在数量上增多、纹沟加深时,无疑是皮肤老化的征象。如何推迟皱纹的产生和加重,除去和减轻已出现的皱纹,成为人们延缓衰老的关键。面部皱纹按照产生的原因可分为3类。

1. **体位性皱纹线**　在人体,凡是运动幅度较大的部位都有宽松的皮肤,以适应肢体完成各种生理运动。这些充裕的皮肤在处于松弛状态时自然形成宽窄、长短、深浅不等的皱纹线。当皮肤拉紧时,皱纹线随即消失,当体位发生改变时,皱纹线出现的部位亦发生改变。这种随体位不同而出现的皮肤皱纹线称为体位性皱纹线。这种皱纹线均出现在皮肤松弛部位或关节的屈侧,人出生时即已经存在,属于正常生理现象,如颈部和肘部横行的皮肤皱纹线。随着年龄的增长,人体各器官生理功能逐渐降低,皮肤弹性也逐渐减退,致使原来的体位性皱纹线逐渐增多和加深,这就是皮肤老化的表现。

2. **动力性皱纹线**　动力性皱纹线的产生是面部表情肌收缩牵拉皮肤的结果,表情肌数量多,结构精细,功能灵巧,各肌或肌群间舒缩运动配合完美,从而使动力性皱纹线在形态和程度上也表现出多样性。当表情肌收缩时,肌纤维缩短,牵引皮肤形成与肌纤维长轴相垂直的皮肤皱纹线,这是动力性皱纹线的特征之一。另一特点是此线一旦形成,即使该处表情肌未收缩,皱纹线也不会完全消失。因此,动力性皱纹线的出现,亦为老化的征象。不同个体,动力性皱纹线出现时间的早晚和轻重程度不同,这通常与体质、情绪、工作环境和性质、职业等有关。消瘦或体弱者出现较早,肥胖或体健者出现较晚,女性较男性出现较早,经常夸张性的面部表情可加速动力性皱纹线的提早出现或加深。面部主要的动力性皱纹线有额纹、眉间纹、鼻根纹、鱼尾纹、鼻唇沟纹、唇纹等(图1-4)。

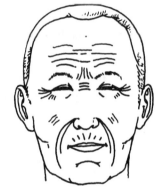

图1-4　面部主要的动力
性皱纹线

3. **重力性皱纹**　重力性皱纹出现的时间较晚,多在40岁以后逐渐发生,其产生机制是由于骨骼肌萎缩、肌肉松弛和皮肤弹性减弱,加之皮下脂肪逐渐减少,在重力作用下,皮肤松弛下垂所致。随着年龄的增长,上述变化越来越明显,重力性皱纹也越来越多且逐渐加重。正常情况下,重力性皱纹线的出现是老化的征象之一。但在体弱多病和重症营养不良的情况下,也可出现重力性皱纹线,呈现出小老头、小老太的征象,这种情况不应视为老化的征象。

重力性皱纹多发生在骨骼较突出处和肌肉较多处,因骨骼和肌肉的萎缩减少了对皮肤的支撑作用,加之皮肤弹性下降,皮肤在重力作用下下垂。在额部,由于颅顶骨萎缩,额肌和帽状腱膜松弛,额部皮肤弹性减弱而下垂所致的重力性皱纹线,与动力性皱纹线融合,使额部皱纹加深。

(三) 面部美容操作要点

1. **顺应皮纹方向**　做皮肤切口时,应与皮纹方向一致,这是美容手术的基本原则,切口裂开最小,愈合后的瘢痕也最小,不会引起器官变形或功能障碍。在保养皮肤时,无论是擦用化妆品还是局部按摩,都应该按照皮纹方向进行,否则不仅不能起到保护皮肤的作用,还会促进皮肤的老化和皱纹的形成。

2. **皮肤护理前去除部分角质层**　由于角质层厚而坚韧,对冷、热、酸、碱等刺激有一定的防护作用,所以对面部皮肤护理和治疗时有一定妨碍。在做皮肤护理按摩前,需要用蒸汽浴面、洁面、去死皮,或者用磨砂软化和去除部分角质层,以利于药物和营养成分的渗透和吸收,或在药物中加入透皮剂。

3. **皮肤治疗的深度**　在面部进行美容和治疗时,深度应保证不超过基底层。而判断治疗的深度是否达到真皮层,可通过观察是否有点状出血来判断。真皮层在美容上有重要意义,一般治疗通常没有达到真皮层,损伤的表皮可由基底细胞增生修复,不留痕迹。如果达到真皮或真皮以下,会产生肉芽组织增生修复形成瘢痕。美容治疗中应用高频电刀、二氧化碳激光、液氮冷冻、刮除手术及磨砂去死皮时,一定不能伤及真皮。

4. **根据皮肤类型恰当护肤**　如油性皮肤类型,护肤时应注意及时清除面部过多的油脂和污垢,尤其是前额、鼻部及下颌要彻底清洗,可用磨砂膏等深度洁肤,少吃油腻食品,不使用乳剂化妆品等。如干性皮肤类型,护肤时一般不用磨砂膏等深度洁肤,也不能用碱性大的肥皂清洗,否则会将分泌很少的皮脂洗去,皮肤得不到润滑而干燥发痒,产生皲裂,通常选用油脂化妆品为宜。

三、影响皮肤衰老的因素及防护措施

(一) 保证营养与水分

人体皮肤老化和皱缩的形成与机体营养代谢密切相关,蛋白质和维生素缺乏会引起皮肤老化,如维生素 A 摄入不足和吸收障碍,可出现皮肤干燥、粗糙和脱屑。因此,要注意饮食结构,摄入丰富的蛋白质、维生素和微量元素,注意食物酸碱平衡。每天至少饮水 1 500 mL 以上,以维持皮肤润泽。

(二) 避免局部理化刺激

面部皮肤长期遭受风吹日晒、干燥空气刺激等,均可造成皮内弹性纤维和胶原纤维破坏,使之变性、断裂、萎缩。某些化学物质如酸碱刺激,反复使用碱性肥皂等可使皮肤弹性减退,导致皮肤松弛和老化,形成皱纹、眼袋。因而要加强防护措施,尽可能避免这些刺激,如在强烈日光下,要使用避光用具或涂搽遮光剂等。

(三) 正确使用护肤品和化妆品

使用质量低劣、含糖皮质激素的化妆品,或过量扑粉,吸取皮肤表层的水分,均可导致皮肤表层粗糙、变薄、萎缩。要选用适合自身皮肤类型的护肤品,不用含铅、汞以及激素的化妆品。可以定期做皮肤护理,促进皮肤血液循环,调节皮脂分泌,改善皮肤弹性。

(四) 禁止吸烟和食用刺激性食物

长期抽烟者皮肤衰老出现较早,因烟中的尼古丁有收缩血管的作用,能减少皮肤营养和氧气的供给。过度饮酒、浓茶、咖啡等,都会对皮肤产生刺激而促进衰老。要养成不抽烟、适量饮酒等良好的生活习惯。

(五)坚持体育锻炼科学减肥

不科学减肥使体重迅速减轻,易导致皮肤松弛而形成皱纹。长期静坐不活动,皮肤血液循环不良,可出现早衰。因此,有必要减肥者,应在医生指导下正确减肥,坚持体育锻炼,劳逸结合,始终保持积极向上、健康乐观的心态,使皮肤处于良好的功能状态,以延缓衰老的发生。

四、人生不同时期皮肤的变化及护理要点

随着人体的发育、生长、成熟和衰老过程,皮肤也相应地发生一系列改变,对皮肤的护理也应根据不同年龄阶段而有所区别对待。

(一)新生儿和婴幼儿皮肤特点及护理要点

新生儿皮肤菲薄,表皮的角质层也较薄,真皮内结缔组织纤维较细,毛细血管网丰富,皮肤呈红色。新生儿皮下脂肪少,弹性差。其单位面积内汗腺数目虽远高于成人,但因汗腺的发育和脑部的泌汗中枢均不成熟,尚不能发挥正常的泌汗功能,故皮肤的新陈代谢功能和体温调节功能均较差。新生儿皮脂腺数目多,分泌亦旺盛,常在头皮表面干枯结痂,易导致细菌感染。新生儿皮下脂肪组织中饱和脂肪酸含量高,体温过低时易凝固变硬,甚至会导致新生儿硬皮病。因而对新生儿应注意保暖。

婴幼儿皮肤结构与新生儿类似,但逐步向成熟皮肤发展。表皮细胞层次增多,角质层增厚。真皮的乳头发育,纤维成分增多,腺体生长,毛发变粗。皮下组织逐渐增厚,皮肤弹性逐渐增强,新陈代谢逐渐旺盛,含水量相对较成年人高,因而皮肤饱满润滑。但由于皮肤较薄,真皮内和皮下血管网发达,因而皮肤易受伤和出血,婴幼儿对周围环境温度变化很敏感,皮肤抵抗力低,故易发生感染。

由于新生儿和婴幼儿皮肤特殊的解剖生理特点,因而护理时要给予特殊关照,要注意保持皮肤清洁,注意保温和防止损伤。

(二)青春期皮肤特点及护理要点

随着青春期到来,性腺开始发育,内分泌系统逐渐进入全盛时期,全身各器官、系统的发育都逐渐进入人生的高峰阶段。皮肤表皮细胞分裂增生活跃,细胞层次增多,以角质层最明显。因此,表皮进一步增厚,皮脂腺迅速发育,皮肤亮泽润滑。但由于青春期皮脂腺分泌旺盛,如导管阻塞易形成痤疮或导致感染,因而要经常清洗,预防炎症发生。

(三)成年期皮肤特点及护理要点

成年期各器官系统发育完善,机体代谢和各系统生理功能处于最佳状态。一般自40岁左右起,人的体质开始逐渐下降。虽然人体老化是一个缓慢的、复杂的生物学过程,但皮肤作为人体门面和最大器官,其老化的征象最先被观察到,如眼角出现"鱼尾纹",皮肤变得干燥、粗糙等。故成年期皮肤护理要注意保养,以延缓皮肤老化。

(四)老年期皮肤特点及护理要点

老年皮肤发生退行性变化,表皮变薄,真皮乳头变低,网状纤维、弹性纤维减少致弹

性降低,导致皮肤松弛并形成细小皱纹。面部皱纹是面部皮肤老化最突出的表现,而且皱纹的多少和深浅也标志着老化的程度。同时,因汗腺萎缩,分泌功能减退,使老年人对外界的气温变化不易适应,而且皮肤易患各种疾病,如溃疡、皮肤癌等。由于皮脂腺分泌减少,使皮肤失去润泽而显干燥。因此,老年期皮肤护理仍应注意保养,保持皮肤清洁,预防皮肤损伤。

五、皮内注射法

皮内注射法(intradermal injections)是把小量药液注入表皮与真皮之间的注射方法。一般用于药物过敏试验、疼痛治疗、预防接种及局部麻醉的先驱步骤等。

(一)注射部位

做药物过敏试验,常选择毛发、色素较少,皮肤较薄的部位,通常选前臂掌侧下段中部。该处皮肤较薄,角化程度低,易于注射,且皮肤颜色较淡,易于辨认局部反应。做预防接种时,多选择在臂部三角肌下缘等处,如卡介苗、百日咳疫苗等。配合镇痛治疗时,多选择在相应的穴位上进行。

(二)穿经层次

注射针头由浅入深斜行穿经表皮各层至表皮与真皮乳头层之间(图1-5)。

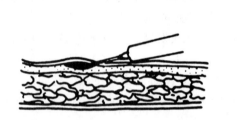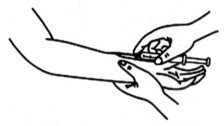

图1-5　皮内注射示意

(三)进针技术

做皮内注射时,左手绷紧局部皮肤,右手持注射器,使针尖斜面向上,与皮肤呈5°~10°角刺入皮内,待针尖斜面刺入皮内后放平注射器,左手拇指固定针栓,右手轻推,注入药液0.1 mL,使局部形成一圆形隆起的"皮丘",皮肤变白,毛孔变大,随即拔出针头。

(四)注意事项

1.皮肤内含有丰富的神经末梢,尤其是感受痛觉的神经末梢,比体内其他组织都多,而且针刺的部位愈接近皮肤表面,痛觉愈明显,故皮内注射较痛,应熟练操作,尽量缩短注射时间。

2.皮内注射要求针刺入表皮与真皮之间,即从皮肤表面可透视到针尖斜面,若看不到则提示穿刺过深,会影响观察结果。

3.进针时注意掌握好刺入的角度和深度,刺入过浅,易形成皮肤划痕,且不能注入药物。

4.皮内注射为侵入性操作,可引起疼痛、局部组织反应、注射失败、过敏性休克等一系列并发症。

六、皮下注射法

皮下注射法(subcutaneous injection)是将少量药液注入皮下组织内的常用方法。常用于需迅速达到药效,但不能或不宜经口服给药时采用,如胰岛素口服在胃肠道内易被消化酶破坏而失去作用,但采用皮下注射可迅速被吸收。也可用于局部麻醉、预防接种等。

(一)注射部位

注射点一般选择在臂外侧三角肌下缘中区处,亦可在前臂外侧、腹壁、背部及股外侧等处。因这些部位无大血管和神经干通过,感觉神经末梢较少,皮下组织疏松,吸收快,便于注射。

(二)穿经层次

注射针头经表皮、真皮达浅筋膜(图1-6)。

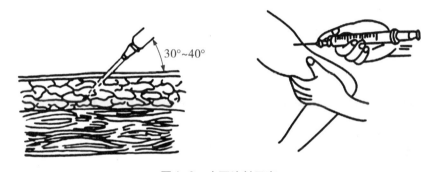

30°~40°

图1-6 皮下注射示意

(三)进针技术

做皮下注射时,左手绷紧局部皮肤,右手持注射器,针尖斜面向上,使针与皮肤呈30°~40°角快速刺入皮下。进针深度一般为针梗的1/2~2/3。以左手示指、拇指抽动活塞柄,抽吸无回血,方可推注药液。由于真皮结构致密,进针阻力大,穿过真皮后有阻力减小的感觉。过瘦的患者可捏起注射部位皮肤进针。

(四)注意事项

1.针头刺入角度不宜超过45°角,以免刺入肌层。注射不宜过浅,以免将药物注入皮内。

2.浅筋膜内含有丰富的静脉,为防止药液误入血管,进针后应回抽活塞,无回血后方可注入药物。

3.选择注射部位时要注意避开炎症肿胀和瘢痕的部位,以免药物吸收不良。长期注射者,应注意及时更换注射部位。

4.对组织刺激性强的药物,不能用作皮下注射。

5.皮下注射可引起疼痛、出血、局部组织反应、硬结形成、低血糖反应、虚脱等并发症。

第三节　学以致用

一、实践目的

开展皮肤健康宣传系列活动,以微视频、图片、宣传册、技能展示和教学等为载体,不同视角、不同侧面,向广大师生和人民群众生动展示皮肤健康科普知识,让师生掌握更多的日常生活中的护肤相关知识。

二、实践项目

1.不同皮肤类型的洗脸比赛。

2.皮肤健康相关知识宣传单和宣传手册的制作。

3.皮肤健康科普知识 PPT 和演讲。

4.皮肤健康知识调查问卷。

根据服务对象的不同可以适当地增减服务项目,相互留存联系方式,定期进行宣讲、科普等实践活动。

三、实践方案

1.科普资源库资源征集

(1)征集时间:本章节学习完毕后 1 个月。

(2)征集对象:本学年全体学生。

(3)征集类型:科普类。

皮肤健康与每一个人都息息相关,联系紧密,科普类资源征集最终是服务群众,科普类作品内容形式不限,如画画、诗歌、顺口溜、皮肤健康知识和技能宣讲内容及视频皆可。作品要做到简单易懂,做到服务群众能够听懂、看懂。

2.志愿者团队组建

(1)组建对象:班级优秀小组成员或有参加志愿活动积极主动者。

(2)志愿者团队构成:解剖学/护理学基础授课教师 2 名,学生 20 人。

(3)组建过程:各班主任/辅导员推荐—集中考核—演练—校内试讲。

3.宣讲志愿服务活动流程

(1)用海报、宣传单等形式介绍皮肤健康。

(2)宣讲皮肤健康步骤、流程。

(3)播放器皮肤健康宣传片。

(4)发放皮肤健康调查问卷。

四、实践总结

1. 对优秀的课件、宣传单、宣传册进行表彰并纳入资源库。
2. 志愿者活动报道推荐至各宣传平台,并在志愿者服务网录入时间。
3. 优秀作品、活动总结、调研结果参加各种比赛评审。

❖ 病例分析 ❖

病例 1:患者,男性,14 岁,混合性皮肤。13 岁开始长痘,持续长痘,一直没停过,毛孔粗大,黑头严重,有些甚至转换为大的黑色区域。有的毛孔皮脂分泌太多,形成硬块,把毛孔撑到巨大。用夹子夹出来,留下一个大孔。有的痘痘红肿严重,甚至出血。

讨论:

(1)从解剖学角度思考什么原因可引起长痘?

(2)如何看待青春期长痘现象?

(3)日常生活中如何预防长痘?

病例 2:患者,男性,40 岁,60 kg,因"全身多处烧伤 1 h"入院。患者夜间睡眠中因室内着火大声呼救,被烧伤头、面、颈、背部及臀部。查体:脉搏115 次/min,呼吸 28 次/min,血压 85/60 mmHg,神志恍惚,头、面、颈、背部有大量水疱,臀部呈皮革样。

讨论:

(1)病史询问及体格检查还应注意什么?

(2)初步判断该患者烧伤面积、深度及严重程度分别是多少?

(3)如该患者用汽车送至医院需要 1 h,在患者送至医院前应注意什么?

第二章 头 部

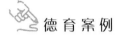 德育案例

爱让光明延续——角膜捐献

角膜病是我国第二位致盲眼病,我国角膜盲症患者数量约 500 万人,每年新增患者约 10 万人,可每年能接受角膜移植手术的患者则只有 5 千人左右,与发达国家甚至某些发展中国家的数万例相差甚远。1990 年 9 月 14 日,国际著名眼科专家张晓楼教授成为我国第一位角膜捐献者。角膜捐献是神圣的事业,是生命从终结走向新的开始。在我们国家,有越来越多的人加入志愿角膜捐献的行列,让全世界看到了中国人民的仁爱之心和奉献精神。发扬中华民族的美德,用身后捐献角膜的实际行动,让广大角膜病患者重见光明,为我们民族的繁荣兴旺书写光辉的篇章。角膜捐献程序:①捐献者为成年人并且自愿捐献,或者捐献者为未成年人,但是其监护人同意捐献。②捐献者无传染性疾病,例如艾滋病、传染性肝炎、梅毒等。③捐献者无恶性肿瘤等疾病。④捐献者角膜条件良好,不存在角膜内皮功能失代偿、角膜白斑、角膜溃疡、角膜炎、角膜营养不良、角膜变性等疾病。如果捐献者符合上述条件,可到当地的红十字会眼库登记捐献资料,进行备案,医生也会做相应的检查来确认。

头部由颅部和面部组成。颅部由脑颅骨围成颅腔,腔内主要容纳脑及其脑膜;面部位于颅的前下方,以面颅骨为基础,主要有眼、耳、口、鼻、舌等特殊感觉器官。鼻腔与口腔是呼吸、消化道的门户。

第一节 基础解剖

一、境界和分区

(一)境界

头部的下方与颈部相连,其分界线为下颌骨下缘、下颌角、乳突尖端、上项线和枕外隆凸的连线。

（二）分区

头部分为后上方的颅部和前下方的面部，两者的分界线是眶上缘、颧弓上缘、外耳门上缘至乳突的连线。

二、表面解剖

（一）体表及骨性标志

1.眉弓（superciliary arch）　位于眶上缘上方，呈弓状隆起，此处的皮肤表面长有眉毛。男性眉弓的隆起较为明显。眉弓处正对大脑额叶的下缘，其内侧份的深面有额窦。患额窦炎时，此处有压痛（图2-1）。

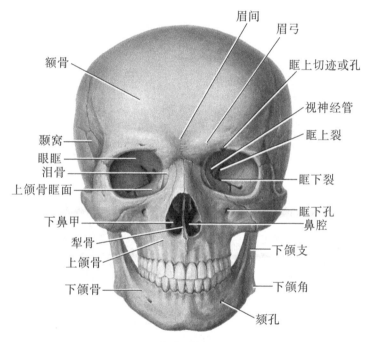

图2-1　头部骨性标志（颅前面）

2.眶上切迹（supra-orbital notch）　有时为眶上孔，位于眶上缘的内、中1/3相交处，距正中线约2.5 cm，眶上血管和神经由此穿行。由于眶上神经是感觉神经，用指尖压迫眶上切迹或眶上孔刺激眶上神经，可引起明显的痛觉。临床常在此处进行压眶试验，以检查昏迷患者的昏迷程度。一般轻度昏迷者，反应较敏感；中度昏迷者反应迟钝；重度昏迷者无反应。三叉神经痛时压迫该部位借以诊断和治疗。

3.眶下孔（infra-orbital foramen）　位于眶下缘中点下方0.5~1.0 cm处，是眶下管的出口。此孔有眶下血管和神经穿行，临床可在此处进行眶下神经阻滞麻醉和眶下神经封闭术。

4.颏孔（mental foramen）　在下颌骨体的前外侧面，多位于下颌第2磨牙根的下方，距面部正中线约2.5 cm，呈卵圆形。颏孔有颏血管和神经通过，临床常在此做颏神经阻滞麻醉。颏孔区为下颌骨的薄弱部位,易发生骨折。

5.颧弓(zygomatic arch)   位于耳屏至眶下缘的连线上,由颞骨的颧突与颧骨的颞突共同构成,全长 5.0 ~ 6.0 cm,均可在皮下触及。颧弓的上缘相当于大脑颞叶前端下缘。颧弓中点下缘与下颌切迹之间所围成的半月形凹陷,为施行咬肌神经封闭及上、下颌神经阻滞麻醉的进针点。颧弓位置突出,是颌面部骨折的好发部位。

6.翼点(pterion)   又称翼区,位于颞窝底部,由额骨、顶骨、蝶骨和颞骨汇合处形成,多数呈"H"形的缝(图2-2)。翼点的体表定位在颧弓中点上方约4.0 cm,额骨颧突后方3.0 cm 处。此处是颅骨的薄弱部位,内面有脑膜中动脉前支紧贴颅骨内面的血管压迹经过,故此处受暴力打击时最容易发生骨折,并常伴有该动脉的撕裂出血,形成硬脑膜外血肿。

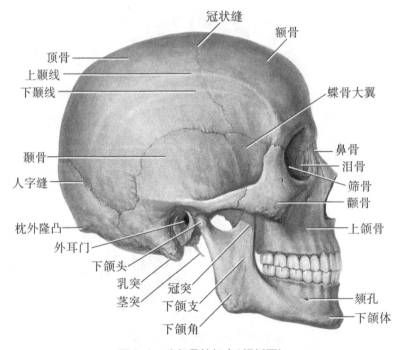

图2-2 头部骨性标志(颅侧面)

7.耳屏(tragus)   位于耳甲腔的前方,呈突起状。在耳屏前方约1.0 cm 处可触及颞浅动脉的搏动。在作张口和闭口运动时,在耳屏的前方可摸到下颌头的运动,借此可检查颞下颌关节的活动情况。

8.前囟点(bregma)   位于冠状缝与矢状缝的相交点(图2-3)。在新生儿,此处的颅骨因骨化尚未完成,以结缔组织膜连接,呈菱形,称为前囟。前囟闭合的时间有较大的个体差异,约有半数婴儿在 18 ~ 24 个月时闭合,如出现闭合延迟,可能与营养不良有关。临床上可通过触摸检查新生儿囟的情况,以协助诊断和治疗某些疾病。如前囟膨出,多见于颅内压增高;前囟内陷,多见于重度脱水及营养不良。此外,前囟还是产前检查胎位的标志之一。

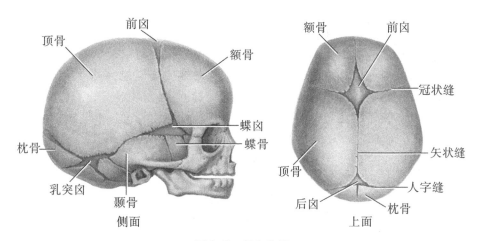

图2-3　新生儿颅

9. 人字点(lambda)　位于枕外隆凸上方约6.0 cm处,为矢状缝与人字缝的交点,呈三角形。后囟于生后3~6个月闭合。患佝偻病和脑积水时,后囟闭合较晚。此外,后囟也是产前检查胎位的标志之一。

10. 下颌角(angle of mandible)　位于下颌体下缘与下颌支后缘的相交处,位置表浅,易于触及(图2-2)。下颌角位置突出,骨质较为薄弱,是下颌骨骨折的好发部位。

11. 枕外隆凸(external occipital protuberance)　是位于枕骨外面正中部向后的隆起,其内面相当于窦汇所在的部位。隆凸向两侧的弓形骨嵴称上项线(图2-2)。

12. 乳突(mastoid process)　位于耳垂后方,呈锥形的骨性隆起,是颞骨的一部分。乳突内有许多含气的小腔称乳突小房,借乳突窦与中耳的鼓室相通(图2-2)。

13. 髁突(condylar process)　位于颧弓下方,耳屏前方,是下颌支后上方的突起,髁突上端的膨大为下颌头,参与构成颞下颌关节。以示指伸入外耳道,指端掌面朝向耳屏,以拇指端掌面按压在耳屏前方,然后作张口、闭口运动,即可感觉到下颌头的活动情况。当张口时,下颌头滑向前下方,故原位处呈一凹陷;闭口时又恢复原状。正常两侧同时运动,程度相等。若髁突滑动受限,将导致张口困难。

14. 角膜(cornea)　属于眼球壁纤维膜的一部分,位于眼的正前方,无色透明,睁眼时清晰可见。透过角膜可见虹膜和瞳孔。角膜没有血管,但有丰富的神经末梢,感觉十分敏锐。用棉花纤维轻触角膜,立即引起眼睑闭合的动作,称为角膜反射。

★知识拓展

角膜损伤

角膜位于眼球最前部,容易发生损伤,如锐利器物可导致角膜撕裂,在面部做诊疗操作时应注意避免损伤。外来物,如灰尘、沙粒可造成角膜擦伤,引起突发的、针刺样疼痛和泪液分泌增加,开、闭眼睑时也会产生疼痛。

15.瞳孔(pupil)　虹膜中央的圆孔称瞳孔,其位置稍偏鼻侧。在不同的生理情况下,瞳孔的大小不同。在强光照射下瞳孔缩小,在弱光环境中瞳孔扩大,借此调节反射到视网膜上光线的多少。瞳孔除受光线强弱的生理性调节外,尚可反映全身性疾病,如瞳孔大小、对称、等圆及对光反射的变化,对中枢神经系统病变的定位、病情判断和及时发现颅内压增高如小脑幕切迹疝等都非常重要,临床体检时,一般将瞳孔检查作为常规内容(表2-1)。正常情况下瞳孔为2.0~3.0 mm,两侧等大等圆,对光反射灵敏。

表2-1　瞳孔变化的临床意义

瞳孔变化	临床意义
颅内压增高、脑疝发生时瞳孔变化	早期:瞳孔略缩小,持续时间短,不易观察。继而患侧瞳孔中度扩大,对光反射迟钝或消失
	中期:患侧瞳孔散大,眼球固定,对侧瞳孔中度扩大,对光反射迟钝或消失
	晚期:两侧瞳孔散大,眼球固定,表示濒危状态
中脑受损的瞳孔变化	瞳孔时大时小,双侧交替变化,对光反射消失,并伴眼球歪斜
脑桥受损的瞳孔变化	双侧瞳孔极度缩小,对光反射消失,并伴中枢性高热

16.鼻翼(alae nasi)　为鼻尖两侧的隆起,皮肤较厚,有丰富的汗腺和皮脂腺。此处皮肤与皮下组织结合牢固,无移动性,因而是痤疮和疖的好发部位。在病理性呼吸困难的情况下,鼻翼随呼吸而起伏,临床上称鼻翼扇动,小儿呼吸困难时,鼻翼扇动更明显。

17.人中(philtrum)　位于上唇表面皮肤正中的纵行浅沟,常用作面部中线的标志。人中穴位于人中上、中1/3的交点处,该穴为一急救穴,临床常用针刺或用手按压该穴的方法,抢救休克、昏迷等垂危患者。

(二)体表投影

1.面神经(facial nerve)　主干出茎乳孔,经乳突的前内方,耳垂的下方向前穿经腮腺,呈扇形发出颞支、颧支、颊支、下颌缘支和颈支,支配面部表情肌。

2.腮腺管(parotid duct)　自鼻翼与口角间的中点至耳屏间切迹做一连线,此线的中1/3段,为腮腺管在面部的体表投影。

3.面动脉(facial artery)　自下颌骨下缘和咬肌前缘的交点,经口角外侧约1.0 cm至内眦的连线上,为面动脉在面部的体表投影。

三、头部层次结构

(一)额顶枕区

额顶枕区前界为眶上缘,两侧为颞上线,后界为上项线及枕外隆凸。覆盖于额顶枕区的软组织由浅入深分为5层,依次是皮肤、浅筋膜、帽状腱膜及颅顶肌、腱膜下疏松结缔组织和颅骨外膜(图2-4)。其中浅部的皮肤、浅筋膜和帽状腱膜紧密连接,不易分离,常将它们合称为"头皮"。深部的两层连接疏松,较易分离。

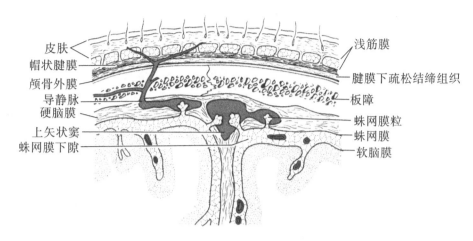

图2-4 颅顶层次结构(冠状切面)

1.皮肤(skin) 此区内皮肤厚而致密,在结构上有2个特点:①血管、淋巴管分布极为丰富,外伤时易出血,但创口易于修复。②皮肤内含大量的毛囊、皮脂腺和汗腺,是疖和皮脂腺囊肿的好发部位。

2.浅筋膜(superficial fascia) 由致密结缔组织构成,其间的结缔组织小梁,将浅层的皮肤与深层的帽状腱膜紧密相连,并形成纤维隔将脂肪分成许多网格状,血管、淋巴管和神经穿行其中。此层感染时,炎性渗出物积聚,造成炎症局部压力增大,压迫神经末梢引起剧烈疼痛。此外,血管壁被其周围的结缔组织固定,创伤时血管断裂不易自行收缩闭合,因此出血较多,需及时压迫或缝合止血。

★联系临床

头皮撕裂伤

发生头皮撕裂伤时,由于血管丰富,吻合支多,伤口出血较多,由于浅筋膜中结缔组织的固定作用,使这些血管保持敞开状态,当头皮撕裂时,这些血管也不收缩,故伤后不及时缝合,患者会因出血过多而死亡。因此,对头皮撕裂伤的患者,采取的首要措施是压迫或缝合止血。

3.帽状腱膜(epicranial aponeurosis) 致密坚韧,前后两端分别与枕额肌的额腹和枕腹相连,两侧逐渐变薄,与颞筋膜浅层相续。头皮损伤若未伤及帽状腱膜,伤口裂开不明显;若伤及帽状腱膜,特别是横向裂口时,同时枕额肌收缩,伤口裂开较大,需仔细缝合,以减小皮肤张力,利于创伤愈合。

4.腱膜下疏松结缔组织(toose areolat fissue under epicranial aponeurosis) 位于帽状腱膜和颅骨骨膜之间,又称腱膜下间隙。此层的特点是组织薄而疏松,致使所连接的帽状腱膜与颅骨骨膜之间的移动性大,两者易于分离,头皮撕脱伤即发生于此层。

★ **知识拓展**

颅顶"危险区"

腱膜下间隙出血或感染积脓时,可广泛蔓延至全颅顶,瘀斑可出现于鼻根及上眼睑皮下。由于此间隙内的静脉可经由导静脉和颅骨的板障静脉与颅内的硬脑膜静脉窦相通连,因此,感染时可经静脉途径继发颅骨骨髓炎或向颅内扩散,临床常称此层为颅顶的"危险区"。

5. 颅骨外膜(pericranium)　由致密结缔组织构成,与颅顶骨借少量结缔组织相连,但在骨缝处与骨结合紧密,不易分离。因此,在骨膜下积血时,由于骨缝限制,常局限于一块颅骨的范围内,可与弥漫性的帽状腱膜下积血相鉴别。

(二)颞区

颞区位于颅顶两侧,介于上颞线与颧弓上缘之间。此区软组织由浅入深分为5层,依次是皮肤、浅筋膜、颞筋膜、颞肌和颅骨外膜。

1. 皮肤　较薄且移动性大,手术切口易于缝合,瘢痕不明显。

2. 浅筋膜　含脂肪组织少,向上、下分别与额顶枕区和颌面区的浅筋膜相连,内有血管、神经穿行,主要为颞浅动脉、静脉和耳颞神经。颞浅动脉在耳屏前方约 1.0 cm 处上行,位置表浅,可触及其搏动,是头部软组织创伤压迫止血的部位,也是临床上施行动脉插管、灌注化疗药物治疗面、颈部恶性肿瘤的常用途径之一。

3. 颞筋膜　致密坚韧,上方附着于上颞线,向下分为浅、深两层,浅层附着于颧弓的外面,深层附着于颧弓的内面,两层之间的间隙称颞筋膜间隙,内有脂肪组织和血管。

4. 颞肌　位于颞筋膜深层的深面,呈扇形,起自颞窝的颅骨外骨膜和颞筋膜深层的深面,肌束向下集中,经颧弓深面止于下颌骨冠突,可上提下颌骨。经颞区开颅术切除部分颞骨后,颞肌和颞筋膜一起对脑膜和脑组织起保护作用。颞区是颅内手术重要而方便的入路。

5. 颅骨外膜　较薄,与骨质结合紧密。骨膜与颞肌之间含大量脂肪组织,又称颞筋膜下疏松结缔组织,向下经颧弓深面与颞下间隙通连,再向前与面部颊脂体延续。因此,颞筋膜下疏松结缔组织中有出血或炎症时,可向下蔓延至面部,形成面深部血肿或脓肿。同时面部的炎症,如牙源性感染也可蔓延到颞筋膜下疏松结缔组织中。

(三)颅顶骨

在胚胎发育期,颅顶骨以膜内成骨的方式形成,出生时尚未完全骨化,在颅骨之间保留膜性结构,如前囟、后囟等。颅顶各骨均为扁骨,分为外板、板障和内板 3 层。外板较厚,对张力的耐受性较大,而弧度较内板小,内板较薄,质地较脆,因此外伤时,在外板完整的情况下,内板可能已发生骨折。同时骨折片可刺伤局部血管、脑膜和脑组织,引起颅内血肿。板障是内、外板之间的骨松质,含有骨髓,并有板障静脉穿行其中。

成人颅顶骨的厚度为 0.5~1.0 cm,颞区骨质最薄,仅有 0.2 cm。颅顶骨呈圆顶状,有一定弹性,受外力打击时常集中于一点,成人骨折线多以受力点为中心向四周放射,小儿颅顶骨弹性较大,外伤后常发生凹陷性骨折。

(四)颅底内面

颅底内面凹凸不平,自前向后依次是颅前窝、颅中窝和颅后窝(图2-5)。颅底在结构和邻接上有以下特点。

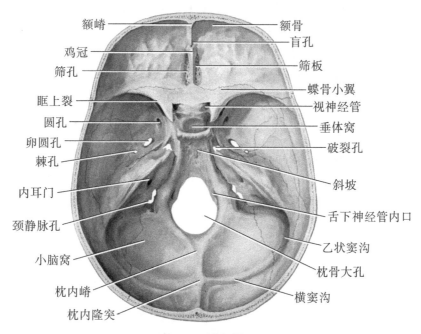

图2-5 颅底内面观

1. 颅底各部骨质厚薄不一,由前向后逐渐增厚,骨质薄弱的部位在创伤时易发生骨折。

2. 颅底的沟、管、裂、孔是血管神经经过的通道,也是颅底的薄弱部位,不仅外伤时易发生骨折,而且常伴有脑神经和血管损伤。

3. 颅底与颅外的一些结构不仅关系密切,而且紧密相连,如翼腭窝、眼眶等,这些部位的炎症、肿瘤等病变可蔓延入脑,颅内病变也可引起某些部位受累。

4. 颅底与脑膜紧密相连,外伤后不会引起硬脑膜外血肿,但脑膜往往同时损伤,引起脑脊液外漏。

四、面部浅层结构

(一)皮肤

面部皮肤薄而柔软,真皮内含有大量胶原纤维和弹性纤维,富于弹性和韧性。面部皮肤血液供应丰富,因而面部创伤出血多,但愈合快,抗感染能力强。面部含有丰富的汗腺、皮脂腺和毛囊,是皮脂腺囊肿和疖肿的好发部位。面部皮肤的移动性以其与深部组织连接程度而异,眼睑部连接疏松,移动性大,鼻尖部连接紧密,移动性小。

(二)浅筋膜

浅筋膜由疏松结缔组织构成,在颊肌表面及其与咬肌之间的脂肪团块称颊脂体。睑部浅筋膜组织疏松,一般不含脂肪,易出现水肿。浅筋膜内有神经、血管和腮腺导管穿行。

(三)面肌

面肌又称表情肌,属于皮肌,起自颅骨或筋膜,止于皮肤。主要环绕在睑裂、口裂、鼻孔和耳周围,有缩小和开大孔裂的作用。面肌收缩时牵动皮肤,使面部呈现丰富多彩的表情变化。面肌由面神经分支支配。

(四)面部的血管、淋巴管和神经

1. 血管　分布于面部浅层的主要血管是面动脉和面静脉。

(1)面动脉(facial artery)　起自颈外动脉,经下颌下腺深面,在咬肌止点前缘处绕过下颌体下缘至面部,经口角和鼻翼外侧至内眦,改称内眦动脉。面部浅层出血,可压迫面动脉止血。

(2)面静脉(facial vein)　始于内眦静脉,与面动脉伴行,向外下越下颌体下缘至下颌角下方,与下颌后静脉前支汇合,穿颈深筋膜浅层,于舌骨大角高度注入颈内静脉(图2-6)。面静脉经眼上静脉和眼下静脉与颅内海绵窦交通,还可通过面深静脉与翼静脉丛及海绵窦交通。

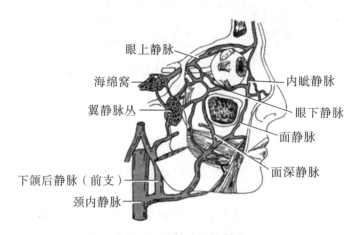

图2-6　面静脉及其交通

★知识拓展

面部"危险三角"

　　由于面静脉与颅内海绵窦借多条途径相交通,并且在口角平面以上的面静脉通常无静脉瓣,面肌收缩可促使血液逆流进入颅内。因此,面部发生化脓性感染时,有向颅内扩散的可能。尤其是鼻根至两侧口角之间的三角形区域,感染向颅内扩散的可能性更大,被称为"危险三角"。

2. 淋巴　面部浅层的淋巴管非常丰富,常吻合成网,通常注入下颌下淋巴结和颏下淋巴结,引流面部的淋巴,其输出管注入颈外侧深淋巴结。

3.神经 管理面部一般感觉的是三叉神经,支配面肌运动的是面神经,支配咀嚼肌运动的是三叉神经。

(1)三叉神经 属于混合性神经,以躯体感觉神经为主,感觉神经元的胞体位于三叉神经节内,其中枢突构成三叉神经感觉根入脑,周围突构成三叉神经的三大分支,即眼神经、上颌神经和下颌神经。3条分支分布于头面部器官,管理一般感觉,其终末支分别称为眶上神经、眶下神经和颏神经,从颅骨相应的孔穿出,分布于面部皮肤。躯体运动纤维支配咀嚼肌。

(2)面神经 属于混合性神经(图2-7),经面神经管由茎乳孔出颅,向前穿经腮腺实质,呈扇形发出颞支、颧支、颊支、下颌缘支和颈支,支配面部表情肌。

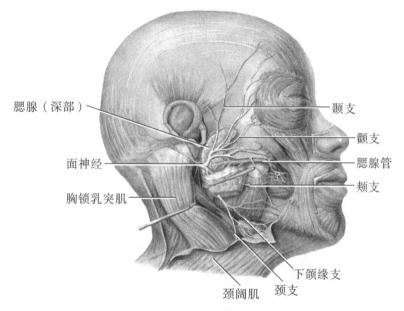

图2-7 面神经

★ 联系临床

面神经损伤

面神经或其分支损伤可导致患侧部分或全部面肌麻痹。最常见的非创伤性面瘫的原因是茎乳孔附近的面神经炎症,可导致面神经管内的神经肿胀、受压迫,出现面肌瘫痪的相应症状。面神经麻痹有多种原因,可以是自发性的,发病时没有明确的原因。但当受寒后经常发生面神经麻痹,所以医院的病房在夜晚应注意关窗。面神经麻痹也可以是手术并发症,故腮腺手术时准确辨认面神经显得尤为重要。面神经麻痹也可能与牙齿手术、接种疫苗、艾滋病毒感染和中耳炎有关。

第二节 应用要点

一、头皮静脉穿刺术

头皮静脉穿刺术(puncture of scalp vein)常用于儿科,因小儿头皮静脉丰富,浅表易见,不易滑动。故通过头皮静脉为患儿输入液体以补充水分及营养,维持水电解质平衡,注入药物达到治疗目的。

(一)应用解剖

头皮静脉分布于颅外软组织中,在额部和颞区可见呈网状分布。由于静脉管壁被浅筋膜内的纤维隔固定,故不易滑动。头皮静脉没有瓣膜,顺行和逆行进针均不影响静脉回流。进行头皮静脉穿刺,既方便婴儿的保暖,又有利于肢体的活动,特别适用于小儿(图2-8),也可用于成人。头皮静脉主要有滑车上静脉、眶上静脉和颞浅静脉,以上静脉均与同名动脉伴行。

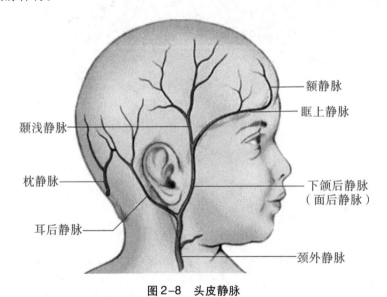

图2-8 头皮静脉

1.滑车上静脉 起自冠状缝附近,与颞浅静脉的额支相连。它沿额部浅层下行,与眶上静脉末端汇合,构成内眦静脉。

2.眶上静脉 自额结节处起始,沿眶上缘向内下走行,在内眦处与滑车上静脉汇合构成内眦静脉。

3.颞浅静脉 起始于颅顶及颞区软组织,在颞筋膜浅面、颧弓根上方汇合成前、后两支。前支与眶上静脉相交通,后支与耳后静脉、枕静脉相吻合。前、后两支在颧弓根处汇合成颞浅静脉,下行至腮腺内注入面后静脉。

（二）应用要点

1. 穿经层次　依次经过皮肤、皮下组织和静脉壁，至血管内。

2. 穿刺技术　选择血管，必要时剃去穿刺部位头发。穿刺时用左手绷紧局部皮肤以固定静脉，右手持针在距离静脉最清晰点向后移 0.3 cm 左右，将针头平行刺入头皮，然后将针尖稍挑起，顺静脉方向刺入。当针头刺入静脉时阻力减小并有落空感，有回血后再将针头推进少许，以利于固定。

3. 注意事项

（1）由于头皮静脉被固定于皮下组织的纤维隔内，管壁回缩能力差，故穿刺结束后要压迫局部，以免局部出血形成皮下血肿。

（2）穿刺成功后回血良好，但液体不滴，或滴注不通畅，且局部可见呈树枝分布状苍白，表示误入小动脉，应立即拔针，另选血管穿刺。

（3）婴幼儿皮肤薄嫩，在输液结束揭取胶带时应细心，注意避免皮肤损伤，尤其是有皮肤水肿或对胶带过敏者，易造成皮肤破损。

二、颞浅动脉和面动脉压迫止血术

指压止血是对各种原因引起的外伤大出血采取的临时急救措施，是用手指或手掌压迫伤口近心端的动脉干，以达到止血目的。这是一种简便、迅速而有效的方法。颞浅动脉和面动脉在行程中，某些部位比较表浅，从体表可以触摸到搏动，为体表压迫止血提供了可能。因此，当颅顶或面部出血时，通常采用颞浅动脉和面动脉压迫止血术（hemostasis by compression on superficial temporal artery and facial artery），以达到急救目的。

（一）应用解剖

1. 颞浅动脉　是颈外动脉的终支之一，行于腮腺内和下颌颈的后方，经外耳门前方，上升至颞部，分布于腮腺、颞部和颅顶部软组织。在耳屏前方约 1.0 cm 处，该动脉位置表浅，可触及其搏动，其深面为颞骨。

2. 面动脉　在平下颌颈高度由颈外动脉发出，向前行经下颌下腺的深面，在下颌角前 3.0 cm 处（咬肌止点前缘）跨过下颌缘至面部，经口角和鼻翼外侧迂曲上行，到眼内侧更名为内眦动脉。面动脉分布于咽、软腭、咽鼓管、腭扁桃体、下颌下腺和面部软组织。在下颌缘处位置表浅，可摸到搏动。

（二）应用要点

1. 当一侧颞部或颅顶外伤出血时，可用同侧示指或拇指按压在耳屏前方，将颞浅动脉压在颧弓根上，达到临时止血目的。若仍不能止血，可指压双侧颞浅动脉（图 2-9）。

2. 当一侧面部外伤出血时，可用示指或拇指在同侧下颌骨下缘、咬肌前缘处，将面动脉压向下颌骨，达到临时止血目的（图 2-10）。

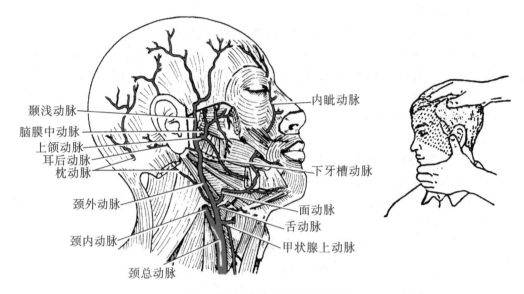

图2-9　颞浅动脉压迫止血示意

内眦动脉
颞浅动脉
脑膜中动脉
上颌动脉
耳后动脉
枕动脉
颈外动脉
下牙槽动脉
颈内动脉
面动脉
舌动脉
甲状腺上动脉
颈总动脉

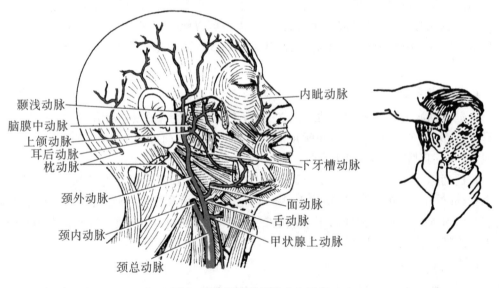

图2-10　面动脉压迫止血示意

内眦动脉
颞浅动脉
脑膜中动脉
上颌动脉
耳后动脉
枕动脉
颈外动脉
下牙槽动脉
颈内动脉
面动脉
舌动脉
甲状腺上动脉
颈总动脉

三、前、后囟穿刺术

前、后囟穿刺术(puncture of anterior and posterior fontanelle)是从前囟或后囟刺入上矢状窦,自上矢状窦取血的一项护理技术。临床上常在小儿四肢、头皮及颈部浅静脉穿刺失败后,改用前、后囟穿刺取血。其方法简便,成功率高,适用于前、后囟未闭合的婴幼儿。

（一）应用解剖

1. 囟 是新生儿颅盖各骨间尚未骨化的纤维膜性结构，有前囟、后囟和两个侧囟。前囟呈菱形，位于冠状缝与矢状缝相接处，通常在 1~2 岁闭合。后囟位于矢状缝与人字缝会合处，多呈三角形，在出生后 5~6 个月闭合。侧囟包括位于顶骨前下角的蝶囟和位于顶骨后下角的乳突囟。前囟处从皮肤到上矢状窦的厚度为 4.0~4.5 mm，后囟处从皮肤到上矢状窦的厚度为 4.5~5.0 mm。

2. 硬脑膜静脉窦 是硬脑膜的两层在某些部位分开形成的间隙，内衬血管内皮，构成特殊的颅内静脉通道，其中流动的是血液。窦内无瓣膜，窦壁无平滑肌，故没有弹性，损伤时不易止血。前、后囟穿刺术所进入的硬脑膜静脉窦是上矢状窦，它位于大脑镰上缘，顶骨上矢状窦沟内，自前向后注入窦汇。上矢状窦在横切面上呈三角形，自前向后逐渐扩大，其内面有大脑大静脉的开口和突出的蛛网膜粒。

（二）应用要点

1. 穿刺部位 前囟穿刺点选在前囟后角正中，后囟穿刺点选在后囟正中（图 2-11）。

2. 体位 前囟穿刺取仰卧位，后囟穿刺取俯卧位。操作者站在患者头侧，助手固定头部，使上矢状窦与操作台面垂直。

3. 穿经层次 穿刺针依次穿过皮肤、浅筋膜、帽状腱膜及囟的膜性结构，进入上矢状窦内。

4. 进针技术 用执笔式持注射器刺入。前囟穿刺时，在穿刺点针与头皮间斜向 45°进针 0.5 cm，针尖指向眉间。后囟穿刺时，在穿刺点刺向颅顶方向，针与头皮角度为 35°~40°，进针 0.5 cm 左右。新生儿后囟穿刺易于成功，稍大的婴儿应选前囟穿刺。

5. 注意事项

（1）穿刺时要边进针，边回抽，有落空感提示已穿过硬脑膜，应停止进针。

（2）前囟处的上矢状窦较细，穿刺难度较大。穿刺时进针方向应沿头颅正中矢状方向，不可偏向两侧，以免伤及脑组织。

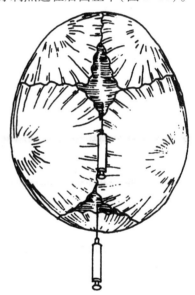

图 2-11　前囟和后囟穿刺示意

（3）针头不宜过粗，因硬脑膜为致密结缔组织，无弹性，拔针后针孔不会立即自行闭合，应进行局部压迫以减少漏血。

四、球结膜下注射术

球结膜下注射术（bulbarsubconjunctive injection）是将药物注入靠近下穹隆结膜的球结膜深面，使之直接作用于眼部病变，达到较高的药物浓度，增强并延长药物作用时间，提高治疗效果。这是一种有效的给药途径，是眼科常用的治疗技术。

（一）应用解剖

1. 结膜的分部　结膜是一层薄而透明、富含血管的薄膜,连续于眼睑和眼球之间。根据所在部位分为睑结膜、球结膜和穹隆结膜 3 个部分。睑结膜衬于眼睑内面,与睑板连结紧密,缺乏移动性,需将上、下睑翻起才能看到;球结膜以疏松结缔组织被覆于巩膜的前面,因而活动性较大,球结膜下注射术即将药物注入此层;穹隆结膜即上、下睑结膜和球结膜返折移行处,分别构成结膜上穹和结膜下穹。结膜上穹较结膜下穹深。

当上、下眼睑闭合时,全部结膜围成的囊性腔隙为结膜囊,通过睑裂与外界相通。结膜囊内侧较浅,外侧较深。泪腺的排泄管开口于结膜囊内。结膜病变常局限于某一部位,如沙眼易发于睑结膜、结膜穹,疱疹多见于角膜缘部的结膜和球结膜。

2. 结膜的血管和神经　结膜前动脉来自睫状前动脉,分布于角膜缘附近的球结膜。结膜后动脉来自泪腺动脉和睑内侧动脉,分布于睑结膜、穹隆结膜和球结膜的一部分。结膜前后动脉在球结膜内相互吻合,结膜的静脉与动脉伴行。结膜受三叉神经分支所支配。

（二）应用要点

1. 穿刺部位　颞侧靠近下穹隆的球结膜处,此处结膜组织疏松,面积大,易于暴露,药物扩散快,能减轻对深部血管丛的压迫和局部异物感。

2. 体位　取坐位或仰卧位,头稍后仰。

3. 穿刺技术　操作者用左手分开上、下眼睑,暴露结膜,嘱患者向颞侧的上方注视,充分显露下方的球结膜。右手持针以水平方向与眼球呈 10°～15°角,背离角膜缘 4.0～5.0 mm 处,避开血管,轻轻挑起球结膜后迅速进针 3.0～4.0 mm,缓缓注入药液（图 2-12）。此时球结膜呈局限性隆起状,平行拔针。

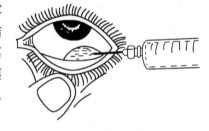

图 2-12　结膜下注射示意

4. 注意事项

（1）注射时固定患者头部,嘱其眼球不要转动,以防刺伤眼球。进针时勿触及角膜,以避免角膜损伤。

（2）注射不可过深,使针尖在巩膜表面及眼筋膜后方,透过球结膜见到针尖时方可注射。

（3）避开肉眼可见的结膜下血管和眼外肌附着点注射,以免引起出血。

（4）避免用刺激性强或高浓度的药物做局部注射,以免发生结膜坏死。

（5）多次注射应经常更换注射部位,以免结膜硬化、粘连。

（6）注药后观察有无结膜下出血、结膜脱垂至眼睑外等,必要时给予眼垫遮盖。

五、球后注射术

球后注射术（retrobulbar injection）　是将药物注入眼球后部的眶腔内,使药液在球后直接发挥作用,以达到扩张血管、降低眼压、增强药物对眼部作用的目的,提高治疗效果。临床用于眼底病的治疗和止痛,以及用于眼内手术阻滞睫状神经节做球后麻醉,是眼科常用的注射技术。

(一) 应用解剖

1. 眼睑　位于眼球前方,是保护眼的屏障,分为上睑和下睑,上、下眼睑之间的裂隙称睑裂。睑裂两侧上、下睑结合处,分别称睑内侧连合和睑外侧连合。睑裂两端成锐角,分别称内眦和外眦。

眼睑由浅入深分为 5 层(图 2-13)。①皮肤层:是全身皮肤最薄的部位,富有弹性。②皮下组织层:疏松结缔组织构成,缺乏脂肪组织,易引起水肿和淤血。③肌层:由眼轮匝肌和上睑提肌组成,眼轮匝肌收缩时闭合眼睑,上睑提肌收缩时上提上睑。④睑板层:由致密结缔组织、丰富的弹性纤维构成,内有睑板腺。睑板是眼睑的支架组织,上睑板较大,呈半月形,中央高度 8.0 ~ 12.0 mm,下睑板中央高度 3.0 ~ 5.0 mm。睑板内垂直排列的皮脂腺称睑板腺,腺导管开口于睑缘,分泌油脂样液体,润滑睑缘和防止泪液外溢。⑤睑结膜层:与睑板紧密相贴。

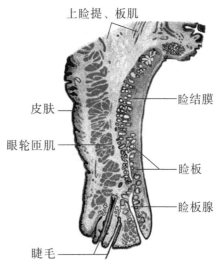

图 2-13　眼睑(矢状切面)

2. 眼眶　为四边锥体形腔隙,分一尖、一底和四壁。眼眶深约 4.5 cm,尖端向后,内容纳眼球、眼外肌、泪腺、血管、神经、眼筋膜和眶脂体等(图 2-14)。

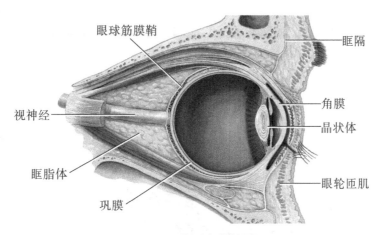

图 2-14　眼眶(矢状切面)

眼眶有四壁,上壁的前外侧部有泪腺窝,容纳泪腺。下壁与上颌窦相邻。内侧壁与筛窦相邻,靠近前缘下部有泪囊窝,容纳泪囊。外侧壁邻颞窝。在外侧壁后部与上、下壁交界处有眶上裂和眶下裂,是血管和神经出入眶的通道。经过眶上裂的神经有第Ⅲ、Ⅳ、Ⅵ对脑神经,植物性神经及眼神经,临床上眶上裂部位的外伤或炎症,可同时累及第Ⅲ、Ⅳ、Ⅵ对脑神经,致使眼球向各方运动受限,但不累及视神经,此为眶上裂综合征。

3.眶脂体　是填充在眼球、眼肌与眶之间的脂肪团块。在眼球后方,视神经和眼外肌之间较多,前部较少。眶脂体的作用是固定眶内软组织,对眼球、视神经、血管和泪器起弹性垫样的保护作用,使眼球运动自如。同时减轻外来震动对眼球的影响。

4.眼球筋膜鞘　是眶脂体与眼球之间的薄层致密的纤维膜,包绕眼球大部,向前在角膜缘后方与巩膜融合在一起,向后与视神经硬膜鞘结合。眼球筋膜鞘内面光滑,与眼球之间称巩膜外隙,眼球在此间隙内灵活地转动。眼部手术时将麻醉剂注入巩膜外隙,眼球摘除术在眼球筋膜鞘内进行,人工眼球术是将眼球安置在筋膜鞘内。

5.视神经及周围结构　视神经起自眼球后极内侧,穿视神经管入颅。视神经被3层膜包被,它们分别与脑的3层被膜直接延续,故蛛网膜下隙也沿视神经向眼球后极延伸。在眼球后部,硬脑膜与巩膜相续。视神经上方有鼻睫神经、眼动脉、眼静脉及泪腺神经;下方为动眼神经,外侧有睫状神经节。睫状神经节位于视神经孔前方约1.0 cm处,在视神经与外直肌之间,更贴近视神经。睫状神经节为副交感神经节,由动眼神经核发出的节前纤维在此交换神经元,发出的节后纤维支配睫状肌和瞳孔括约肌。睫状神经节内除副交感纤维外,尚有鼻睫神经分出的感觉纤维,部分感觉纤维分布于眼内各结构,故眼球手术常麻醉此神经节。

(二)应用要点

1.部位选择　眼睑皮肤入路:在眶下缘中、外1/3交界处进针。穹隆结膜入路:于下穹隆中、外1/3交界处刺入。

2.体位　取坐位或仰卧位,头稍后仰,眼球转向内上方。

3.穿刺方向　进针角度与眼眶底平面垂直刺入(图2-15),当有抵触感时,提示针尖已达眶壁,应稍后退,即达睫状神经节附近,进针深度1.0~1.5 cm。嘱患者眼向内上方注视,此时将针头向内上方倾斜30°~45°,沿眶缘向眶尖缓慢推进约1.5 cm,总进针3.0~3.5 cm,抽吸无回血即可推注药液。

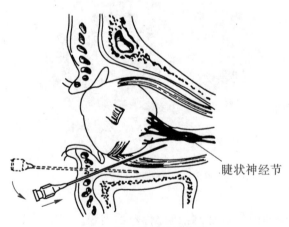

睫状神经节

图2-15　球后注射示意

4.穿经层次　经皮肤、浅筋膜、眼轮匝肌,达眼球与眶下壁之间的眶脂体。

5. 注意事项

(1) 进针应缓慢，不可快速反复推抽操作，以免损伤血管导致球后出血。

(2) 进针时应无阻力，如有阻力，不能强行进针，以防刺伤眼球。

(3) 垂直进针 1.5 cm 后再改变方向，不可过早改为向内上方，以避免针尖自赤道部刺入眼球。

(4) 进针深度不可超过 3.5 cm，以免刺伤视神经和球后血管。

(5) 操作中观察有无球后出血现象，如出现眼睑皮肤绷紧、眼球突出、运动受限等，提示有球后出血，应立即终止注射，闭合眼睑，加压包扎 1 ~ 2 h，并严密观察，次日复诊。

(6) 拔针后嘱患者闭目，以手掌均衡按压 3 ~ 5 min，或轻轻按摩片刻，使药物迅速扩散并防止出血。

六、泪道冲洗术

泪道冲洗术 (irrigation of lacrimal passage) 是将液体由泪小点冲入泪道，疏通其不同部位阻塞的操作技术。临床除用于内眼手术前常规清洗外，还通过清洗脓液及注入药物，治疗慢性泪囊炎，以及检查泪道通畅情况，有无狭窄和阻塞等。

(一) 应用解剖

泪道包括泪点、泪小管、泪囊和鼻泪管 4 个部分 (图 2-16)。

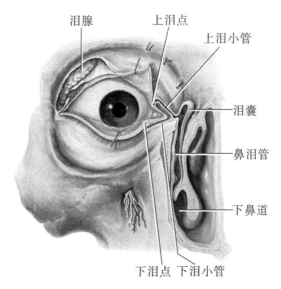

图 2-16 泪器(右侧)

1. 泪点 是泪道的起始部，上、下各一，位于睑缘内眦端的乳头状隆起，乳头顶端针尖大小的开口称泪点。泪点向内通泪小管，上泪点的位置较下泪点靠内，因此闭睑时，上、下泪点不相接触。泪点的变异、异常、外翻、闭索等均可引起溢泪症。观察泪点时，需翻转眼睑才能看到，由于泪点区血管较少，故局部苍白。

2. 泪小管 为连接泪点与泪囊之间的小管，分上泪小管和下泪小管，长约 10.0 mm。

每一泪小管的走行方向分为垂直部和水平部两部分。上、下泪小管分别先向上、下垂直走行 1.0~2.0 mm,然后以直角转呈水平位,向内眦方向倾斜走向泪囊。上、下泪小管汇合成泪总管,开口于泪囊上部。泪小管管壁薄而富有弹性,管径 0.5~0.8 mm。

3. 泪囊　为一膜性囊,位于眼眶内侧壁前下方的泪囊窝内。囊的上端闭合成一盲端,约在内眦上方 3.0~5.0 mm 处。下端移行为鼻泪管,移行处较狭窄。眼轮匝肌的肌纤维包绕泪囊和泪小管,收缩时促使泪液排出。

4. 鼻泪管　连接在泪囊下端,上部通过骨性鼻泪管,至下部逐渐变细,进入鼻腔外侧壁的黏膜内,开口于下鼻道的前方。鼻泪管长 15.0~18.0 mm,管径为 3.0~5.0 mm。其表面投影相当于同侧内眦至上颌第一磨牙连线的中 1/3 段。由于鼻泪管的黏膜与鼻腔黏膜相延续,故鼻腔炎症时可向上蔓延至鼻泪管,使黏膜充血、肿胀,鼻泪管下口闭塞,使泪液引流不畅,故上呼吸道感染时常有流泪的现象。

泪液为弱碱性透明液体,除含有少量蛋白和无机盐外,尚含有溶菌酶、免疫球蛋白 IgA、IgG、IgE 等。故泪液除有湿润眼球的作用外,还有清洁和杀菌作用。正常状态下 16 h 内分泌泪液量 0.5~0.6 mL。泪腺分泌的泪液排泄到结膜囊后,经瞬目运动分布于眼球表面,并向内眦汇集于泪湖,再由泪点、泪小管的虹吸作用,进入泪道。

(二)应用要点

1. 部位　在内眦处将针头插入下泪点(图 2-17)。

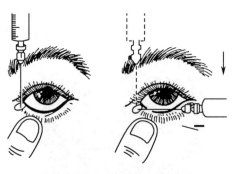

图 2-17　泪道冲洗进针示意

2. 体位　一般取坐位,头部稍后仰并固定。

3. 进针技术　左手拇指或示指在内眦部拉开下睑,右手持注射器将针头垂直插入泪点 1.0~1.5 mm,然后转动 90°呈水平方向,使针尖朝向内眦部沿泪小管缓慢推进 5.0~6.0 mm,触达骨壁后稍退 1.0~2.0 mm,嘱患者头稍前倾,缓慢推注冲洗液。

4. 注意事项

(1)向泪小管推注液体时用力要均匀,观察冲洗液是否从鼻孔流出,根据流出多少判断通畅情况。

(2)冲洗时阻力较大,有逆流,表示泪道阻塞。此时不可猛力推进,以免刺破泪管壁而使冲洗液误入皮下。

(3)注入冲洗液时,如发现皮下肿胀,应立即停止冲洗。

★**知识拓展**

泪道通畅情况分析

　　冲洗液能通畅地由鼻孔或咽部流出,表明泪道通畅;冲洗液部分由鼻孔或咽部流出,部分由上泪小点溢出,表明泪道部分阻塞,如鼻泪管狭窄;冲洗液全部由上泪小点溢出,为鼻泪管阻塞;冲洗液由泪小点原位溢出,表明泪小管或泪总管阻塞;上、下泪小点有大量黏液或脓液流出,为慢性泪囊炎。

七、鼻腔滴药法

　　鼻腔滴药法(nasal drip)是将治疗性药物滴入鼻内,起抗菌消炎、收敛、湿润和改善引流作用,是耳鼻喉科常用的治疗技术。

(一)应用解剖

　　鼻腔分为鼻前庭和固有鼻腔。固有鼻腔由骨性鼻腔被覆黏膜而成,每侧鼻腔由顶、底和内、外侧壁组成。鼻腔的顶借筛板与颅前窝相邻。鼻腔的底由硬腭及软腭将其与口腔分隔,软腭向后下方倾斜。鼻腔的内侧壁即鼻中隔。鼻腔外侧壁结构复杂,有3个突出的鼻甲,自上而下分别称为上鼻甲、中鼻甲和下鼻甲,各鼻甲的外下方被遮蔽的间隙为上、中、下3个鼻道(图2-18)。

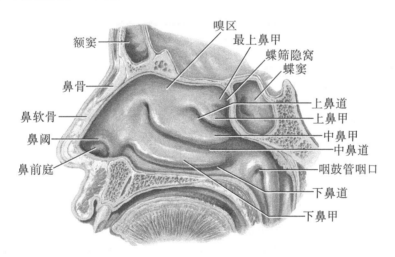

图2-18　鼻腔外侧壁(右侧)

(二)应用要点

　　1. 体位　鼻腔滴药时,体位是施药成功的关键。因为鼻腔底部向后下倾斜,若站位或坐位滴药,药物会立即流入咽部,进入口或食管,使施药失败。因而对门诊患者,应做好鼻腔滴药方法的指导。滴药时应采取的体位有两种。

　　(1)仰卧垂头位　患者仰卧,肩下垫枕,使头后仰或将头悬于床沿,使头部与身体呈直角,鼻孔向上。该姿势使鼻腔顶部处于较低位,滴入的药物易到达上鼻道与中鼻道,有效地作用于鼻腔外侧壁黏膜和鼻旁窦开口,适用于后组鼻窦炎、鼻炎及鼻腔手术黏膜表面麻醉的患者(图2-19)。

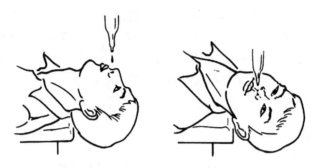

图2-19　鼻腔滴药法体位

(2)侧头位　患者卧向患侧,肩下垫枕,使头偏向患侧并略下垂,适用于病变位于鼻腔外侧壁的前组鼻窦炎患者。当病变位于鼻中隔处时,患者应侧卧向健侧。

2. 操作方法　根据病情选择正确的体位,用滴管在距患侧鼻孔 1.0~2.0 cm 处将药物滴入鼻前庭,一般 2~3 滴即可。滴后轻轻按压鼻翼,使药液在鼻腔黏膜表面分布均匀。滴药后保持体位 3~5 min。

3. 注意事项

(1)确保正确的体位,以避免药液流向口咽部。

(2)滴药时滴管位置于前鼻孔上方,勿触及鼻孔,以免污染药液。

(3)对体质虚弱或高血压的患者,宜采取侧头位。

八、上颌窦穿刺术

上颌窦穿刺术(puncture of maxillary sinus)是用穿刺针自鼻腔刺入上颌窦内,对慢性化脓性上颌窦炎的患者做治疗性穿刺排脓、冲洗,或对疑有上颌窦肿瘤的患者作诊断性穿刺。

(一)应用解剖

上颌窦位于上颌骨体内,呈四面锥体形,容积为 13.0~14.0 mL,是鼻旁窦中最大的一对(图2-20)。上颌窦的上壁,即眶的下壁,在矢状位上有眶下沟,向前通连眶下管,上颌窦炎症或肿瘤时,经此壁可侵入眶腔。下壁即窦底,为牙槽突,上颌的尖牙和磨牙牙根突入窦内,与窦腔之间仅隔有薄层骨质,或仅隔以黏膜,故尖牙根感染时,可波及上颌窦。后壁与翼腭窝相邻,骨质较厚。前壁为面壁,在尖牙窝处骨质较薄,进行上颌窦根治术时,常选此壁作为入路。内侧壁即鼻腔外侧壁,此壁下部厚,上部较薄,上部的后方有上颌窦的开口。由于窦口开口位置高,所以当腔内有炎症渗出时,往往引流不畅,在直立位时易积脓,形成慢性上颌窦炎。

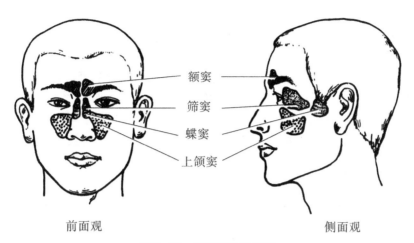

前面观   侧面观

图 2-20　鼻旁窦体表投影

上颌窦多为单腔,约 4.2% 在窦腔内出现部分性或完全性骨性间隔,使其成为不完全或完全分隔的 2 个腔,偶尔有 3 个腔。窦腔内的间隔可呈水平、额状、矢状和斜行等类型。上颌窦开口于中鼻道的后部,其前部有额窦的开口,中部有筛窦前、中群的开口。窦腔的黏膜与鼻腔的黏膜相延续,故鼻炎时其炎症可通过窦口蔓延到窦腔内。怀疑上颌窦有积脓时,应取侧卧低头位,健侧向下,以利于脓液引流。

（二）应用要点

1.穿刺部位　穿刺进针点在距下鼻甲前端 1.0 ~ 1.5 cm 处,因此处为上颌窦内侧壁的下部,易于穿刺。若以鼻前孔为准,此点距鼻前孔 2.5 ~ 3.0 cm 即可。

2.体位　患者取坐位,头微仰。

3.穿经层次　依次经过鼻腔黏膜层、黏膜下层、上颌窦内侧骨壁、上颌窦黏膜下层及黏膜层,进入窦腔。

4.穿刺技术　右手拇指、示指和中指稳持穿刺针,针头斜面朝向鼻中隔,放入下鼻道中段顶部,针尖指向同侧眼外眦处。进针时要缓慢用力,旋捻刺入,当有落空感时,即进入上颌窦内(图 2-21)。有的窦壁较薄,落空感不明显。

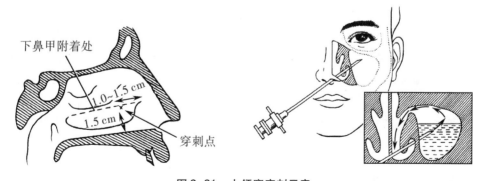

下鼻甲附着处

1.0 ~ 1.5 cm

1.5 cm

穿刺点

图 2-21　上颌窦穿刺示意

5.注意事项

(1)穿刺部位、进针方向要正确,用力不可过猛,有落空感,立即停止进针,以防刺入过深。

(2)穿刺时左手固定头部,防止穿刺时头部晃动或后仰,影响进针方向。

(3)穿刺针必须把握稳固,不可滑动,以免刺伤黏膜导致出血。

(4)必须确定穿刺针在窦腔内方可冲洗,若回抽有血液或冲洗有阻力,提示针尖不在窦腔内,应调整针尖位置和深度,直至确认针尖在窦腔内时,再行冲洗。

九、咽鼓管导管吹张术

咽鼓管导管吹张术(inflation of eustachian catheter)是把导管置于咽鼓管咽口,吹入适量空气至中耳,使鼓室内压力增高,鼓膜复位,以提高听力的技术操作。它既可判断咽鼓管是否狭窄或阻塞,又可治疗鼓膜内陷。

(一) 应用解剖

咽鼓管是连通咽部与中耳鼓室的通道,由鼻咽部侧壁的咽鼓管咽口起始,斜向后、外、上方,达中耳鼓室的前下壁,长 3.5 ~ 4.0 cm,咽鼓管分前内侧的软骨部和后外侧的骨性部,两部交界处管腔最狭窄,仅 1.0 ~ 2.0 mm,称咽鼓管峡。咽鼓管有两口,咽鼓管咽口位于下鼻甲后方的鼻咽部侧壁上,其开口处后上方的隆起,称咽鼓管圆枕。咽鼓管咽口和软骨部平时处于关闭状态,当张口、吞咽时张开,空气进入鼓室,调节鼓室内压力使之与外界平衡,以利于鼓膜震动。咽鼓管鼓室口位于鼓室前壁上部,该口高于鼓室底,故鼓室引流时,以俯卧位最佳。咽鼓管内壁衬以黏膜,黏膜上皮为假复层柱状纤毛上皮,纤毛运动方向朝向鼻咽部,以助中耳分泌物排出。软骨部黏膜呈皱襞样,具有活瓣作用,能防止咽部液体进入鼓室。咽鼓管黏膜借咽口和鼓室口与咽部和鼓室黏膜相延续,婴幼儿咽鼓管接近水平位,且短而宽,狭窄部不明显,因此,儿童上呼吸道的炎症易经咽鼓管咽口致鼓室感染。

★**知识拓展**

咽鼓管堵塞

咽鼓管的作用是维持鼓室内外气压平衡,如果咽鼓管闭塞,导致鼓室内压力降低,外界压力相对增高,使鼓膜内陷而影响听力。鼻、咽部感染时,肿胀的咽鼓管黏膜易堵塞咽鼓管,鼓室内的空气被黏膜血管吸收,鼓室内压力降低,鼓膜回缩,妨碍鼓膜的自由运动,最后损伤听力。乘飞机时,气压突然改变,可通过咀嚼口香糖、打哈欠等动作开放咽鼓管,平衡鼓室内外压力。

(二) 应用要点

1.体位   患者取坐姿,面对操作者。

2.操作方法   清除鼻腔分泌物,做鼻咽黏膜表面麻醉,将听诊管一端塞入吹张耳的外耳道,另一端塞入检查者的外耳道。选用适宜的咽鼓管导管,前端弯曲向下沿鼻腔底缓慢送至鼻咽部后壁(图2-22),然后将导管弯曲端向外侧旋转90°,使导管前端直抵鼻咽侧壁的咽鼓管咽口,轻轻插入。固定导管,轻捏导管后端的橡皮球进行吹张。如导管放置位置正确且咽鼓管正常者,吹气时检查者可以听到"嘘、嘘"的吹风声,受检查者耳内有吹风感或胀感。若鼓室有积液可听到水泡声。若声音尖锐、断续或无声,表示不同程度的狭窄或阻塞,若听不到声音,可能为导管前端放置不当或咽鼓管完全阻塞,应调整导管位置再次测试。

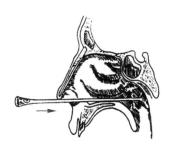 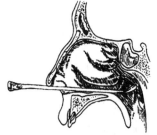 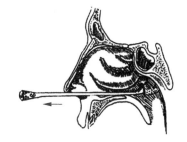

图2-22 咽鼓管导管吹张示意

3. 注意事项

(1)插管动作要轻柔,且不宜过深,以免损伤鼻腔、咽腔及咽鼓管黏膜。

(2)通过橡皮球吹张时用力应适当,避免压力过大将鼓膜胀破。

(3)咽部有急性感染时不宜做咽鼓管吹张术,以免将带有病菌的分泌物吹入鼓室,造成急性中耳炎。

(4)如患者鼓室内有积液,可嘱其采取垂头位,使液体能沿导管向外流出。

十、瞳孔对光反射

用强光突然照射一侧眼睛时,出现两侧瞳孔缩小,当光线突然减弱或移开,瞳孔立即散大,瞳孔随光照强度变化而出现缩小和散大的现象称瞳孔对光反射(pupillary light reflex)。瞳孔对光反射的生理意义在于使眼睛尽快地适应光线的变化。被照射侧瞳孔缩小称直接对光反射,另一侧瞳孔缩小称间接对光反射。

(一)应用解剖

1. 瞳孔 位于虹膜的中央,其前方是角膜,后方是晶状体。虹膜内有两种排列方向不同的平滑肌,其中围绕瞳孔呈环形排列的为瞳孔括约肌,呈辐射状排列的为瞳孔开大肌,它们分别受副交感神经和交感神经支配。当副交感神经兴奋时,瞳孔括约肌收缩,使瞳孔缩小。当交感神经兴奋时,瞳孔开大肌收缩,使瞳孔散大。瞳孔的大小可以直接影响进入眼内的光线量。正常成人瞳孔直径平均为 2.5 ~ 4.0 mm,其变化范围在 1.5 ~ 8.0 mm,最大直径与最小直径使进入眼内的光线量相差30倍左右。

2. 视网膜 是瞳孔对光反射的感受器,由三级神经元构成(图2-23)。感光细胞为视锥细胞和视杆细胞,视锥细胞感受强光和辨色;视杆细胞感受弱光。感光细胞与双极细胞构成突触,双极细胞又与节细胞构成突触,节细胞的轴突在视网膜后部集中构成视神经。视神经经眼球后极穿出视神经管进入颅腔,经视交叉、视束和上丘臂到达中脑背部的顶盖前区。

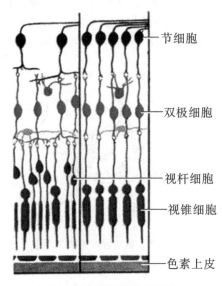

图2-23　视网膜结构示意

3.瞳孔对光反射传导途径　瞳孔对光反射传导由反射弧的5个部分组成(图2-24),任何环节受损,都可导致瞳孔对光反射异常。由于瞳孔对光反射灵敏,便于检查,临床常将其作为判断中枢神经系统病变部位、全身麻醉深度和病情危重程度的重要指标。从凝视远物转为凝视近物时,物像仍落在视网膜上而获得清晰的影像,这种反射称瞳孔调节反射。

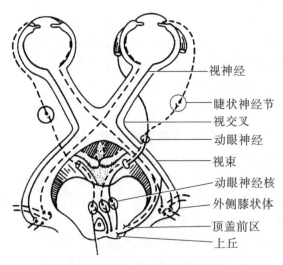

图2-24　瞳孔对光反射示意

（二）临床应用

1. 检查方法　在较暗的环境中，检查者用聚光较强的手电筒对准视轴照射患者一侧眼睛，对察其两侧瞳孔的变化。

2. 反射异常的意义

（1）瞳孔大小的变化　人在觉醒状态中，瞳孔的大小随周围光线的强弱、注视物体的远近、情绪紧张与否及恐惧、疼痛等而改变。正常足月儿生后即有瞳孔对光反射，但其瞳孔较小，对光反应亦较弱。婴幼儿的瞳孔对光反射呈动摇性，即强光照射时瞳孔缩小，但不论照射持续与否瞳孔又随即散大。上述情况在检查时要认真鉴别，同时还要注意瞳孔本身有无畸形。在临床上，若瞳孔直径小于 2.0 mm 则为瞳孔缩小，直径大于 5.0 mm 为瞳孔散大。

（2）视网膜、视神经病变　当光照患侧眼瞳孔时，其直接对光反射和健侧眼的间接对光反射均消失。这是由于光刺激不能使视网膜产生神经冲动或产生的冲动不能经视神经传至反射中枢的结果。光照健侧眼时，直接对光反射和患侧间接对光反射均存在，瞳孔调节反射也存在。

（3）顶盖前区病变　顶盖前区为瞳孔对光反射中枢，此区如有肿瘤、外伤及脑疝等病变时，两侧瞳孔对光反射均消失。由于瞳孔调节反射的反射弧不经过顶盖前区，故调节反射仍存在。瞳孔变化的这种特点叫对光反射与调节反射分离，这种分离现象是诊断顶盖前区病变的依据之一。

（4）动眼神经损伤　动眼神经损伤破坏了瞳孔对光反射和调节反射的传出通路。由于传入通路仍然完好，所以光照患侧眼时，直接对光反射消失，而健侧眼的间接反射存在。光照射健侧眼时，直接对光反射存在，患侧眼的间接对光反射消失。

另外，脑室出血、催眠药中毒等可使瞳孔缩小，而昏迷、阿托品类药物中毒可致瞳孔散大。

十一、角膜反射

一侧角膜受到刺激时，引起双侧眼轮匝肌收缩而出现迅速闭眼的现象称角膜反射（corneal reflex）。受刺激侧的角膜反射称直接角膜反射，另一侧的角膜反射称间接角膜反射。角膜反射为人体防御性反射的一种，通过反射保护角膜免受伤害。在临床上，角膜反射是判断患者意识障碍程度的重要指标之一。

（一）应用解剖

1. 角膜　为无色透明的薄膜，位于眼球前方，不含血管，但有丰富的神经末梢，故感觉十分敏锐。

2. 角膜反射传导途径　角膜反射传导由反射弧的 5 个部分组成，任何环节受损，都可导致角膜反射异常。

（二）临床应用

1. 检查方法　检查者站在患者一侧，嘱患者向对侧注视，睑裂开大。将消毒的湿棉签用消毒镊子拉出一缕纤维，用其尖端从被检者侧面移近，轻触角膜。检查时应注意不要从正前方接触角膜,以免患者一看到棉絮即先出现闭眼,保证角膜反射的客观性。用同样的方法检查另一侧角膜,并将两侧结果进行比较。如两侧结果不同,或反射同时消失,则有临床价值,应进行分析。

2.反射异常的意义

(1)角膜反射异常　角膜反射是一种比较恒定和可靠的反射,这种反射的减弱或消失有两种因素:一是深度麻醉、醉酒或深睡均可出现角反射减弱或消失,但由于反射弧的各个环节未出现病变,中枢神经仅受到抑制,故反射障碍是暂时的,这种情况易于鉴别;二是反射弧不同部位的损伤,反射障碍的类别也不同。①传入神经病变:如角膜病变、眼神经及三叉神经损伤等,均可出现病变侧直接角膜反射减弱或消失,健侧间接角膜反射也减弱或消失。这是由于传入通路破坏,冲动不能传入神经中枢,影响两侧的角膜反射。如刺激健侧角膜,可出现正常的直接角膜反射和患侧的间接角膜反射。②传出神经病变:面神经及其颞支和颧支损伤、面神经麻痹等可出现患侧直接角膜反射减弱或消失,而健侧间接角膜反射依然存在。这是因为病变侧传出通路被破坏、不能将中枢来的冲动传至眼轮匝肌。由于中枢支配两侧面神经,冲动可通过健侧面神经传到眼轮匝肌,故不论刺激哪一侧角膜,健侧的角膜反射均存在。③脑桥病变:脑桥肿瘤、脑疝等致反射弧的中枢受到破坏,两侧的直接和间接角膜反射均减弱或消失。④高级中枢神经病变:如内囊出血、脑水肿等造成意识障碍时,两侧的直接和间接反射均消失。内囊出血度过休克期后,病变侧直接和间接角膜反射均正常,而对侧的直接和间接角膜反射减弱,这是因为对侧的面神经核下半失去了病变侧上运动神经元的支配,睑裂以下眼轮匝肌及其他面肌瘫痪,而面神经核上半受双侧上运动神经元的支配,睑裂以上眼轮匝肌正常,因此病变对侧角膜反射仅表现为减弱。由于病变侧面神经核受对侧上运动神经元控制,故角膜反射正常。由此可以看出,角膜反射的完成还需要大脑功能的完善。

(2)角膜反射异常的判断　造成意识障碍的任何中枢神经疾病均可出现角膜反射减弱或消失,通过检查角膜反射可以判断意识障碍的程度(表2-2),为采取相应的治疗措施提供依据。

表2-2　昏迷程度分度

程度	临床表现
轻度	意识迟钝,呼唤偶尔能应,但不能正确回答问题,对强烈疼痛刺激有逃避动作,深浅反射存在
中度	意识丧失,有躁动,强烈刺激反应迟钝,浅反射消失,深反射减退或消失,角膜和吞咽反射尚存
重度	对一切刺激均无反应,深浅反射、瞳孔对光反射、角膜和吞咽反射均消失

任何年龄均可作角膜反射检查,但角膜反射有明显的个体差异,因此要严格区别是正常的角膜反射迟钝还是病态的角膜反射迟钝。角膜反射为非条件反射,由于平时外界环境中可能经常有异物刺激角膜,当人们感觉到有异物刺激角膜或看到异物将要刺激角膜时,会自然闭睑以保护角膜。因此在为尚有意识的患者检查角膜时,要掌握正确的检查方法。如两侧角膜反射均减弱而患者又处于清醒状态,则临床意义不大。

十二、脑室引流管护理技术

脑室引流是经颅骨钻孔或锥孔穿刺侧脑室,放置引流管将脑脊液引流至体外。部位:常选择半球额角或枕角进行穿刺。

(一)应用解剖

脑室系统包括位于两侧大脑半球内对称的左右侧脑室,位于脑幕上中线部位,经室间孔与两侧侧脑室相通的第三脑室,中脑导水管以及位于颅后窝小脑半球与桥脑延髓之间的第四脑室(图2-25)。脑室穿刺仅指穿刺两侧侧脑室而言。侧脑室在两侧大脑半球内,成狭窄而纵行的裂隙状,分为下列几部分。

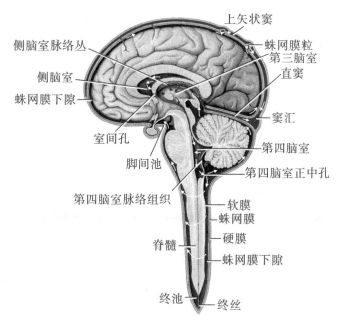

图2-25 脑脊液循环示意

1.前角(额角) 在额叶内,其上壁及前壁为胼胝体前部,外壁为尾状核头,内壁为透明隔。内下部有室间孔,经此与第三脑室相通。

2.体部 为水平裂隙,在顶叶内。上壁为胼胝体,内壁为透明隔,下壁由内向外为穹窿、脉络丛、丘脑背面、终纹和尾状核。

3.后角(枕角) 为体部向枕叶的延伸,系一纵行裂隙。形态变异很大,常较小,有时缺如。上外侧壁为胼胝体放射,内壁有两个隆起,上方者为后角球,系胼胝体大钳所形成,其下方为禽距,系距状裂前部深陷所致。

4.下角(颞角) 位于颞叶内,为一向下、前及向内弯曲的裂隙,内缘为终纹和尾状核尾部,末端连有杏仁核,下脚底由内向外为海马伞、海马、侧副隆起。

体部和后角、下角相移行处为三角部。体部和下角内有侧脑室脉络丛,与第三脑室脉络组织在室间孔处相续。脉络丛球在侧脑室三角部。

（二）临床应用

1.目的　抢救因脑脊液循环通路受阻所致的颅内高压危急状态,患者如枕骨大孔疝;自引流管注入造影剂,进行脑室系统的检查,注入同位素型核素检查,以明确诊断及定位注入抗生素控制感染;脑室内手术后安放引流管,引流血性脑脊液,减轻脑膜刺激症状,预防脑膜脑粘连和蛛网膜粘连,以保持日后脑脊液正常循环及吸收功能,此外引流术后早期还可起到控制颅内压的作用。

2.护理要点

（1）引流管的位置　待患者回病房后,立即在严格的无菌条件下连接引流,引流瓶（袋）妥善固定引流管及引流瓶（袋）,引流管开口需高于侧脑室平面10.0～15.0 cm,以维持正常的颅内压。

（2）引流速度及量　术后早期应注意控制引流的速度,若引流过快过多,可使颅内压骤然降低,导致意外发生。

（3）保持引流通畅　引流管不可受压、扭曲、成角、折叠,应适当限制患者头部活动范围,活动及翻身时应避免牵拉引流管。

（4）观察并记录脑脊液的颜色、量及性状　正常脑脊液无色透明,无沉淀,术后1～2 d可略呈血性,以后转为橙黄色。

（5）严格遵守无菌操作原则　每日定时更换引流瓶（袋）时,应先夹闭引流管以免管内脑积液逆流入脑室,注意保持整个装置无菌,必要时作脑脊液常规检查或细菌培养。

（6）拔管　开颅术后脑室引流管一般放置3～4 d,此时脑水肿期已过,颅内压开始逐渐降低。拔管前1 d应试行抬高引流瓶（袋）或夹闭引流管24 h,以了解脑脊液循环是否通畅,有否颅内压再次升高的表现。若患者出现头痛、呕吐等颅内压增高症状,应立即放低引流瓶（袋）或开放加臂的引流管,并告知医生。拔管时应先夹闭引流管,以免管内液体逆流入脑室引起感染。拔管后,切口处若有脑脊液漏出,也应告知医生妥为处理,以免引起颅内感染。

十三、球囊面罩使用技术

球囊面罩装置由一个球囊和一个面罩组成,在有无氧气源的情况下均可使用,且有大小不同的规格,无论有无给氧供应,其操作方法均相同,每次通气持续1 s以上,避免通气过急过猛,这样可以减轻胃胀气,意思是空气进入了患者胃部,而非肺部,如果太多的空气进入患者胃部,会引起患者呕吐,并可能引起吸入,要正确使用球囊面罩,需要有人指导和大量的练习。

操作流程:首先,到患者头部正上方位置,使用"E-C钳"技术,以鼻梁为参照将面罩固定在患者脸上,用一只手的拇指和示指以"C"字形手型将面罩边缘压在患者脸上,剩下的3根手指摆成"E"字形,使患者头部后仰,下颌向上抬起,打开气道,在抬起下颌的过程中,要用拇指和示指压紧面罩,使面罩贴紧面部,并保持密闭,用另一只手挤压球囊,或用大腿/身体挤压球囊,如果患者胸廓没有随着每次通气隆起,说明通气操作有误,如果出现这种情况,应重新调整面罩,调整患者头颈位置,重新通气,如需要,应给予更大量的通气。无论有无给氧,在做完 30 次按压之后,都要给予 2 次通气。如人员充足,可 2 人操作,1 人负责开放气道,1 人负责通气。

第三节　学以致用

一、实践目的

紧紧围绕"电子产品对青少年近视、听力的影响"这一主题主线,广泛动员广大同学,以微视频、海报、宣传册、展示和教学等为载体,以不同视角、不同侧面来了解随着人们生活水平的不断提高,现代社会进入了科技时代,生活中随处可见的高科技的电子产品,如电视、手机、电脑、耳机等。虽然大大方便了人们的生活,开阔我们的视野,增长我们的见识,使我们的生活更加丰富多彩。因此,人们便依赖电子产品。但如果电子产品使用不当,也会对人们造成危害。例如浪费很多的时间,视力、听力下降、颈椎病等。"眼睛是心灵的窗户",器官虽小,但结构很复杂,为临床诊疗检查和意识判断的重要部位,围绕"保护心灵的窗户"这一主题进行科普宣传。

二、实践项目

1. 眼部应用解剖知识的海报、PPT 制作展示。
2. 眼部临床应用要点的科普知识 PPT 制作和演讲。
3. "6 月 6 日"全国爱眼日围绕"电子产品对青少年健康利与弊"展开辩论。
4. 青少年近视率调查。

根据服务对象的不同,适当增减项目,并互留联络方式,定期进行健康科普知识和技能的普及。

三、实践方案

1. 科普资源库资源征集
(1)征集时间:本章节学习完毕后 1 个月。
(2)征集对象:本学年全体学生。
(3)征集类型:科普类。

眼部健康与每个人都息息相关,联系非常紧密,科普类资源征集最终是服务群众,科普类作品内容形式不限,如漫画、诗歌、顺口溜、眼部健康及护眼知识和技能宣讲内容及视频皆可。作品要做到简单易懂,做到服务群众能够听懂、看懂。

2. 志愿者团队组建
(1)组建对象:班级全体成员或有参加志愿活动积极主动者。
(2)志愿者团队构成:解剖学/护理学授课教师 2 名,学生 20 人。
(3)组建过程:各班主任/辅导员推荐—集中考核—演练—校内试讲。

3.志愿服务活动流程

(1)第一组:周末组织 10 名 6~12 岁小学生,教唱《爱眼健康歌》和眼保健操。

(2)讲解眼睛疾病的原因、症状、预防的科普知识。

(3)播放技能相关视频和真实案例视频。

(4)第二组:围绕"电子产品对青少年健康利与弊"展开辩论。

(5)第三组发放科普手册及青少年近视率调查问卷。

四、实践总结

1.征集活动优秀作品进行表彰并存入科普资源库。

2.志愿者活动报道推荐至各宣传平台。

3.优秀作品、活动总结、调研结果参加各种比赛评审。

❖ 病例分析 ❖

病例 1:患者,男性,16 岁,因痤疮到皮肤科就诊,医生发现其鼻尖上有一疖肿,顶部呈现黄色,医生在给予抗生素治疗后,嘱咐患者不要用锐器挑破或用手挤压,否则可能导致感染扩散。

讨论:

1.描述面部"危险三角"的部位? 为什么称为"危险三角"?

2.从解剖结构上解释鼻部感染向颅内扩散的途径。

3.对于面部痤疮患者如何开展有效的健康教育?

病例 2:在板球比赛中,有队员倒地昏迷长达 3 min。队医检查发现头皮未破损,但颞窝肿胀。患者主诉头部剧痛,不辨方向,视觉模糊。患者左侧瞳孔中度散大,对光反射迟钝。

讨论:

1.上述哪些症状提示患者目前存在颅骨骨折及硬脑膜外血肿?

2.可能损伤的动脉是哪条? 位于何处?

3.如果你在现场,并注意到以上症状,该如何处理?

第三章 颈 部

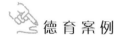 德育案例

用声音去抚慰那些不安和焦虑——丁岚

大家好,我是丁岚,欢迎收听南昌大学第二附属医院(以下简称南大二附院)支援湖北医疗队特别制作的《疫区最美声音》。最美声音伴您共度抗"疫"生活……南大二附院支援湖北医疗队队员丁岚正在酒店忙碌着她在抗"疫"期间的"副业",她在电脑前用涓涓流水般的最美声音,诉说着一个个治愈心灵的故事。

她是南大二附院心内科的主管护师,在支援武汉期间,除了每天照顾新冠肺炎患者的身体状况外,她更加关心患者的心理健康。"因为我们发现,很多患者都存在紧张、焦虑、恐惧等心理问题,为了改变他们的心理状况,我们想到可以制作一档音频节目送给病友。"丁岚说道。她用一台电脑、一部手机,就支起了她的简易"电台",《疫区最美声音》音频节目诞生了。从那天开始,丁岚每天都会录制一篇美文或励志故事,第二日推送到病患微信群里。节目开播后大受病友欢迎,"听了以后,整个人都感觉舒服了很多,感觉心都被打开了,让我焦躁的心里平静了很多。"

颈部是连接头部、胸部和上肢之间,由颈部体壁、脏器、血管神经和间隙通道等构成,颈部体壁围绕和保护颈部脏器,支持和活动头部。颈部间隙方便脏器活动,成为头、躯干、四肢之间的血管通道。许多重要的结构集中在颈部,脊柱颈段是颈部的支持结构,其前方正中有食管和气管的颈段;两侧有纵行排列的大血管和神经;颈根部有斜行至上肢的血管神经束,还有自胸腔突出的胸膜顶和肺尖。颈部肌多为纵行,不仅使头颈部产生复杂、灵活的运动,还参与呼吸、吞咽和发音等生理活动。颈部体积小,结构复杂,为临床诊疗检查和急症抢救措施的重点区域。

第一节 基础解剖

一、境界和分区

(一)境界

颈部和头部相连,上界以下颌骨下缘、下颌角、乳突尖、上项线和枕外隆凸的连线与头部分界;下界以胸骨颈静脉切迹、胸锁关节、锁骨上缘和肩峰至第7颈椎棘突的连线与胸部和上肢为界。

(二)分区

颈部分为固有颈部和项部2个部分。固有颈部位于两侧斜方肌前缘之间和脊柱颈部前方,即通常所指的颈部;项部为脊柱颈段后方两侧斜方肌前缘之间的区域。

固有颈部分为颈前区、胸锁乳突肌区和颈外侧区。颈前区的内侧界为前正中线,上界为下颌骨下缘,外侧界为胸锁乳突肌前缘。颈前区以舌骨为界分为舌骨上区和舌骨下区,舌骨上区含颏下三角和左、右下颌下三角;舌骨下区含左、右颈动脉三角和肌三角。颈外侧区位于胸锁乳突肌后缘、斜方肌前缘和锁骨中1/3上缘之间,包括枕三角与锁骨上大窝。胸锁乳突肌区即为该肌所在区域(图3-1)。

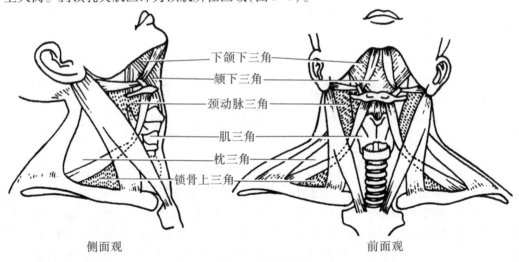

下颌下三角
颏下三角
颈动脉三角
肌三角
枕三角
锁骨上三角

侧面观　　　　前面观

图3-1 颈部分区

二、表面解剖

(一)体表标志

1.舌骨(hyoid bone) 位于舌根部下方的软组织中,呈"U"形,分体部和成对的大角和小角。人体直立,双目平视前方时,舌骨体与下颌骨下缘位于同一平面,后方平对第3、

4 颈椎平面。在甲状软骨上方,用拇指和示指夹持在颈前两侧并向左右移动、触摸,可扪及水平位的舌骨,并可使其向左、右方向移动。

2. 甲状软骨(thyroid cartilage) 由左、右两块方形的软骨板在前缘互相愈着形成,位于舌骨与环状软骨之间,借甲状舌骨膜与舌骨相连,是喉部最大的软骨,构成喉的前壁及两侧壁。成年男性甲状软骨前缘上端向前突出称为喉结(图3-2),男性的喉结一般比女性更为突起,是男性的性征之一。前角上缘两板间的凹陷称甲状软骨上切迹,临床常用作辨别颈前正中线的标志。甲状软骨上缘约平第4颈椎高度,即颈总动脉分叉处,向两侧平胸锁乳突肌前缘中点。

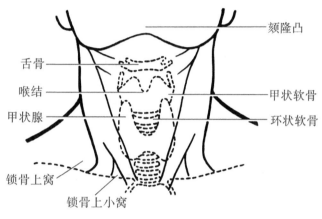

图3-2 颈部体表标志

3. 环状软骨(cricoid cartilage) 位于甲状软骨下方,是呼吸道中唯一呈环状的软骨,对支撑呼吸道,保持呼吸通畅起到重要作用。甲状软骨前部狭窄称环状软骨弓,后部高而宽阔称环状软骨板。环状软骨是颈部重要的体表标志:①喉与气管、咽与食管分界的标志;②喉梗阻时环甲膜穿刺的标志;③平对第6颈椎横突,是颈总动脉压迫止血的标志;④是气管环计数的标志;⑤是甲状腺触诊的标志。

★知识拓展

甲状腺触诊

前面触诊:检查者站在受检者前面,用拇指置于受检者环状软骨下方胸骨上切迹上方触摸,然后拇指移向气管两侧胸锁乳突肌前方,结合吞咽动作,反复触摸;后面触诊:检查者站在受检者后面,用两手示指、中指置于同前面触诊的范围,结合吞咽动作,反复触摸。

4. 环甲正中韧带(median cricothyroid ligament) 又称环甲膜,连于甲状软骨下缘和环状软骨弓上缘之间。在急性喉阻塞不能及时做气管切开术时,可用注射用的粗针头由此刺入,或横行切开此韧带进入声门下腔,插入橡皮管或塑料管,作为缓解呼吸困难、抢救窒息的紧急措施之一。

5. 颈动脉结节(carotid tubercle)　为第 6 颈椎横突末端前方的结节,颈总动脉行经其前方。在胸锁乳突肌前缘中点,平环状软骨弓处向后压迫,可暂时阻断颈总动脉的血流。

6. 胸锁乳突肌(sternocleidomastoid)　位于颈部两侧皮下,是颈部分区的重要标志。在胸锁乳突肌后缘中点处,有颈丛皮神经的浅出点,此处是颈部皮肤浸润麻醉的部位。胸锁乳突肌还是形成痉挛性斜颈作用机制中最重要的颈肌。

7. 锁骨上大窝(greater supraclavicular fossa)　是锁骨中 1/3 上方的凹陷,窝内有锁骨上淋巴结,窝底可扪到臂丛、第 1 肋和锁骨下动脉的搏动。在吸气性呼吸困难时此窝加深,为呼吸系统的"三凹征"之一。锁骨上臂丛阻滞麻醉在此进行,一般在锁骨中点上方 1.0～1.5 cm 处进针。

8. 胸骨上窝(suprastemal fossa)　位于颈静脉切迹上方的凹陷处,两侧是胸锁关节和胸锁乳突肌胸骨头。气管颈段通过此窝向下,紧邻颈静脉切迹的后方进入胸部纵隔。由于气管在此位置表浅,易于触摸,是临床上检查气管是否偏移的部位,也是施行低位气管切开的部位。在吸气性呼吸困难时,此窝加深,也是呼吸系统的"三凹征"之一。

(二)体表投影

1. 颈总动脉及颈外动脉(common carotid artery and external carotid artery)　在下颌角与乳突尖连线的中点,向右侧至胸锁关节,向左侧至锁骨上窝的连线,即为两动脉的体表投影线,该线以甲状软骨上缘为界,以下为颈总动脉,以上为颈外动脉。

2. 颈内静脉(internal jugular vein)　在颈部正中位,自耳垂向下至胸锁关节的连线为颈内静脉的行程。此线与颈总动脉的投影平行,但居于其外侧。

3. 锁骨下动脉(subclavian artery)　右侧自胸锁关节,左侧自锁骨上小窝向外上至锁骨上缘中点画一突向上的弧线,最高点距锁骨上缘约 1.0 cm。

4. 颈外静脉(external jugular vein)　位于胸锁乳突肌的表面,它的体表投影线位于下颌角至锁骨中点的连线上,是小儿静脉穿刺的常用部位。

★知识拓展

体内压力计

颈外静脉可作为"体内压力计",正常情况下,仅在锁骨上方见到一段颈外静脉。当人体静脉压力上升时(如心力衰竭),颈外静脉的全长均可在颈侧部显现。因此在体格检查时,要常规观察颈外静脉。颈外静脉的凸现,为心力衰竭、上腔静脉阻塞、锁骨上淋巴结肿大或胸腔内压力升高提供诊断信息。

5. 副神经(accessory nerve)　自乳突尖与下颌角连线的中点,经胸锁乳突肌后缘上、中 1/3 交点,至斜方肌前缘中、下 1/3 交点的连线为副神经的体表投影线。

6. 臂丛(brachial plexus)　自胸锁乳突肌后缘中、下 1/3 交点处至锁骨中、外 1/3 交点稍内侧的连线为臂丛的体表投影线。

7. 神经点(punctum nervosum)　是颈丛皮支浅出颈筋膜的集中点,约在胸锁乳突肌后缘中点处,此处是颈部皮肤神经阻滞麻醉的部位。

8.胸膜顶及肺尖(cupular of pleura and apex of lung)　位于锁骨内1/3上方,最高点距锁骨上方2.0~3.0 cm。其前方邻接锁骨下动脉及其分支、膈神经、迷走神经、锁骨下静脉以及左颈根部的胸导管;后方贴靠第1、2肋、颈交感干和第一胸神经前支;外侧邻臂丛;内侧邻气管、食管。由于周围结构复杂,在颈根部操作时应注意,避免伤及胸膜与肺尖导致气胸(图3-3)。

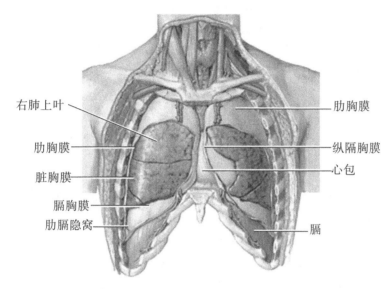

右肺上叶
肋胸膜
脏胸膜
膈胸膜
肋膈隐窝

肋胸膜
纵隔胸膜
心包

膈

图3-3　胸膜和肺

三、颈部层次

(一)皮肤

颈前外侧部皮肤较薄,活动性大,皮纹呈横行分布,手术时宜采用横切口,以利术后愈合和美观。

(二)浅筋膜

为含有脂肪的疏松结缔组织。在颈前部较为疏松,颈后部较致密。在颈前外侧部的浅筋膜内有一层菲薄的皮肌称为颈阔肌,颈阔肌深面的浅筋膜内有颈前静脉、颈外静脉、颈外侧浅淋巴结、颈丛的皮支以及面神经的颈支等。

(三)颈筋膜

颈筋膜位于浅筋膜和颈阔肌深面,分为浅、中、深3层,包绕颈、项部的肌、器官、血管和深淋巴结,并形成颈动脉鞘。这些筋膜和鞘形成了天然的分隔,因而在手术时可以通过它们将组织分开,另外,它们还可限制脓肿的扩散。颈深筋膜的分隔,有利于颈部组织相互之间的运动,如吞咽动作和头颈部的运动。各层之间的疏松结缔组织构成筋膜间隙。

1. 浅层　又称封套筋膜,包绕颈部的斜方肌和胸锁乳突肌等,向前于颈前正中线处左右相续,向后附于项韧带和第 7 颈椎棘突,形成一个完整的封套。该筋膜在舌骨上部分为深、浅两层,包裹二腹肌前腹和下颌下腺。在面后部,包裹腮腺。

2. 中层　又称气管前筋膜和内脏筋膜,位于舌骨下肌群深面,包裹咽、食管颈段、喉、气管颈部、甲状腺和甲状旁腺等器官,并形成甲状腺鞘。

3. 深层　又称椎前筋膜,位于颈深肌群浅面,向上附于颅底,向下续于前纵韧带及胸内筋膜,两侧覆盖臂丛、颈交感干、膈神经、锁骨下动脉及锁骨下静脉等结构。自斜角肌间隙开始,包裹臂丛、锁骨下动、静脉向腋腔走行,形成腋鞘。

4. 颈动脉鞘　颈筋膜中层向两侧扩展包绕颈部大血管,形成筋膜鞘,鞘内内侧有颈总动脉、颈内动脉,外侧为颈内静脉,迷走神经位于两者之间的后方。

(四)颈筋膜间隙

1. 胸骨上间隙(suprasternal space)　颈筋膜浅层在甲状腺峡平面分为浅、深两层,向下分别附着于胸骨柄前、后缘,两者之间为胸骨上间隙。内有颈静脉弓、颈前静脉下段、胸锁乳突肌胸骨头、淋巴结及脂肪等。

2. 气管前间隙(pretracheal space)　位于气管前筋膜与气管颈部之间,内有甲状腺最下动脉、甲状腺下静脉、气管前淋巴结、头臂干及左头臂静脉,儿童时期有胸腺突入。

3. 咽喉间隙(retropharyngeal space)　位于椎前筋膜与颊咽筋膜之间,其延伸至咽侧壁外侧的部分为咽旁间隙,内有淋巴结及疏松结缔组织。

4. 椎前间隙(prevertebral space)　位于脊柱颈部、颈深肌群与椎前筋膜之间。颈椎结核脓肿多积于此间隙,并向两侧至颈外侧区,经腋鞘扩散至腋窝。

(五)颈部结构分布特点

1. 颈部是连接头与躯干、躯干与上肢的桥梁。由头部下降入胸腔的消化系统和呼吸系统的器官,如咽、食管、喉、气管等均纵行于脊柱前方,其两侧为颈部的大血管和神经;由胸部和颈部到上肢的神经和大血管,如锁骨下动、静脉和臂丛神经,多横行经过颈根部。

2. 颈部的筋膜层次多,疏松结缔组织发达。颈部的器官均有筋膜形成的鞘包绕,筋膜之间形成了结缔组织间隙,炎症可沿间隙蔓延到胸部和腋窝。

3. 颈筋膜包绕颈部和上肢血管、神经形成颈动脉鞘和腋鞘。由于静脉壁与结缔组织紧密相连,因此,颈部静脉在创伤时不易闭合,有形成空气栓塞的危险。

4. 颈部运动灵活,颈部器官及血管在头颈部活动时位置不固定。在头转向一侧时,喉、气管、血管均向同侧移动,食管则移向对侧。头后仰时,颈部器官向上、向前凸出。

第二节　应用要点

一、环甲膜穿刺术

环甲膜穿刺术(thyrocricocentesis)是在环甲膜处做穿刺或切开,对急性喉阻塞的患者实施抢救,以建立临时的呼吸通道,挽救患者生命;也可将药物直接注入喉或气管内,湿化痰液,治疗下呼吸道和肺部疾病。

(一)应用解剖

1. 喉的位置　喉位于颈前部,由软骨和喉肌组成。它既是呼吸的通道,又是发音器官。喉上接咽,下续气管,成人的喉介于第3~6颈椎高度。喉的前方是皮肤、颈筋膜、舌骨下肌群;后为咽;两侧有颈部大血管、神经和甲状腺。

2. 喉的结构　喉由软骨作支架,借韧带、结缔组织膜连在一起,周围有肌附着。喉的软骨有甲状软骨、环状软骨、杓状软骨和会厌软骨。在甲状软骨和环状软骨之间构成了环甲关节,在环状软骨和杓状软骨之间构成了环杓关节。喉软骨的膜性连接有弹性圆锥和甲状舌骨膜。

3. 弹性圆锥　是圆锥形的弹性纤维膜,起自甲状软骨前角后面,呈扇形向下,向后止于杓状软骨声带突和环状软骨。其上缘游离增厚,紧张于甲状软骨至声带突之间,称声韧带。

4. 环甲膜　为弹性圆锥的一部分,上起始于甲状软骨前部下缘中部,向下附着于环状软骨弓上缘中部,其中在甲状软骨下缘和环状软骨弓上缘正中增厚的部分称环甲正中韧带(图3-4)。该韧带主要由弹性纤维构成,位置表浅,其深部是声门下腔。

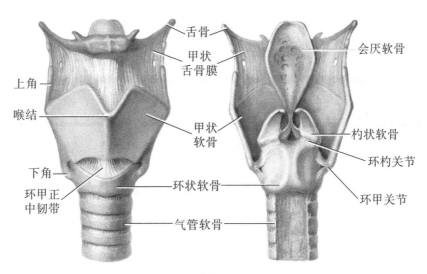

图3-4　喉软骨及其连结

5. 喉腔　喉腔上通咽,下连气管,腔内衬黏膜。喉腔内有两对呈矢状位的黏膜皱襞,上方的称前庭襞,下方的称声襞,两侧声襞之间的裂隙称声门裂,是喉腔最狭窄的部位(图3-5)。以前庭襞和声襞为界,将喉腔分为喉前庭、喉中间腔和声门下腔3部分。声门下腔黏膜下组织疏松,炎症时易引起水肿。婴幼儿喉腔狭窄,水肿时易引起阻塞,造成呼吸困难或窒息。

(二)应用要点

1. 体位　患者取平卧位,头后仰。

2.穿刺部位　环甲膜穿刺常取颈前正中线,甲状软骨下方与环状软骨上缘之间的凹陷处。

3.穿经层次　依次穿过皮肤、浅筋膜、深筋膜、环甲膜、喉黏膜下层及黏膜层进入声门下腔。

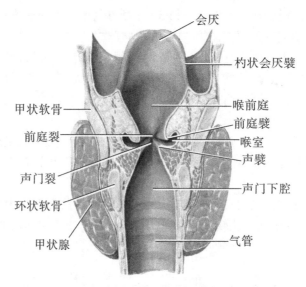

图3-5　喉腔(冠状切面)

4.操作方法　拉紧并固定颈部皮肤,在颈前部触及甲状软骨,沿甲状软骨正中线向下,确定甲状软骨与环状软骨之间的凹陷处,深面即为环甲膜。可经皮肤作不超过1.0 cm 的横切口,分离至环甲膜再作穿刺,也可直接在颈部正中线上垂直刺入。当针头刺入环甲膜后,可感到阻力突然消失,并能抽出空气,患者可出现咳嗽反射。

5.注意事项

(1)穿刺动作不可过猛,以免穿透喉腔。必须在确定穿刺针已刺入喉腔内时才能注射药物或作其他治疗。

(2)穿刺部位要正确,穿刺方向应与气管长轴垂直,防止针尖向上损伤声带。

(3)操作时要注意防止伤及喉软骨,尤其是环状软骨。

二、气管插管术

气管插管能有效地保持呼吸道通畅,便于清除气道分泌物和异物,增加肺的有效通气量,提高气体交换效率,同时便于应用机械通气或加压给氧,并利于气道雾化及气道内给药。临床通常用于呼吸功能不全、呼吸困难综合征,呼吸心搏骤停行心肺复苏者,全身麻醉或静脉复合麻醉手术者,颌面部、颈部大手术呼吸道难以保持通畅者,新生儿窒息复苏等。

(一)应用解剖

1.口腔　口腔以上、下颌牙及牙槽弓为界,分为口腔前庭和固有口腔两部分。固有口腔上壁为腭;下壁是口腔底部的软组织;前界和两侧界为上、下颌牙及牙槽弓;后界为咽峡。腭分为硬腭和软腭,分隔鼻腔和口腔。硬腭位于腭的前 2/3,以骨腭为基础,表面覆以黏膜。软腭位于腭的后 1/3,由肌和黏膜构成。其后份斜向后下称腭帆。腭帆后缘游离,其中部有一向下的突起称腭垂。自腭帆两侧向下方分出两条弓形的黏膜皱襞,前方的一对称腭舌弓,续于舌根外侧;后方的一对称腭咽弓,向下延至咽侧壁。两弓间的凹陷区域称扁桃体窝,容纳腭扁桃体。腭垂、腭帆游离缘、两侧的腭舌弓及舌根共同围成咽峡,咽峡是口腔和咽之间的狭窄部,也是口腔与咽的分界。

2.鼻 两侧鼻翼间向前最高点为鼻尖,鼻尖为插胃管时预测食管长度的起点。鼻腔内面覆以黏膜并被鼻中隔分为左、右两腔。固有鼻腔鼻中隔与鼻甲之间称为总鼻道,插管时导管经鼻前庭通过总鼻道至鼻后孔。固有鼻腔的形态受下鼻甲及鼻中隔的形态影响而改变。鼻中隔偏曲、下鼻甲肥大时,可使一侧鼻腔狭窄,影响导管通过。故经鼻腔插管时,应先检查和比较两侧鼻腔通气情况,选择通气较好的一侧进行插管。

3.咽 咽是消化和呼吸的共同通道。分为鼻咽、口咽和喉咽 3 部分。

4.喉腔 喉腔内衬喉黏膜,有两对呈矢状位的黏膜皱襞,上方的一个对称前庭襞,活体呈粉红色,左右两襞间的裂隙称前庭裂。下方的一对称声襞,也叫声带,活体呈白色,表面光滑,游离缘整齐,菲薄,发音时两声襞内收(图 3-6、图 3-7)。

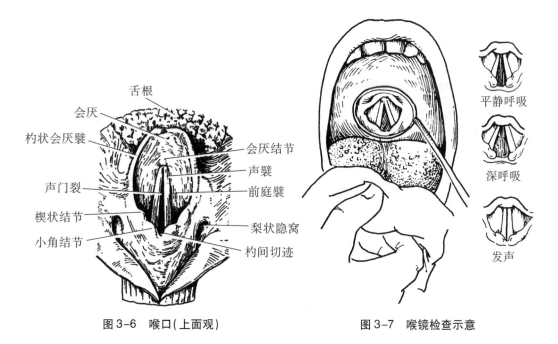

图 3-6 喉口(上面观)　　　　图 3-7 喉镜检查示意

★ 知识拓展

呼吸道阻塞引起窒息的严重程度分级

Ⅰ度:安静时无呼吸困难,当活动时出现轻度的呼吸困难,可有轻度的吸气性喉喘鸣及胸廓周围软组织凹陷。Ⅱ度:安静时有轻度呼吸困难、吸气性喉喘鸣及胸廓周围软组织凹陷,活动时加重但不影响睡眠和进食,无烦躁不安等缺氧症状,脉搏尚正常。Ⅲ度:呼吸困难明显,吸气性喉喘鸣声响较亮,胸廓周围软组织凹陷显著并出现缺氧症状,如烦躁不安、难以入睡、不愿进食、脉搏加快等。Ⅳ度:呼吸极度困难,患者坐立不安、手足乱动出冷汗、面色苍白或发绀、心律不齐、脉搏细速、昏迷、大小便失禁,若不及时抢救,则可因窒息导致呼吸、心搏停止而死亡。

(二)应用要点

1. 体位 患者取仰卧位,头向后仰,使口、咽、气管基本重叠于一条轴线上。如喉头暴露不充分,可在患者颈肩部垫一小枕,使头充分后仰。

2. 操作方法

(1)经口插管 操作者站在患者头侧,用右手将患者口腔打开,左手拿喉镜,使带照明的喉镜直角倾向喉口,顺右侧舌面插入,镜片抵咽部后,可见腭垂,然后顺舌背将喉镜片伸入至舌根,上提喉镜,即可看到会厌边缘,可继续深入,上提喉镜即可看到声门。暴露声门后,用右手持插好管芯的气管导管,将其前端对准声门,轻柔地插入,插入声门1.0 cm左右,迅速拔出导管芯,将导管继续旋转深入气管,插入深度22.0~24.0 cm,放入牙垫,退出喉镜,给气囊注气3~5 mL,气管导管连接简易呼吸器,向导管内通气,观察胸部有无起伏运动,并用听诊器听诊肺尖,以双肺呼吸音对称与否判断气管的位置正确无误。垫牙垫,最后用胶布妥善固定导管和牙垫于面颊。

(2)经鼻插管 选择适合插管一侧鼻孔,在导管头端涂抹凡士林油,也可向插管侧鼻孔滴入少量石蜡油。将导管与面部呈垂直方向插入鼻孔,沿下鼻道轻轻插入鼻后孔至咽,插入导管深度相当于鼻翼至耳垂长度时,再使用咽喉镜暴露声门,右手继续将导管深入,使其进入声门。其他同经口插管法。

3. 注意事项

(1)对呼吸困难或呼吸停止的患者,插管前先行人工呼吸、吸氧等,以免因插管而增加患者缺氧时间甚至影响抢救。

(2)插管时向上拉喉镜手柄,使着力点在镜片前端,切忌以中切牙作为支点,以免造成牙齿损伤或脱落。

(3)确认导管插入气管后,用听诊器听两肺呼吸音,注意是否对称。如呼吸音不对称,可能为导管插入过深,可将导管适当后退。

(4)插管后用吸痰管向导管内试吸分泌物,了解呼吸道通畅情况。

(5)经鼻插管术前仔细检查患者鼻腔有无鼻中隔偏曲、息肉及纤维瘤等异常现象。

三、气管切开术

气管切开术(tracheotomy)是切开气管颈段的前壁,将气管套管置入,建立新的呼吸通道,保持呼吸道通畅的一种急救技术。临床多用于喉阻塞、昏迷、脑部疾患、肺部疾患、严重胸部外伤等原因引起的呼吸道梗阻、呼吸道分泌物潴留阻塞气管所致的窒息、呼吸功能不全或经气管内插管无效的患者。

(一)应用解剖

1.气管的位置　气管由14~16个"C"形的气管软骨环及其间的环状韧带组成。上端于第6颈椎下缘平面接续环状软骨,下行入胸腔,在胸骨角平面分为左、右主支气管(图3-8)。全程以颈静脉切迹平面为界,分为颈、胸两段。气管颈段长约6.5 cm,横径为1.5~2.5 cm,由6~8个气管软骨环及其间的软组织构成。该段位置表浅,周围有疏松结缔组织包绕,活动性较大。当仰头或低头时,颈段气管可向上、下移动1.5 cm左右,当头转向一侧时,气管颈段也随之向同侧转动。故在常规施行气管切开术时,头应保持正中位置,并尽量后仰,使气管颈段向上牵引而变长,并接近体表,便于手术,同时也避免伤及食管及其周围的血管、神经。

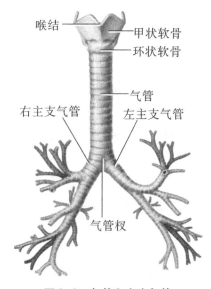

喉结　甲状软骨　环状软骨　气管　右主支气管　左主支气管　气管杈

图3-8　气管和主支气管

2.气管颈段的毗邻　气管前方由浅入深依次为皮肤、浅筋膜、颈筋膜浅层、胸骨上间隙及其内的静脉弓和舌骨下肌群及气管前筋膜。平第2~4气管软骨环前方为甲状腺峡部,峡部下方有由两侧甲状腺下静脉吻合成的静脉丛,有时可能有甲状腺最下动脉。气管两侧为甲状腺侧叶,后方为食管。在气管与食管之间的侧沟内有喉返神经上行,后外侧有颈交感干和颈动脉鞘。

★ **知识拓展**

颈托的正确使用

使受伤者呈仰卧位,救生员首先要小心地将其颈部置于"正中位",即头部仰至嘴角和耳垂的连线与地面垂直,鼻尖与肚脐呈一直线;救生员用手指度量受伤者由下颌骨角下方到锁骨的距离,然后选择适合受伤者的颈托;将颈托小心地穿入后颈,然后慢慢地将下颌垫小圆点与受伤者的下颌吻合;小心绑紧颈托,注意避免移动受伤者的头颈和脊椎。

(二)应用要点

1.部位选择

(1)颈前横切口　在环状软骨下方2.0~3.0 cm处,即相当于第2~3或第3~4气管软骨环处作一长2.0~3.0 cm的切口。颈前部皮肤较薄,移动度大,作横切口与皮肤纹理方向一致,利于愈合,且术后瘢痕不明显。

(2)颈前纵切口　自环状软骨下缘至颈静脉切迹上缘一横指处沿正中线作3.0~5.0 cm的纵形切口。

在体表,将两侧胸锁乳突肌前缘与颈静脉切迹之间的三角区域,称为气管切开的安全三角,气管切开在此三角区内沿中线进行,可避免损伤颈部大血管。

2.体位　患者取仰卧位,肩下垫一软枕,使头尽量后仰,颈部保持正中位(图3-9)。若患者呼吸困难,不能平卧时,可采用半坐卧位。

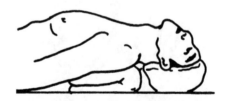

图3-9　气管切开体位示意

3.切开层次及操作方法　依次切开皮肤、皮下组织、颈浅筋膜,结扎颈前静脉,分离胸骨舌骨肌、胸骨甲状肌及甲状腺峡部,暴露气管,于正中线处切开第3~4或4~5气管软骨环,撑开气管切口,吸出气管内分泌物及血液,插入套管并固定。

4.注意事项

(1)在颈静脉切迹附近操作时应注意,避免损伤胸膜顶及肺尖,导致气胸。

(2)切口不宜过高,应在第2气管软骨环以下,不能切断环状软骨和第1气管软骨环,以免导致喉腔狭窄。

(3)手术始终沿气管前正中线进行,偏离正中线有可能损伤颈部大血管导致出血。

(4)切口不宜过低,因越接近胸骨,气管的位置愈深,气管安全三角区愈窄,容易损伤颈总动脉和颈内静脉。故行气管切开术时,不应低于第5气管软骨环。

(5)切开气管时用力不可过猛,以免穿透气管后壁进入食管,造成气管食管瘘。

四、颈外静脉穿刺术

颈外静脉穿刺术（puncture of external jugular vein）是自颈外静脉采血的一项护理技术，因颈外静脉位置表浅，临床常用作 3 岁以下婴幼儿或肥胖儿静脉采血的部位。也可用于长期静脉内滴注高浓度或有刺激性的药物，或行静脉内高营养疗法的患者。临床上对长期持续静脉输液，长期静脉内滴注高浓度或有刺激性的药物，行静脉内高营养疗法，或在抢救危重患者使用周围静脉有困难者，可采用颈静脉插管输液法以保证治疗。

（一）应用解剖

颈外静脉是颈部最大的浅静脉，由下颌后静脉后支与耳后静脉和枕静脉等汇合而成，引流头皮、面部以及部分深层组织的静脉血液。颈外静脉沿胸锁乳突肌表面斜行向下，至胸锁乳突肌后缘、锁骨中点上方 2.5 cm 处穿颈筋膜注入锁骨下静脉或静脉角（图 3-10）。在颈外静脉末端有一对瓣膜，但不能阻止血液返流。正常人站位或坐位时，颈外静脉通常不显露，当心脏疾患或上腔静脉血液回流受阻时，可致颈外静脉血液回流心脏受阻，在体表可见静脉充盈轮廓，称颈静脉怒张。颈外静脉壁与颈深筋膜紧密结合，当静脉壁受损破裂时，管腔不塌陷，可致气体栓塞。

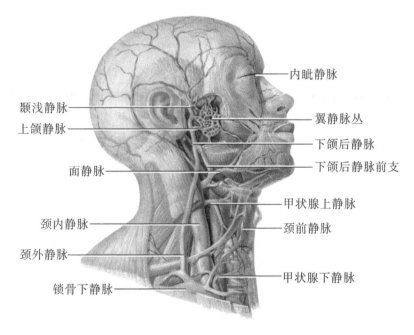

图 3-10　头颈部的静脉

（二）临床应用

1.穿刺部位　在下颌角与锁骨中点上缘连线上 1/3 处，颈外静脉外侧缘进行穿刺。

2.体位　患儿仰卧位，两臂贴附身旁，枕垫于肩下。头偏向穿刺部位的对侧，并尽量后仰，充分显露穿刺部位，以便穿刺时穿刺针与静脉平行。

3.穿经层次　依次穿过皮肤、浅筋膜、颈阔肌到达颈外静脉管壁。

4.操作方法　操作者站在患儿头端,右手持注射器沿血液回心方向刺入皮肤,当患儿啼哭时,将针头刺入血管,见有回血时抽取所需血量。如无回血,可边退边抽。

5.注意事项

(1)颈外静脉位置表浅,管径较大,压迫该静脉近心端时,静脉充盈凸出,易于穿刺。尤其在小儿啼哭时或压迫静脉近心端时,静脉怒张更明显,易于穿刺。

(2)由于颈部皮肤移动性较大,不易固定,故该静脉通常不作为静脉输液的血管,而只作为小儿穿刺采血的部位。

(3)操作中随时观察患儿面色及呼吸情况,发现异常,立即停止穿刺。

五、颈内静脉穿刺置管术

颈内静脉穿刺置管术(puncture of internal jugular vein)是在静脉穿刺的基础上,插管进行全胃外高能营养疗法、大出血患者迅速输入大量液体、中心静脉压测定、建立体外循环的重要方法之一,已在临床上广泛应用。对于因头皮及四肢静脉塌陷或管壁硬化穿刺不易成功者,也可选择静脉穿刺置管术。

(一)应用解剖

颈内静脉是头颈部的静脉主干,它在颅底的颈静脉孔处续于乙状窦,伴随颈内动脉、颈总动脉下降,与迷走神经共同位于颈动脉鞘内。至胸锁关节后方与锁骨下静脉汇合成头臂静脉,汇合处向外上方开放的角称为静脉角,是淋巴导管注入静脉的部位。

颈内静脉的颅内属支有乙状窦和岩下窦,收集颅骨、脑膜、脑、泪器和前庭蜗器等处的静脉血。颈内静脉壁附着于颈动脉鞘,并与颈深筋膜和肩胛舌骨肌中间腱相连,故管腔经常处于开放状态,有利于血液回流。但当颈内静脉外伤时,由于管腔不能闭锁和胸腔负压的吸引,可致空气栓塞。

颈内静脉分上、中、下3段,甲状软骨上缘平面以上为上1/3段,甲状软骨上缘平面以下平分为中、下1/3段。颈内静脉上段的外径为1.2 cm,且颈总动脉与颈内静脉相距较近,且有部分重叠,尤其颈动脉窦位置变化较大,故上段不宜穿刺。下段外径为1.5 cm,其表面标志清楚可见,位于胸锁乳突肌下端胸骨头和锁骨头与锁骨上缘形成的锁骨上小凹内,也称为胸锁乳突肌三角。右侧颈内静脉较左侧粗,且与头臂静脉、上腔静脉几乎成一条直线(图3-11),但位置较深。右侧颈内静脉中段外径为1.4 cm,其位置相对较为表浅,正好位于胸锁乳突肌三角的中心位置,操作视野充分,穿刺时可避开颈部重要结构。

(二)临床应用

1.穿刺部位　一般选择右侧颈内静脉的中段作为穿刺部位。在胸锁乳突肌三角的顶点作为穿刺进针点(图3-11),离锁骨上缘2~3横指,因右侧颈内静脉比左侧粗,且中段位置相对表浅,易于暴露,便于操作,穿刺时可避开一些重要结构,比较安全。

2.体位　患者取仰卧位,肩部垫枕,使头后仰,头尽量左转,可清楚观察到胸锁乳突肌三角。

3.穿经层次　依次经过皮肤、浅筋膜、胸锁乳突肌、颈动脉鞘,进入颈内静脉。

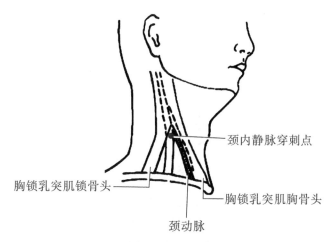

胸锁乳突肌锁骨头

颈内静脉穿刺点

胸锁乳突肌胸骨头

颈动脉

图 3-11 颈内静脉体表投影和穿刺点示意

4. 进针技术 确定进针部位,针尖对准胸锁关节后下方,针与皮肤角度为 30°～45°,边进针,边抽吸,当颈深筋膜穿透时针尖有落空感,抽吸有回血,表示已进入颈内静脉。进针插管深度应考虑个体的身长及体型。一般自穿刺处到胸锁关节的距离再加上头臂静脉及上腔静脉的长度即可进入右心房,成人右侧一般为 13.3～14.3 cm,左侧为 15.8～16.8 cm。

5. 注意事项

(1)穿刺针进入方向不可过于偏外,因右侧静脉角处有右淋巴导管,左侧有胸导管,以免损伤。

(2)穿刺针不可向后过深,以免损伤静脉后外侧的胸膜顶造成气胸。

(3)颈内静脉离心较近,当右心房舒张时管腔压力较低,穿刺插管时要防止空气进入形成气体栓塞。

六、锁骨下静脉穿刺置管术

锁骨下静脉直径较粗,血流量大,容易穿刺。因此,锁骨下静脉穿刺置管术(puncture of subclavian vein)最适宜做全胃外高能营养疗法、中心静脉压测定、短期内大量输血输液以及肺动脉插管、心血管造影等。

(一)应用解剖

锁骨下静脉是腋静脉的延续,向上呈弓形起于第 1 肋外侧缘,继行至胸锁关节后方,与颈内静脉汇合成头臂静脉,汇合处向外上方开放的角称为静脉角。在近胸骨角的右侧,左、右头臂静脉汇合成上腔静脉注入右心房。锁骨下静脉位置表浅,前上方有锁骨与锁骨下肌;后方为锁骨下动脉,动、静脉之间有前斜角肌隔开;下方为第 1 肋;内后方为胸膜顶,锁骨下静脉后壁与胸膜仅相隔约 0.5 cm。锁骨下静脉的管壁与颈部固有筋膜、第 1 肋骨膜、前斜角肌及锁骨下筋膜鞘等结构愈着,因此位置恒定,不易发生移位和塌陷。但管壁不易回缩,若术中不慎进入空气易导致气体栓塞。

（二）应用要点

1. 穿刺部位 一般多选用右侧,因左侧有胸导管经过,且右侧锁骨下静脉较直,易插入导管。在胸锁乳突肌锁骨头外侧缘与锁骨上缘交界处,方向对准锁骨下静脉和颈内静脉汇合点(图3-12)。

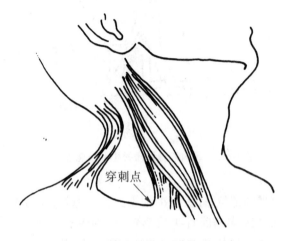

图3-12 锁骨下静脉穿刺部位示意

2. 体位 患者取仰卧位,肩部垫枕,头后仰15°,并偏向对侧。穿刺侧肩部略上提外展,使锁骨突出并使锁骨与第1肋之间的间隙扩大,静脉充盈而有利于穿刺。

3. 穿经层次 依次经皮肤、浅筋膜、深筋膜进入锁骨下静脉。由于静脉壁扩张而使穿刺易于成功。

4. 进针技术 确定进针部位,针尖指向胸锁关节方向,与皮肤呈30°~40°角进针。要边进针,边抽吸,有回血后再插入少许。一般成人进针2.5 cm左右即达锁骨下静脉。

5. 注意事项

(1)穿刺方向始终朝向胸锁关节,不可指向后下方,以免损伤胸膜和肺。

(2)锁骨下静脉离心脏近,当右心房舒张时压力较低,操作时要严防空气进入。

七、颈部动脉指压止血术

颈部动脉指压止血术(hemostasis by finger pressing on cervical artery)是当头面部、上肢外伤出血时,采取的紧急止血措施。通常指压止血是对急性出血采取的有效止血措施。

（一）应用解剖

1. 颈总动脉 位于颈内静脉内侧,左侧起自主动脉弓,右侧起自头臂干。约平甲状软骨上缘分为颈内动脉和颈外动脉(图3-13)。颈总动脉末端和颈内动脉起始处的膨大部分称颈动脉窦,窦壁上有压力感受器,当血压升高时,可反射性地引起心搏变慢,血管扩张,使血压下降。在颈总动脉分叉处的后方有颈动脉小球,属化学感受器。能感受血液中 CO_2 和 O_2 浓度的变化,当 CO_2 浓度升高时,可反射性地促使呼吸加深、加快。

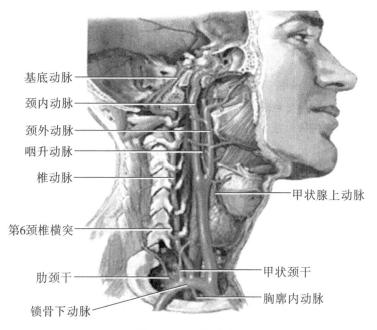

基底动脉

颈内动脉

颈外动脉

咽升动脉

椎动脉

第6颈椎横突

肋颈干

锁骨下动脉

甲状腺上动脉

甲状颈干

胸廓内动脉

图 3-13 颈部动脉

2. 锁骨下动脉 左侧起自主动脉弓,右侧是头臂干的分支。锁骨下动脉从胸锁关节后方斜向外侧至颈根部,呈弓状经胸膜顶前方,穿斜角肌间隙,至第 1 肋外侧缘延续为腋动脉。前斜角肌将锁骨下动脉分为 3 段,第 1 段经胸膜顶前上方,第 2 段经前斜角肌后方,第 3 段位于第 1 肋上面。锁骨下动脉的主要分支有椎动脉、胸廓内动脉和甲状颈干。

(二)临床应用

1. 颈总动脉压迫止血 当头面部出血压迫面动脉或颞浅动脉无效或效果不佳时,可压迫颈总动脉达到止血目的。压迫止血部位在胸锁乳突肌前缘,相当于环状软骨平面,向后将颈总动脉压向第 6 颈椎横突,即颈动脉结节上进行止血(图 3-14)。由于颈总动脉是中枢神经血液供应的主要来源之一,为保证脑的血液供应,严禁两侧颈总动脉同时压迫止血。

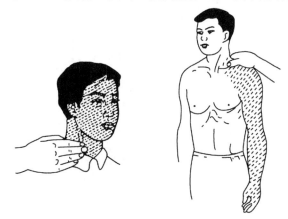

图 3-14 颈总动脉(左)和锁骨下动脉(右)压迫止血示意

★ **联系临床**

颈动脉触诊

　　颈动脉的搏动在胸锁乳突肌前缘的深面,甲状软骨上缘水平容易触摸到。引出,在心肺复苏中常检查颈动脉的搏动。颈动脉搏动消失提示心脏停搏。在颈动脉窦高敏感的人群中,压迫颈动脉可引起心率减慢、血压下降和心脏缺血而导致晕厥。因此,对心脏功能康复中的患者不提倡用颈动脉触诊法进行颈动脉脉搏测量。

　　2. 锁骨下动脉压迫止血　当肩部、腋部及臂部外伤出血时,可压迫锁骨下动脉达到止血目的。压迫止血部位在锁骨中点上方的锁骨上窝处,向后下方将锁骨下动脉压向第1肋进行止血(图3-14)。

八、颈丛阻滞麻醉术

　　颈丛阻滞麻醉术(block anesthesia of cervical plexus)通常在临床施行颈部手术或疼痛诊疗时,在颈丛施行的神经阻滞技术。

(一)应用解剖

　　1. 颈丛的组成及位置　颈丛由第1~4颈神经前支组成,位于胸锁乳突肌和颈内静脉的深面,中斜角肌与肩胛提肌的前面,第1~4颈椎的前外侧。

　　2. 颈丛的分支　颈丛的分支有浅支和深支。

　　(1)浅支　有4条,它们从胸锁乳突肌后缘中点附近穿出深筋膜,分布于颈部皮肤。主要分支有:枕小神经分布于枕部、耳郭背面的皮肤;耳大神经分布于耳郭及其附近的皮肤;颈横神经分布于颈部皮肤;锁骨上神经分布于颈侧区、胸壁上部和肩部皮肤(图3-15)。

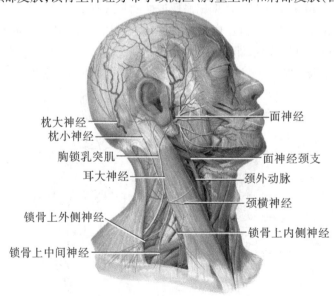

图3-15　颈丛的分支

（2）深支 主要为肌支和膈神经。肌支支配颈深部肌。膈神经为混合性神经，发出后经锁骨下动、静脉之间入胸腔，经肺根前方下行，在纵隔胸膜与心包之间下行达膈，于中心腱附近穿入膈肌。膈神经中的运动纤维支配膈肌，感觉纤维分布于心包、胸膜和膈下中央部的腹膜。右侧膈神经的感觉纤维还分布于肝、胆囊和肝外胆道的浆膜。

（二）应用要点

1. 颈丛阻滞麻醉进针部位

（1）颈浅丛阻滞麻醉 进针部位在胸锁乳突肌后缘中点处，将药物注入胸锁乳突肌深面。

（2）颈深丛阻滞麻醉 沿乳突至颈动脉结节的连线确定第2~4颈椎横突的位置，第2颈椎横突在乳突尖下1.5 cm处，第4颈椎横突在胸锁乳突肌的中点，第2和第4颈椎横突之间为第3颈椎横突。在上述各点稍后方0.7~1.0 cm处进针，方向与皮肤垂直且向后下倾斜，引出针感或触及横突时注入局部麻醉药。此外，在第6颈椎横突深处注射10 mL局部麻醉药，用手轻压使药物向四周浸润，也可达到麻醉作用。适用于甲状腺手术、颈部瘢痕整形术等颈部手术。

（3）膈神经阻滞麻醉 进针点在胸锁乳突肌锁骨头外侧缘，距锁骨2.5~3.0 cm处，回抽无血，即可注入药物。适用于膈神经痛的治疗。

2. 注意事项

（1）颈椎椎孔大，横突短，因而不可将穿刺针触及横突作为达到颈深丛的唯一指征，要警惕穿刺针误入蛛网膜下隙，引起全脊髓麻醉。

（2）颈丛周围结构复杂，颈深丛麻醉常可波及周围的结构，若累及膈神经可引起呼吸困难，累及喉返神经可引起声音嘶哑，麻药注入椎动脉可引起毒性反应，应特别注意。

（3）严格定位，把握进针方向和穿刺深度。在注药之前要回抽是否有血液或脑脊液，推药速度要慢，注意观察患者情况。

九、臂丛阻滞麻醉术

臂丛阻滞麻醉术（block anesthesia of brachial plexus）通常应用于临床施行上肢手术，可根据手术范围，选用不同途径，注射适量药物进行臂丛阻滞麻醉。

（一）应用解剖

1. 臂丛的组成 臂丛由第5~8颈神经前支和第1胸神经前支的大部分组成，经斜角肌间隙穿出，行于锁骨下动脉后上方。组成臂丛的5条神经根在锁骨下动脉后上方合成上、中、下3条神经干，神经干向外下方经锁骨后方行向腋窝。各干再分成前、后两股，交叉形成内侧束、外侧束和后束，包绕腋动脉（图3-16）。

2. 臂丛的位置 按所在部位分为锁骨上部和锁骨下部。锁骨上部包括臂丛的根、干、股，5条神经根位于斜角肌间隙，3干位于颈外侧区下部，6股位于锁骨后方；锁骨下部即臂丛的3个束，它们在腋窝内围绕腋动脉，周围有筋膜形成的腋鞘包绕。腋鞘与锁骨下血管周围鞘连续。

3. 臂丛的毗邻 臂丛内下方与胸膜顶和颈根部的血管、神经相邻，血管包括头臂干、左颈总动脉、左锁骨下动脉及头臂静脉等,神经有迷走神经、喉返神经、膈神经和颈交感干等。

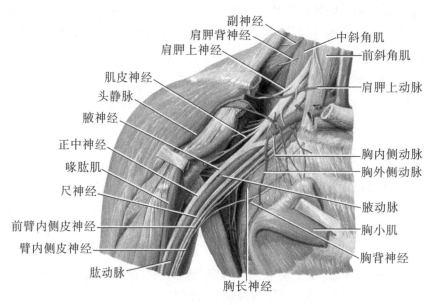

图 3-16　臂丛及其分支

(二) 应用要点

臂丛被包绕在连续的筋膜间隙中,所以在臂丛行程的任何部位注射局麻药物,只要药物注入筋膜间隙内,并且用药量较大,均可使臂丛阻滞。通常臂丛的阻滞部位有 4 点(图 3-17)。

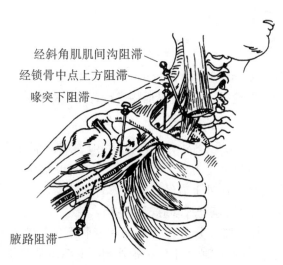

图 3-17　臂丛阻滞部位示意

1.斜角肌肌间沟阻滞　在环状软骨平面与前、中斜角肌相交处有一凹陷,即为前、中斜角肌之间的肌间沟。针头与皮肤垂直刺入,出现上肢异感,回抽无血,即可注入药物。此处穿刺过深,有误入蛛网膜下隙和硬膜外隙的可能,波及膈神经可引起呼吸困难,刺伤椎动脉则形成血肿。

2.锁骨上阻滞　在锁骨中点上方1.0～1.5 cm处穿刺,向内、后、下方进针,直达第1肋。当出现异感回抽无血时,即可注入药物。此法易刺破胸膜或肺尖,导致气胸。

3.腋路阻滞　在腋窝尖触及腋动脉搏动,左手示指压住动脉,在其一侧刺入。穿刺针沿指尖方向向腋窝顶刺入,刺破腋鞘时有落空感,放开针体可见针随腋动脉搏动而摇摆,回抽无血,即可注入药物。此途径不会引起气胸,也不会阻滞颈根部神经,更不会误入椎管内间隙。偶尔刺破血管,可压迫止血,不致形成血肿。

4.喙突下阻滞　在喙突下2.0 cm处,相当于三角肌、胸大肌肌间沟处,与皮肤垂直进针,然后向外、下、后倾斜10°左右推进。穿过胸大肌和胸小肌时出现两次突破感,或患者出现异感,表示已达腋血管周围,回抽无血,即可注药。同样容量的药物经此途径注入比腋路阻滞的范围广,效果也较腋路为佳。穿刺时避免偏向内侧,以免导致气胸。

十、小脑延髓池穿刺

小脑延髓池穿刺(cisternal puncture)是将穿刺针直接刺入小脑延髓池抽取脑脊液的操作技术,主要适用于因腰部有感染、腰部脊椎畸形或蛛网膜下隙有阻塞的患者需抽取脑脊液做检查时,也用于需与腰椎穿刺抽取脑脊液做对比检查者。

(一)应用解剖

小脑延髓池位于颅后窝最下部,延髓背面与小脑腹侧之间,寰枕后膜的前上方,为蛛网膜下隙在小脑与延髓之间的扩大部分。第四脑室的脑脊液经正中孔和两个外侧孔流入该池,向下与蛛网膜下隙相通。小脑下后动脉和椎动脉经过该池外侧。

小脑延髓池的形态不一,可呈圆形、半圆形、三角形、四边形、不规则形等,前后径0～1.5 cm,其大小取决于枕骨和小脑半球的发育。

小脑延髓池背侧由深至浅相邻的结构有:寰椎后弓与枕骨大孔后缘间借寰枕后膜相连,寰枕后膜的前面与硬脊膜紧密相连,颈椎棘突与枕外隆凸之间有项韧带相连。

(二)应用要点

1.进针部位　于枕外隆凸与第2颈椎棘突连线之间的凹陷处作为进针点(图3-18)。

2.体位　侧卧位,患者颈部略弯曲,头下垫枕,使小脑延髓池与脊椎位于同一平面。

3.穿经层次　依次经皮肤、浅筋膜、深筋膜、项韧带、寰枕后膜、硬膜外隙、硬脊膜、蛛网膜达小脑延髓池。

4.进针方法　用20～30号腰穿针距针尖4.0 cm作为深度标志,左手定位进针点,右手持针刺入皮肤,针尖朝上向眉间方向缓慢刺入,当进针2.0～3.0 cm时拔出针芯,观察有无脑脊液滴出,然后再进针0.5 cm,重复观察一次,直至有脑脊液流出。

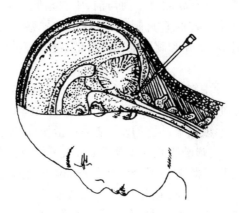

图 3-18　小脑延髓池穿刺示意

5. 注意事项

（1）进针不可过深，成人 3.5～5.0 cm，儿童 2.5～3.0 cm。

（2）进针用力应均匀稳重，边进针边抽吸。

（3）进针方向要正确，方向朝向眉间，不可偏离中线，以免伤及小脑延髓池两侧的血管。如果进针深度达 4.0～6.0 cm 仍无脑脊液流出，切勿将针向各方向盲目探索或向深处推进。

第三节　学以致用

一、实践目的

紧紧围绕"以好奇心为驱动，探索未知的奥秘"这一主题主线，广泛动员广大同学，以微视频、海报、宣传册、展示和教学等为载体，以不同视角、不同侧面来了解小小颈部不仅使头颈部产生复杂、灵活的运动，还参与呼吸、吞咽和发音等生理活动。颈部体积小，结构复杂，为临床诊疗检查和急症抢救措施的重点区域。围绕这一主题进行科普宣传。

二、实践项目

（1）颈部基础解剖知识的海报、PPT 制作展示。

（2）颈部临床应用要点的科普知识 PPT 制作和演讲。

（3）当头面部、上肢外伤出血时，需采取紧急止血措施，指压止血是对急性出血采取的有效止血措施，急救技能演示和教学。

（4）公众急救素养调查。

根据服务对象的不同，适当增减项目，并互留联络方式，定期进行健康科普知识和技能的普及。

三、实践方案

1.科普资源库资源征集

（1）征集时间：本章节学习完毕后 1 个月。

（2）征集对象：本学年全体学生。

（3）征集类型：科普类。

颈部健康与每一个人都息息相关，联系非常紧密，科普类资源征集最终是服务群众，科普类作品内容形式不限，如漫画、诗歌、顺口溜、颈部健康及急救知识和技能宣讲内容及视频皆可。作品要做到简单易懂，做到服务群众能够听懂、看懂。

2.志愿者团队组建

（1）组建对象：班级优秀小组成员或有参加志愿活动积极主动者。

（2）志愿者团队构成：解剖学/急危重症护理学授课教师 2 名，学生 20 人。

（3）组建过程：各班主任/辅导员推荐—集中考核—演练—校内试讲。

3.志愿服务活动流程

（1）讲解遇见当头面部、上肢外伤出血时紧急情况时，如何实施自救和呼救？以及如何正确拨打 120？启动应急反应系统。

（2）讲解颈椎病的原因、症状、预防的科普知识。

（3）播放技能相关视频和真实案例视频。

（4）志愿者团队演示头、面部出血时紧急情况下急救方法。

（5）一对一进行技能指导练习。

（6）发放科普手册及公众急救素养调查问卷。

四、实践总结

1.征集活动优秀作品进行表彰并存入科普资源库。

2.志愿者活动报道推荐至各宣传平台。

3.优秀作品、活动总结、调研结果参加各种比赛评审。

❖ 病例分析 ❖

病例 1：成年男性，右侧颈后三角中部被刀砍伤，刀伤深度至胸锁乳突肌前缘。医生为患者处理外伤并缝合了创口。术后 3 d，患者出现右手梳头困难，头不能向右侧倾斜。

讨论：

1.外伤可能损伤到哪条血管？

2.可能损伤到哪条神经？描述该神经的行径？

3.解释患者出现梳头困难和患侧屈颈困难的原因？

病例 2：患者，男性，82 岁，在一起交通事故中，因车突然停止而被安全带损伤颈部。主诉呼吸困难和喉结疼痛，医生检查后决定对其实施紧急环甲膜切开术。

讨论：

1. 在交通事故中,颈前区的哪些结构容易被安全带损伤? 为什么导致呼吸困难? 为什么老年人的喉软骨易于骨折?

2. 在实施环甲膜切开术时,依次切开哪些结构?

3. 本病例可以采用哪些外科处理手段建立呼吸通道?

第四章　胸　部

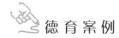德育案例

危情时刻,哈密职业技术学院医护系学生在列车上救人

2021年4月27日,新疆库尔勒开往乌鲁木齐的列车上,一位老人突发心肌梗死摔倒后意识丧失。列车广播询问车上是否有学医的乘客能提供帮助,哈密职业技术学院医护系2020级穆乃外尔努尔·艾海提同学闻讯赶来,和其他4名刚参加完护考的学生组成"临时医疗队",轮流进行胸外心脏按压和人工呼吸,直到医护人员赶来,回到学校后她并未声张。事后学校收到乌鲁木齐客运段专门送来的感谢信和锦旗,才得知此事。

医者仁心,悬壶济世,胸怀天下,这位维吾尔族姑娘的救人故事,是对医者最好的诠释。作为一名在校大学生,穆乃外尔努尔·艾海提同学充分展现了医者仁心的大爱精神,面对一个陌生人,她第一时间伸出援手,在疫情防控的特殊时期,没有考虑个人安危,毅然地对患者进行人工呼吸,实施抢救。她用实际行动,传递了满满的正能量,展现了救死扶伤的医学职业精神。

胸部上接颈部,下连腹部,两侧移行于上肢,由胸壁、胸腔及其内容物组成。胸壁以胸廓为支架,表面覆盖皮肤、筋膜、肌肉、血管、神经等软组织,内面衬以胸内筋膜。胸腔由胸壁与膈共同围成,其两侧容纳肺和胸膜腔,中部为纵隔,有心及出入心的大血管、食管和气管等。纵隔向上经胸廓上口通颈部,向下借膈与腹腔分隔。

第一节　基础解剖

一、境界和分区

(一)境界

胸部上界以颈静脉切迹、胸锁关节和锁骨上缘、肩峰至第7颈椎棘突所作的连线与颈部分界。下界自剑突向两侧沿肋弓、第11肋前端、第12肋下缘至第12胸椎棘突的连线与腹部分界。两侧上部以三角肌前、后缘上份和腋前、后襞下缘中点的连线为界移行

为上肢。

胸壁表面的界限与胸腔的范围不一致。这是因为膈呈穹隆形凸向胸腔,致使腹腔上部的器官被胸壁下部遮盖。因此,胸部下份外伤时,有可能同时累及深面的腹腔脏器。同时,胸腔内的器官如胸膜顶、肺尖和小儿胸腺向上从胸廓上口伸入颈根部,故在颈根部操作时应注意保护这些结构。

(二)分区

1.胸壁 分为胸前区、胸外侧区和胸背区 3 个部分。

(1)胸前区 又称胸前部,上界为颈静脉切迹、胸锁关节和锁骨上缘;下界为剑胸结合和肋弓前部;两侧界为腋前线和三角肌前缘。此区以前正中线分左、右两部分。

(2)胸外侧区 又称侧胸部,介于腋前、后线之间。

(3)胸背区 又称背部。上界为肩峰与第 7 颈椎棘突的连线,下界是第 12 胸椎棘突、第 12 肋下缘、第 11 肋前份下缘的连线,外侧至腋后线,向内至后正中线。

2.胸腔 由胸壁和膈围成,内衬胸内筋膜,分为中部的纵隔和容纳左、右两肺与胸膜腔的左、右部。

二、表面解剖

(一)体表标志

1.锁骨下窝(inferior fossa of clavicle) 锁骨位于颈、胸交界部,全长在体表可及,其中、外 1/3 交界处下方有一凹陷称为锁骨下窝。该窝深处有腋血管和臂丛通过。

2.颈静脉切迹(jugular notch) 为胸骨柄上缘的凹陷,又名胸骨上切迹,在胸骨上方极易触及。颈静脉切迹上方凹窝为胸骨上窝。颈静脉切迹向后平对第 2、3 胸椎之间,临床常以此切迹为标志检查气管是否偏移。

3.胸骨角(sternal angle) 为胸骨柄与胸骨体连结处微向前凸的角(图 4-1),位于颈静脉切迹下方约 5.0 cm 处,体表可触及。该角向两侧接第 2 肋软骨,是从正面计数肋骨和肋间隙的重要标志。在平静呼吸时,胸骨角后方平对第 4、5 胸椎椎间盘平面。此外,还有以下结构以此平面作为标志:①主动脉弓在此接续升主动脉,又在此延续为降主动脉;②左、右主支气管分叉处;③左主支气管与食管交叉处(食管第 2 个狭窄部位);④上、下纵隔分界;⑤左、右肺门上界;⑥第 2 胸脊髓节段分支支配平面。

4.肋弓(costal arch) 位于胸前壁下缘,自剑突两侧的第 7 肋软骨起,分别向两侧的外下方呈弓状延伸,直到第 11 肋前端。它由第 8～10 肋的前端借助软骨依次与上位肋软骨连结而成,是胸部与腹部表面分界标志之一。右侧肋弓是肝、胆的触诊标志,左侧肋弓是脾的触诊标志。两侧肋弓最低点的连线是腹部分区的上水平线,此平面的皮肤感觉由第 8 胸神经前支的分支支配。

5.肋(rib) 共 12 对,除第 1 对肋位于锁骨的深面从体表不易触摸外,其余肋在胸部均可触及,是胸腔器官和腹腔上部器官定位的重要标志。肋骨计数在胸部前面通常以胸骨角平对第 2 肋,男性乳头位于第 4 肋间隙,剑胸结合平对第 7 肋为标志。

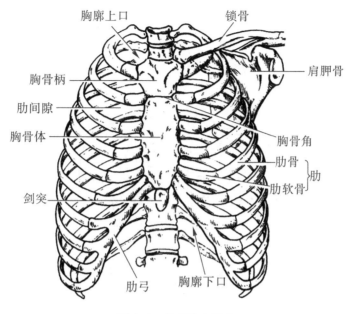

图4-1　胸部体表标志

6. 剑突(xiphoid process)　为胸骨的下部,扁而薄,上端接胸骨体处称剑胸结合,平第9胸椎,两侧与第7肋软骨相接,下端游离。剑突所在部位下方,是吸入性呼吸困难产生"三凹征"的部位之一。

7. 胸骨下角(infrasternal angle)　由两侧肋弓与剑胸结合共同围成,角内是剑突。成人正常体型者一般呈直角,瘦高体型者常为锐角,矮胖者多为钝角。剑突与肋弓的夹角称剑肋角。左侧剑肋角即剑突与左侧第7肋软骨交角处,是进行心包穿刺常用的进针部位。

8. 乳头(papillae)　男性乳头是计数肋和肋间隙的重要标志,它一般恒定地位于锁骨中线与第4肋间隙交界处,距前正中线约10 cm。女性乳头略低,并偏向外下方。

9. 胸大肌(pectoralis major)　覆盖胸前壁的大部,肌发达者体表可见其轮廓。

(二)胸部标志线

在胸部表面利用某些骨性或肌性标志,划出一些标志线(图4-2),借以表示胸腔脏器的位置关系,对胸腔脏器的定位及临床诊断和治疗有重要意义。

1. 前正中线(anterion median line)　经过胸骨正中的垂直线,此线将胸前区分为左、右对称的两部分。

2. 胸骨线(sternal line)　沿胸骨外侧缘最宽处所作的垂直线。

3. 锁骨中线(midclavicular line)　通过锁骨中点所作的垂直线。

4. 胸骨旁线(parasternal line)　经胸骨线与锁骨中线之间的中点所作的垂直线。

5. 腋前线和腋后线(anterior and posterior axillary line)　分别沿腋前、后襞与胸壁交界处所作的垂直线。

6.腋中线（midaxillary line）   通过腋前、后线之间的中点所作的垂直线。

7.肩胛线（scapular line）   上肢下垂，通过肩胛骨下角的垂直线。

8.后正中线（posterior median line）   沿身体后面正中所作的垂直线，相当于各棘突尖的连线。

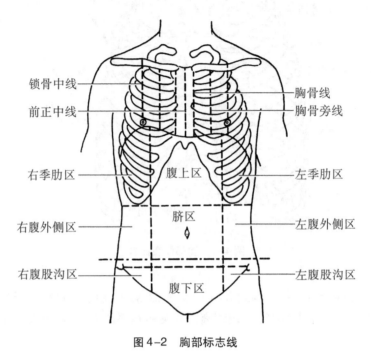

图 4-2   胸部标志线

（三）体表投影

1.心（heart）   心在胸前壁的体表投影一般用下列4点及其间的连线表示（图4-3）。

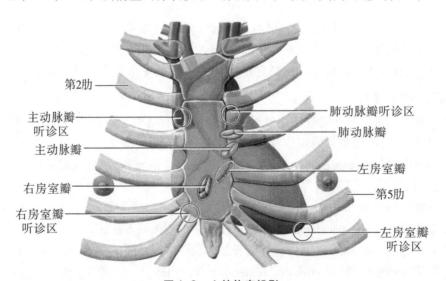

图 4-3   心的体表投影

（1）左上点 左侧第 2 肋软骨下缘,距胸骨左缘约 1.2 cm。

（2）右上点 右侧第 3 肋软骨上缘,距胸骨右缘约 1.0 cm。

（3）左下点 左侧第 5 肋间隙,距左锁骨中线内侧 1.0~2.0 cm 或距前正中线 7.0~9.0 cm。

（4）右下点 右侧第 6 胸肋关节处。

左、右上点的连线为心上界,左、右下点的连线为心下界,右上、下点作一微向右凸的弧线为心右界,左上、下点作一微向左凸的弧线为心左界。心尖的体表投影即左下点,是临床观察心尖搏动的位置,正常搏动范围直径为 2.0~2.5 cm。小儿、肥胖者及膈肌高位者,心尖搏动可上移至第 4 肋间隙;3 岁以后的小儿,心尖搏动位置接近成人;瘦长体型者,心脏呈悬垂位,故心尖搏动可下移至第 6 肋间隙。

2.心瓣膜(cardiac valve) 右房室瓣在前正中线与第 4 肋间隙交界处;左房室瓣在左第 4 胸肋关节平面;主动脉瓣在胸骨左缘第 3 肋间隙;肺动脉瓣在左第 3 胸肋关节处。心瓣膜的投影位置与听诊部位不完全一致,其听诊部位是心音传导的最佳位置(表 4-1)。

表 4-1 心瓣膜的投影位置与听诊部位

瓣膜名称	投影位置	听诊部位
右房室瓣	前正中线与第 4 肋间隙交界处	胸骨下端偏右
左房室瓣	左第 4 胸肋关节平面	第 5 肋间隙距左锁骨中线内侧 1~2 cm
主动脉瓣	胸骨左缘第 3 肋间隙	胸骨右缘第 2 肋间隙
肺动脉瓣	左第 3 胸肋关节处	胸骨左缘第 2 肋间隙

3.肺(lung)

（1）肺尖 肺尖投影线由胸锁关节处绕其前缘向上划一弧线,该弧线弯向后下方至锁骨中、内 1/3 交点处续肺后缘,该线的最高点高出锁骨内 1/3 上缘 2.0~3.0 cm。

（2）肺下缘 两肺下缘分别由前缘下端开始,向外后方斜行,在锁骨中线处与第 6 肋相交,在腋中线与第 8 肋相交,至肩胛线上与第 10 肋相交,再向内至第 10 胸椎棘突外侧 2.0 cm 处折转向上续肺的后缘。小儿肺下缘的位置比成人约高一个肋骨平面。肺下缘的移动度,正常成人为 6.0~8.0 cm,相当于两个肋间。肥胖、体质衰弱、妊娠患者,因膈肌抬高,故肺下缘可上移一个肋间。瘦长体型者,可下移一个肋间。

4.胸膜(pleura)

（1）胸膜顶 与肺尖的体表投影近似,即自胸锁关节与锁骨中、内 1/3 交点处划一凸向上的弧形线,其最高点在锁骨内 1/3 上缘上方 2.0~3.0 cm。

（2）胸膜返折线前界 两侧胸膜前界在第 2~4 胸肋关节之间相互靠拢,由此向上、下分开,形成两个无胸膜覆盖的区域,上方的称胸腺三角,位于胸骨柄的后方,内有胸腺;下方的称心包三角,内有心和心包。此处又称心包裸区,临床可在此区内施行心包穿刺或心腔内注射。

（3）胸膜返折线下界 即肋胸膜下缘与膈胸膜的返折线。内侧端起自第 6~7 肋软骨相接处的平面,续于胸膜前界的下端,继而行向下外,再转向后,一般比肺下缘投影线低两肋,即在锁骨中线与第8肋相交,在腋中线与第10肋相交,至肩胛线与第11肋相交,在后正中线处平对第12胸椎棘突。右侧胸膜下界略高于左侧(表4-2)。

表4-2　肺和胸膜下界的体表投影

	锁骨中线	腋中线	肩胛线	后正中线
肺下界	第6肋	第8肋	第10肋	第10胸椎棘突
胸膜下界	第8肋	第10肋	第11肋	第12胸椎棘突

三、胸壁层次

胸壁由胸廓及软组织构成。胸前、外侧区的层次如下。

(一)皮肤

胸前外侧部、胸骨处及锁骨下部的皮肤较薄,除胸骨区的皮肤移动性较小外,其他部位的皮肤有较大的移动性。

(二)浅筋膜

厚度与个体发育、营养状况、年龄和性别有关。肥胖者厚度可达 $1.0 \sim 2.0$ cm,久病营养状况极差者此层较薄。浅筋膜内含脂肪、浅血管、淋巴和皮神经。

1.皮神经　胸前外侧区的皮神经来自颈丛和上6对肋间神经的分支(图4-4)。

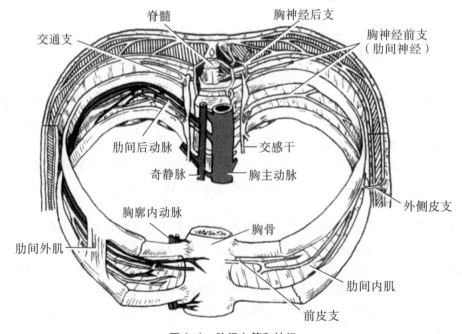

图4-4　肋间血管和神经

（1）锁骨上神经　自颈丛发出，向下跨越锁骨，分布于胸前区上部和肩部皮肤。

（2）肋间神经的外侧皮支和前皮支　肋间神经在腋前线附近发出外侧皮支（图4-5），分布于胸外侧区和胸前区的皮肤。上6对肋间神经在胸骨两侧发出前皮支，分布于胸前区内侧部的皮肤。

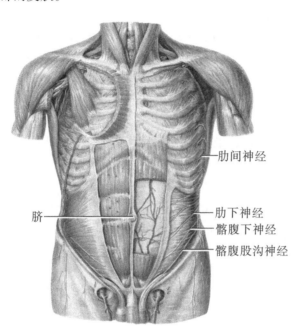

图4-5　肋间神经

★ 知识拓展

肋间神经皮支的分布特点

明显的节段性和呈带状分布：节段性分布自上向下依顺序分节段排列，第2肋间神经皮支分布于胸骨角平面；第4肋间神经分布于乳头平面；第6肋间神经分布于剑胸结合平面；第8肋间神经分布于肋弓平面。临床常以上述标志检查皮肤感觉障碍节段，有助于对脊神经或脊髓损伤做定位诊断以及硬膜外麻醉时判断麻醉平面。

重叠性分布：表现在相邻3条皮神经的分布区域相互重叠，共同管理一带状区的皮肤感觉，所以当某一条肋间神经损伤时，其分布区域皮肤仅出现感觉迟钝的表现，只有当相邻的2条以上的肋间神经损伤时，才出现分布区感觉障碍。

2. 浅血管

（1）动脉　主要是胸廓内动脉、肋间动脉和腋动脉的分支。胸廓内动脉的穿支在距胸骨侧缘约1.0 cm处穿出，与肋间神经前支伴行，分布于胸前区内侧部。女性第2～4穿支粗大,发出分支至乳房。肋间动脉的分支与肋间神经外侧皮支伴行,分布于胸前、外侧区和乳房。

(2)静脉 胸腹壁静脉起于脐周静脉网,沿腹壁上部至胸前外侧部上行,汇入胸外侧静脉,收集腹壁上部、胸前外侧区浅层的静脉血。此静脉是上、下腔静脉间的重要交通支之一。当门静脉高压时,胸外侧静脉曲张,建立起门静脉的侧支循环通路。

3.乳房(mamma) 是人类和哺乳动物皮肤的特化器官,其发育受内分泌激素的影响,因而具有明显的性别特征。男性乳房不发达,位置恒定,多位于第4肋间隙,常作为体表定位标志。女性乳房于青春期开始生长发育,随月经周期有周期性变化,与生殖系统的活动关系密切。

(1)位置和形态结构 乳房位于胸前部胸大肌和胸筋膜的表面,介于第2~6肋之间,内侧至胸骨旁线,外侧可达腋中线。乳房由皮肤、乳腺、脂肪组织和纤维组织构成。脂肪组织主要位于皮下,纤维组织包绕乳腺,将腺体分隔成15~20个乳腺叶,每个乳腺叶内含一个输乳管,从周围行向乳头,并在近乳头处膨大,形成输乳管窦,其末端变细,开口于乳头。乳腺叶和输乳管均以乳头为中心向周围呈放射状排列(图4-6)。乳腺周围的纤维组织还发出许多纤维束,称乳房悬韧带或Cooper韧带,一端连向乳腺深面的胸筋膜,另一端连于乳房表面的皮肤,主要对乳房起支持和固定作用。由于乳腺叶和输乳管以乳头为中心向周围呈放射状排列,因此乳房手术时宜采取放射状切口(图4-7),以减少对乳腺叶和输乳管的损伤。乳晕下脓肿应沿乳晕边缘作弧形切口,愈后皮肤切口不明显。

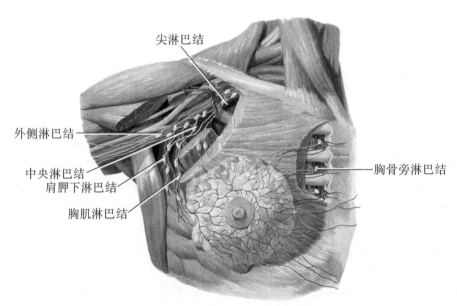

图4-6 乳房的淋巴回流

（2）血管和神经 乳房的动脉供应来自胸廓内动脉的肋间前支、腋动脉的分支和上 4 条肋间后动脉。乳房的静脉有浅静脉和深静脉。深静脉与同名动脉伴行，汇入胸廓内静脉、肋间后静脉和腋静脉。胸廓内静脉是乳房静脉回流的主要静脉，也是乳腺癌转移的主要途径。乳房的神经支配来自锁骨上神经的分支和 2～6 肋间神经的前、外侧皮支。交感神经纤维分布于乳房，支配腺体分泌和平滑肌收缩。

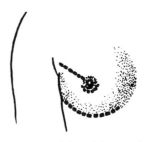

图 4-7 乳房手术切口示意

（3）淋巴引流 乳房的浅淋巴管广泛吻合，两侧相互交通。深淋巴主要汇入腋淋巴结，部分汇入胸骨旁淋巴结、胸肌间淋巴结和膈淋巴结等（图 4-6）。①乳房外侧部和中央部的淋巴管主要注入腋淋巴结和胸肌间淋巴结，是乳房淋巴回流的主要途径；②乳房上部的淋巴管注入腋淋巴结的尖群和锁骨上淋巴结；③乳房内侧部的淋巴管一部分注入胸骨旁淋巴结，一部分与对侧乳房的淋巴管吻合；④乳房内下部的淋巴管注入膈上淋巴结，并与腹前壁上部及膈下的淋巴管吻合；⑤乳房深部的淋巴管经乳房后间隙注入胸肌间淋巴结或尖淋巴结。

（三）深筋膜

胸壁的深筋膜分浅、深两层，分别覆盖于胸大肌的表面和深层，形成结缔组织套样的肌外膜，并与周围的深筋膜相延续。它有助于使胸的各部紧密连在一起，并且形成预防感染的屏障。

（四）肌层

胸前外侧壁的肌层包括胸肌和部分腹肌。由浅至深分为 4 层，第一层有胸大肌、腹外斜肌和腹直肌上部；第二层有胸小肌和前锯肌；第三层为肋间肌；第四层为胸横肌。

（五）肋和肋间隙

肋软骨位于肋的前端，向前延长肋骨并有助于胸壁的弹性。上 7 对肋软骨的长度依次增加，第 8 肋以后依次递减，第 11、12 肋不与肋弓相连。肋弯曲而有弹性，12 对肋参与胸廓的构成。肋骨内含有海绵状的红骨髓，可产生血细胞。肋与肋之间的间隙称肋间隙，其宽窄不一，并随体位而变化。一般上部较宽，下部较窄，前部较宽，后部较窄。肋间隙内有肋间肌、血管、神经等。肋间血管神经走行在肋沟内。

★ 联系临床

肋骨骨折及损伤

第 5～8 肋由于曲度较大，缺乏保护和活动度，因此易发生骨折。骨折通常是由于直接受外力打击或间接挤压所致。骨折断端若向内移位，可刺破肋间血管、胸膜和肺，引起血胸、气胸和肺不张。骨折断端也可能损伤内部器官如肝、脾，导致大出血。

(六)胸内筋膜

衬于胸廓内面,是一层致密的结缔组织膜,它的深面是壁胸膜,二者之间有疏松结缔组织,手术时易于分离。

(七)壁胸膜

依其所在部位不同分为胸膜顶、肋胸膜、膈胸膜和纵隔胸膜,胸腔穿刺仅涉及肋胸膜。

★ **知识拓展**

胸膜顶及肺尖损伤

由于第一肋向下倾斜以及由其参与形成的胸廓上口,胸膜顶及肺尖经此口向上突入颈部,位于胸锁乳突肌下部附着处的后面,所以,在颈根部锁骨上方施行臂丛阻滞麻醉或行针刺治疗时,应高度警惕,避开胸膜顶和肺尖,以免造成气胸。由于婴幼儿颈部较短,胸膜顶在颈部的位置相对较高,因而更易于受损。

第二节　应用要点

一、人工呼吸术

机体在新陈代谢过程中,从外界环境摄取氧气,并将二氧化碳从体内排出,机体与外界环境之间的这种气体交换过程,称为呼吸。它是机体维持正常生命活动所必需的最基本生理过程之一。呼吸发生障碍,将导致组织缺氧和血液中二氧化碳蓄积,影响新陈代谢正常进行,甚至危及生命。人工呼吸术(artificial respiration)是用人工的方法,将空气吹入患者肺内,借外力来推动肺、膈肌或胸廓的活动,使气体被动进出肺,代替已经停止的自主呼吸动作,维持和恢复肺通气的复苏技术,以抢救失去自主呼吸功能的患者。

(一)应用解剖

机体与环境之间的物质交换称呼吸。呼吸过程可分为既互相连续又同时进行的4个阶段,即肺通气、肺换气、气体在血液中的运输以及组织换气。肺通气与肺换气合称外呼吸,组织换气称内呼吸。肺通气是指肺与外界环境之间的气体交换过程,实现肺通气的器官包括呼吸道、肺和胸廓等。

1. 呼吸道和肺　呼吸道是气体进出肺的通道,由鼻、咽、喉、气管及支气管构成。临床上通常把鼻、咽、喉称上呼吸道,把气管、主支气管及肺内的各级支气管称下呼吸道。呼吸道管壁由黏膜层、黏膜下层和外膜构成。黏膜层的上皮是假复层纤毛柱状上皮,上皮内有杯状细胞,杯状细胞能分泌黏液,通过纤毛规律地摆动,将黏液及其黏附的细菌和灰尘推向喉口排出。黏膜下层含有丰富的腺体,外膜含有C形透明软骨环。

肺的实质由导气部和呼吸部构成。导气部包括肺叶支气管、肺段支气管、小支气管、细支气管、终末细支气管;呼吸部包括呼吸性细支气管、肺泡管、肺泡囊和肺泡。导气部的主支气管进入肺内后逐级分支,口径逐渐变小,管壁越来越薄,总横断面积却越来越大。其管壁结构和功能逐渐发生变化,具有分泌和保护作用的纤毛、杯状细胞、腺体逐渐减少最后消失;具有支持作用的软骨由环形变为片状,最后消失;具有收缩作用的平滑肌逐渐增多,平滑肌的舒缩可控制进出肺泡的气体量。呼吸部是气体交换的部位,它们的管壁上有肺泡的开口。人体两肺约有 3 亿个肺泡,总面积约 70 m^2。

2. 胸廓 胸廓由胸骨、肋和胸椎连结而成,呈上窄下宽、前后略扁的圆锥形。上口较小,为颈部与胸部的通道,由第 1 胸椎、第 1 肋和胸骨的颈静脉切迹围成,成人胸廓上口前缘比后缘约低两个椎骨。下口大而不规则,由第 12 胸椎、第 12 肋、第 11 肋前端、肋弓和剑突围成,被膈肌封闭。胸廓的形状与年龄、性别、健康状况等因素有关。

胸廓除保护和支持功能外,主要参与呼吸运动。胸廓富有弹性,吸气时,在呼吸肌的作用下,肋的前部抬高,胸骨上举并前移,肋上提,肋体向外扩展(尤以下位肋骨外展显著),从而使胸廓前后径及横径均增大,使胸腔容积与肺容积增大(图 4-8)。呼气时,在重力和呼吸肌的作用下,胸廓做相反的运动,使胸腔容积缩小(图 4-8)。胸腔容积的改变,促成了肺呼吸。采用人工呼吸时,每次通气必须使患者胸部膨胀。

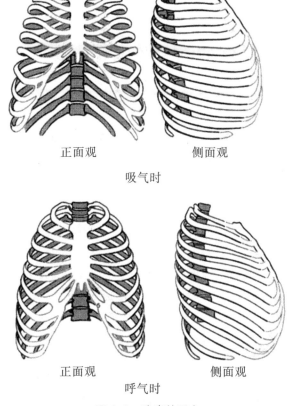

正面观　　　　　侧面观

吸气时

正面观　　　　　侧面观

呼气时

图 4-8　胸廓的形态

3.呼吸肌 与呼吸运动有关的肌统称为呼吸肌,主要有肋间肌和膈肌。

(1)肋间肌 位于肋间隙内,分肋间外肌和肋间内肌。肋间外肌起自上位肋骨下缘,肌纤维由后上斜向前下,止于下位肋骨上缘,收缩时,肋骨被上提并外翻,使胸廓前、后径和横径均扩大,助吸气。肋间内肌起自下位肋骨上缘,肌纤维斜向前上方,止于上位肋骨下缘,收缩时,使肋骨下降,胸廓复原,助呼气。

(2)膈肌 位于胸、腹腔之间,呈穹隆状,封闭胸廓下口。膈周围部为肌质,从顶部中央的中心腱向四周呈辐射状排列。膈肌是重要的呼吸肌,收缩时膈穹窿下降,使胸腔上、下径扩大,肺亦随之扩张,助吸气;松弛时膈穹窿上升,胸腔容积变小,助呼气。一般在平静吸气时,膈肌下降1.0~2.0 cm,深吸气时,可下移7.0~10.0 cm(图4-9)。

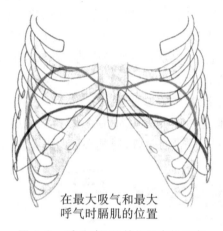

在最大吸气和最大
呼气时膈肌的位置

图4-9 呼吸时膈肌的位置变化示意

除了肋间肌和膈肌参与呼吸运动外,当用力深吸气时,还有前斜角肌、前锯肌、胸大肌和腹肌等参与呼吸运动。

呼吸运动包括胸廓运动和膈运动,以胸廓运动为主的呼吸,胸部张缩较大,称胸式呼吸。以膈肌运动为主的呼吸,腹壁起伏明显,称腹式呼吸。正常成人的呼吸大多是胸式和腹式呼吸混合式的。

(二)应用要点

1.开放气道 在患者无反应时,因肌张力下降,舌体和会厌可能把咽喉部阻塞。上抬下颌,即可防止舌后坠,使气道打开。术者一手放在患者前额,用手掌将额头向后推,使头部尽量后仰,另一手的示指、中指放在下颌处,向上抬颌,使牙关紧闭,下颌向上抬动(图4-10)。注意避免用力压迫下颌部软组织,以免可能造成气道梗阻。开放气道的同时,清除患者口中异物和呕吐物。

2.人工呼吸

(1)口对口人工呼吸法 是一种快捷有效的通气方法。在确认气道通畅的情况下,术者深吸气,将空气吹入患者口中,经各级呼吸道到肺内,使肺扩张,胸廓亦随之扩大。随后利用肺的自动回缩,将气体排出(图4-11)。在基础生命支持抢救患者过程中,配合胸外心脏按压时以30:2比例进行,每次吹气应持续1 s以上,间隔1 s,确保呼吸时见到胸廓起伏。如患者有心率但无呼吸,或置入高级气道,给予 6 s/次的辅助通气,每次吹气量 800~1 200 mL,低于 800 mL 通气量不足,高于 1 200 mL 则咽部压力超过食管内压力,气体则通过食管进入胃内。

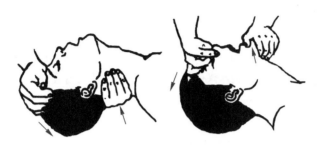

图 4-10 人工呼吸开放气道示意

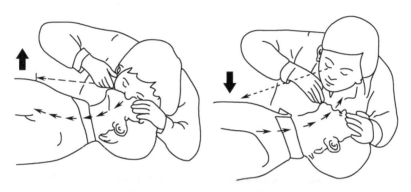

图 4-11 口对口人工呼吸示意

(2)举臂压胸法 患者仰卧,头偏向一侧。举臂使胸廓被动扩大,形成吸气;屈臂压胸,胸廓缩小,形成呼气。

(3)仰卧或俯卧压胸法 患者仰卧或俯卧,术者借助身体重力挤压胸部,把肺内气体驱出,然后再放松压力,使胸廓复原,空气随之进入。

2.注意事项

(1)行口对口吹气时,术者左手应轻按甲状软骨,借以压迫食管,以防止空气进入胃内。右手应捏住鼻翼,以防鼻漏气。

(2)行口对口吹气时,用眼睛余光观察患者胸廓,视其隆起为止。同时松开捏住鼻翼的手,使胸廓自然回落。吹气不可过猛,压力不可过大,只要患者上胸部轻度膨胀即可,尤其是小儿。若吹气压力过高,可导致肺泡破裂。

(3)在实施压胸法时,操作应注意节奏,压力不可过猛,以防肋骨骨折。

(4)吹气时若胸廓不隆起,可能为气道不通畅所致,应检查原因及时排除。

心肺复苏

心肺复苏(cardiopulmonary resuscitation,CPR)是针对心搏呼吸停止所采取的抢救措施,即用心脏按压及其他方法形成暂时的人工循环并恢复心脏自主搏动和血液循环,用人工呼吸代替自主呼吸并恢复呼吸,达到恢复苏醒和挽救生命的目的。1985 年第 4 届全美复苏会议强调心搏、呼吸骤停患者复苏成功并非仅指心脏搏动和呼吸的恢复,而必须达到恢复智能和工作能力,故其效果在很大程度上取决于脑和神经系统功能的恢复,从而将 CPR 的全过程称为心肺脑复苏(cardiopulmonary cerebral resuscitation,CPCR)。

二、胸外心脏按压术

胸外心脏按压术(closed cardiac massage)是用人工的方法有节奏地将停搏的心挤压于胸骨和脊柱之间,代替已丧失的心脏自主舒缩,使血液从左、右心室排出,流入主动脉和肺动脉。当按压解除时,由于胸廓的弹性使胸壁复位,胸腔内呈负压,有利于静脉血回流至心室。如此有节律地按压,达到维持循环,保证心、脑、肾等重要脏器供血,同时通过挤压刺激心脏,促使其恢复心脏自动节律的目的。

胸外心脏按压术适用于多种原因引起的心搏骤停,如心源性猝死和意外事件(电击、溺水、窒息)、创伤、中毒、过敏等原因引起的心搏骤停的现场复苏。胸外心脏按压术是一项潜在创伤性操作,由于操作者技术水平、患者自身体质等原因,可发生肋骨骨折、胸骨骨折、血气胸、肺损伤等并发症,需医护人员高度重视并规范操作。

心肺复苏历久弥新

20 世纪 60 年代,医学界把彼得·萨法尔(Peter Safar)发明的口对口人工呼吸、考恩(Kouwenhoven)发明的胸外按压术、劳恩(Lown)发明的同步电除颤,融合在一起,产生了心肺复苏术,经过半个多世纪的实践、推广、改良,此术已经广为人知,救活了无数人的生命;目前,美国心脏协会(AHA)将心肺复苏分为 BLS(基础生命支持)和 ACLS(高级生命支持),广泛应用于全球 128 个国家和地区。并保持 5 年更新 1 次。

中国研究型医院协会心肺复苏学专业委员会致力于中国心肺复苏发展,专委会立心肺复苏科学理论之言,推动中国特色心肺复苏科学理论体系建设;立心肺复苏科技人才之基,推动中国心肺复苏科技队伍基地建设;立心肺复苏科普传播之众,推动中国心肺复苏科普惠民建设做出突出贡献。目前已发布《2022 中国心肺复苏专家共识》指南、国家重点项目 5G+心脏猝死防治救系统、《新冠肺炎心搏骤停心肺复苏专家共识》、"科创中国"先导技术腹部提压心肺复苏示范区、中国心肺复苏救护员平安职业责任保险、中国百家心肺复苏培训中心中国心行动等。

（一）应用解剖

1.胸廓的弹性　胸廓由12块胸椎、12对肋和1块胸骨连结而成。肋呈弓形,上7对肋前端借助软骨直接与胸骨相连,后端与胸椎构成关节,这种解剖结构使胸廓具有一定的弹性和活动性,在外力作用下向后有一定幅度的移位而抵及心前壁,从而挤压心脏,这是胸外心脏按压术的形态学基础。

2.心脏的位置　心脏斜位于中纵隔内,约2/3在正中线的左侧,1/3在右侧。心脏前方为胸骨体和第2~6肋软骨,后方平对第5~8胸椎,两侧隔心包与胸膜腔和肺相邻,且邻近支管、食管、迷走神经和胸主动脉等,上方有出入心脏的大血管,下方为膈。

（二）临床应用

1.体位　患者仰卧于硬板床或平地上,如果是软床,应在患者背后垫一木板。去枕,头后仰。

2.按压部位　胸骨中、下1/3交界处或胸骨下段。

3.作用机制　在实施胸外心按压时,压力通过胸骨,使肋软骨下陷,接触心前壁并将心压向脊柱（图4-12）,间接压迫左、右心室,此时心室内压力增高,房室瓣关闭,左右心室内的血液分别被驱入主动脉和肺动脉,推动血液循环。按压放松时,支撑胸骨的肋软骨反弹复位,胸廓恢复原位,此时心室内压降低并得到充盈。每按压一次,心被动排空和充盈一次,如此反复,使心腔内产生正、负压的交替改变,使心射血和充血,维持有效的大、小循环,为心自主节律的恢复创造条件。

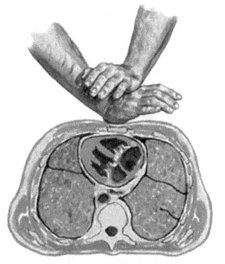
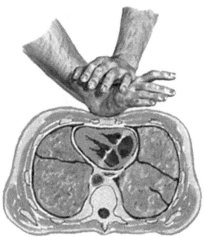

开始实施按压时　　　　　　　　按压终止时

图4-12　胸外心脏按压示意

4.操作技术

(1)成人 CPR   首先必须判断抢救现场周围环境处于安全状态,然后评估患者的反应,一般以拍双肩和在双耳边分别喊"喂,你还好吗?",如无反应,启动应急反应系统,呼叫其他人来帮忙,或打开手机免提打120,边呼救边抢救。下一步,检查患者颈动脉和呼吸情况,使用2根或3根手指查找到气管,将手指滑到气管和颈侧肌肉之间的沟内,可以触摸到颈动脉搏动,检测脉搏时间至少5 s,但不超过10 s,一般以7 s为宜(用1001、1002……1007计数),同时观察胸廓起伏,判断是否有自主呼吸。如无,实施 CPR,顺序为C(circulation,胸外按压)-A(airway,开放气道)-B(breathing,人工呼吸)。

术者立于患者一侧,并保证患者仰卧于坚实的平面上,快速脱去或撕去患者胸前衣物,将一只手的掌根放在裸露的胸部中央,胸骨下半段,然后用另一只手的掌根压在第一只手的手背上,肩、肘、腕关节成一直线(图4-13),用力快速按压,每次按压深度至少5.0 cm,但不超过6.0 cm,每次按压确保都按压在患者胸骨上,以100 次/min,但不超过120 次/min 的速率匀速进行按压。在每次按压后,要使胸廓充分回弹,按压时间和回弹时间应大致相等。

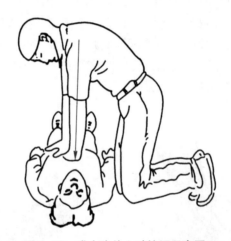

图4-13   成人胸外心脏按压示意图

(2)儿童胸外心脏按压术   任何年龄在1岁至青春期之间的人都属于儿童。青春期定义:男性胸部或腋下出现毛发,女性乳房发育。在对儿童实施胸外按压时,可以采用单手或双手来进行按压,按压深度至少为胸部厚度的1/3,即大约5.0 cm,并让胸廓完全回弹,如果由于身体疲惫或者上半身力量不足,一只手不能按压至正确深度,应使用双手进行持续高质量的按压。对于所有年龄段的单人 CPR,按压-通气比为30∶2,如果实施的是儿童双人 CPR,按压-通气比为15∶2,对儿童进行通气时应减少容量和力度,但仍需要足够的空气来保证可见的胸部隆起。

(3)婴儿胸外心脏按压术   发现患儿没有反应,站在患儿身边,一只手抬起患儿的小腿,另一只手轻拍患儿脚底,并呼喊2遍"宝宝,你怎么啦",如无反应,呼叫其他人并启动急救反应系统。下一步,检查婴儿的肱动脉脉搏,将两三根手指放在婴儿上臂内侧,位置在肘部和肩膀之间,中指和示指轻轻按在上臂内侧感受脉搏,检查时间至少5 s,但不超过

10 s,同时观察患儿呼吸情况。

如果没有脉搏和呼吸,或者心率低于 60 次/min,且伴有血流灌注不足的迹象,要保证婴儿供氧和通气充足。开始 CPR,将两根手指放在婴儿胸部中央(图 4-14),乳腺正下方,不要压到胸骨下缘,用力快速按压,深度至少为胸部厚度的 1/3 或大约 4.0 cm,速率为 100 次/min,但不超过 120 次/min,每次按压后,完全释放胸骨和胸部的压力,使胸廓完全回弹,在进行按压时,要大声计数,每 30 次按压为一轮。

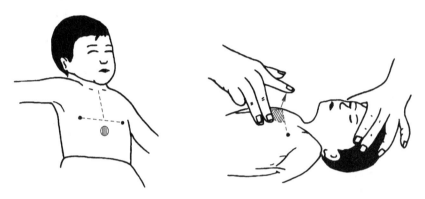

图 4-14　婴儿胸外心脏按压部位示意

婴儿双人 CPR 与婴儿单人 CPR 的差异:一是手放置的位置不同,在双人 CPR 时,按压者将两个拇指并排放在婴儿胸部中央,胸骨的下半部,不能按到胸骨的尖端,在救治非常小的婴儿时,两个拇指可以叠放。二是按压-通气比,婴儿双人 CPR 中,按压-通气比为 15∶2。

5. 胸外心脏按压有效指标　①颈动脉有搏动;②动脉直接测到收缩压 60 mmHg 以上;③末梢由紫绀转红润;④呼吸改善或出现自主呼吸;⑤瞳孔缩小,出现对光反射。

6. 注意事项

(1)按压部位要正确　按压部位一定要在胸骨下段,不能在剑突下或左、右胸腹部等处按压。也不可偏左,因在左胸部心前区按压,易引起肋骨骨折。

(2)按压力量要均匀适度　适度的按压力量既能保证效果,又不出现并发症。力量过大或过猛会发生肋骨骨折,尤其是老年人,因肋骨弹性下降,脆性增加,更易出现骨折。骨折断端可刺破胸膜或伤及肋间血管、神经,甚至刺破肺,引起气胸、血胸等合并症。力量过轻则达不到治疗目的。

(3)按压同时要密切观察　如患者面色由发绀转为红润,伤口开始出血,瞳孔由大变小,自主呼吸恢复,可摸到颈动脉搏动等,表示按压有效。若摸到心搏、脉搏或测到血压,提示心搏已经恢复,可终止按压。

(4)掌握适应证　多发性肋骨骨折、胸廓严重畸形、心包填塞、心外伤、血气胸等患者,使用胸外心脏按压可能会出现严重的合并症,禁止做胸外心脏按压。

★ **联系临床**

胸外心脏按压术的并发症——肋骨骨折

胸外心脏按压发生肋骨骨折的原因有:①用力过大或用力不当,如冲击式猛压,按压位置不当,用力方向与胸壁不垂直,按压动作呈摇摆样等;②患者年龄较大且骨质疏松,胸骨弹性减弱,在实施胸外心脏按压时,胸部受到前后挤压,使腋中线附近非受力部位的肋骨向外过度弯曲而发生折断。现在众多城市院前急救管理条例中明确指出,因挽救生命造成的肋骨骨折,实施者应免除责任。

三、气道梗阻解除术

在重度气道梗阻临床病例中,患者通常表现出气体交换不良和呼吸困难等体征。如咳嗽无声、紫绀或脸色发青,不能说话或不能呼吸,成人或大一点的儿童可能会用双手抓紧自己的颈部,这是普遍的梗塞手势。如果患者不能讲话,而只能点头示意其气道梗塞,必须采取行动,对于一个站着或跪着的患者,可以采取腹部冲击法,也称为气道梗阻解除术。

(一)应用解剖

1. 梗阻解剖位置　食管和气管平行且共用一个开口,而喉是呼吸道最狭窄的部位,因此易造成堵塞。异物嵌顿在喉部可造成呼吸道部分或完全梗阻。异物大,嵌顿声门下可发生窒息、死亡。小轻硬异物在气管内游动,可有阵发性咳嗽,拍击音或哮鸣音(呼吸时气流流经异物阻塞处)等表现。

2. 操作原理　通过手拳冲击腹部及膈下软组织时,使腹压升高,膈肌软组织被突然的冲击,产生向上的压力,使膈肌急速向上提升,胸腔压力瞬间增高,压迫两肺下部,迫使肺内残留空气形成一股气流,这股气流具有冲击性、方向性,快速冲入气管,形成人工咳嗽,将堵塞气管或咽喉部的异物上移或驱出。

(二)临床应用

1. 成人气道梗阻解除术　操作者站在或跪在患者身后,用双手环抱患者腰部,用一只手找到肚脐,然后另一只手握拳,将握拳的拇指侧紧抵患者腹部,位置在脐上和胸骨下,另一只手握住这只手的拳头,向内向上快速按压患者腹部,重复这一过程,直至异物从气道中排出。如果患者失去反应或患者体型太大,如怀孕或超重,无法用双臂环抱他的腰部,可将双臂环抱在患者胸部,用力快速按压胸部而非腹部。如果操作者不能成功缓解儿童或成人的气道梗塞情况,或者患者失去反应,应立即找人启动急救反应系统实施 CPR。特别要点:每次打开气道进行通气时,观察喉咙后面是否有堵塞物存在,如果发现易于移除的异物,小心移除,不要盲目用手指清除。

2. 婴儿气道梗阻解除术　缓解婴儿气道梗塞的步骤与成人和儿童完全不同,如果发现一名婴儿气道梗塞,且还有反应,操作者首先坐下或跪下,并将婴儿放在膝盖上,让婴儿的脸朝下,趴在操作者的前臂上,让婴儿的头部稍低于胸部,用手撑住婴儿的头部和下颌,不要压到婴儿喉咙部位的软组织,操作者将前臂撑在大腿上,用掌根用力在肩胛骨中间的部位,拍打 5 次,每次拍打必须力道十足以排出异物。然后,将操作者另一只手放在婴儿的背部,用手掌撑住婴儿头部,操作者将婴儿夹在两个前臂之间,小心地把婴儿翻转过来,托住婴儿的头部和颈部,保持婴儿头部低于胸部,以实施胸外按压的方式,连续做 5 次向下的胸部快速按压,按压部位在乳腺以下胸骨下部,速率大约为 1 次/s,重复 5 次拍背和 5 次胸部快速按压,直至异物清除或婴儿失去反应。

四、心包穿刺术

临床上由于各种原因引起心包积液、积脓、积血时,由于纤维性心包伸缩性甚小,不易向外扩张,以致压迫心脏,影响心脏的正常活动,因此,必须进行心包穿刺,以引流心包内过多积液,降低压力,这是急性心包填塞的急救措施。此外,心包穿刺可抽取心包积液做化验检测和细菌培养,也可注射抗生素等药物,进行治疗。

(一)应用解剖

1. 心前区层次 由浅入深依次为皮肤、浅筋膜、深筋膜和肌层、肋间组织和胸内筋膜。

2. 心包 为包裹心及大血管根部的纤维浆膜囊,分为纤维性心包和浆膜性心包。纤维性心包是坚韧的纤维性结缔组织膜,下方与膈肌的中心腱紧密相贴,在胸骨下部的左侧及左侧第 4~6 肋软骨的胸骨端,直接与胸前壁相贴,此区称心包裸区。浆膜性心包分脏、壁两层,脏层紧贴心肌,在大血管根部反折至纤维性心包的内面,形成壁层。脏、壁两层互相移行,形成密闭潜在的心包腔,腔内有少量浆液,以减少心脏搏动时的摩擦。病理情况下,浆膜性心包分泌量增多,形成心包积液。大量积液可压迫心脏,使心浊音界扩大,听诊时心音减弱。在心包腔内,浆膜性心包脏、壁层转折处的间隙称心包窦,其中前下方位置较低,深 1.0~2.0 cm,心包积液常先积聚于此,经左剑肋角行心包穿刺可较安全地进入此处。

(二)应用要点

1. 穿刺部位 术前行 X 射线或超声检查确定穿刺部位,并估计积液程度。

(1)胸骨旁心包穿刺 穿刺点在左侧第 5、6 肋间隙,紧靠胸骨左缘,向内后脊柱方向进针。穿刺针经心包裸区进入心包腔。此部位操作难度较小,对着心脏下缘,是积液较多、损伤心脏可能性较小的部位,但有刺破胸膜的危险。因为左侧胸膜反折线是沿胸骨左缘下行的。然而在积液状态下心包扩大,胸膜腔和肺可能被推向外侧,此时在第 5 肋间隙紧靠胸骨左缘进针,可减少刺伤胸膜腔和肺的可能。

(2)剑突下心包穿刺 穿刺点在胸骨剑突与左第 7 肋软骨交角的部位,即左剑肋角顶部(图 4-15),穿刺针与腹壁角度为 30°~45°,针尖向后上方经膈刺入心包腔底部。此部位穿刺可避免刺伤胸膜和血管,比较安全。

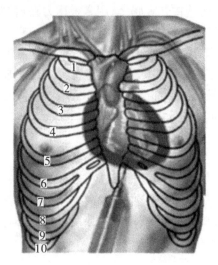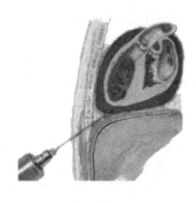

图4-15　心包穿刺示意

2. 体位　患者取坐位或半卧位。

3. 穿经层次

（1）胸骨旁穿刺点　依次经皮肤、浅筋膜、深筋膜和胸大肌、肋间内肌、胸内筋膜、纤维性心包及浆膜性心包壁层，进入心包腔。进针深度成人为 2.0～3.0 cm。

（2）剑突下穿刺点　依次经皮肤、浅筋膜、深筋膜和腹直肌、膈、膈胸膜、纤维性心包及浆膜性心包壁层，进入心包腔。进针深度成人为 3.0～5.0 cm。

4. 进针技术与注意事项

（1）进针速度要慢，掌握好穿刺方向和进针深度，当有进入心包腔的感觉后即回抽有无液体，如未见液体，针头亦无搏动感时，可缓缓边进针边回抽，若针头有搏动感时，应立即将针头稍后退，换另一方向抽取，避免伤及心及血管。

（2）抽液速度宜缓慢，首次抽液量以 100 mL 左右为宜，以后每次 300～500 mL，避免抽液过多导致心脏急性扩张。

（3）术中应密切观察患者的呼吸、脉搏、心率、心律的变化，有虚脱等情况，应立即停止穿刺，将患者置于平卧位，并给予适当处理。术后静卧。

五、心内注射术

心内注射术（intracardiac injection）是在抢救心搏骤停患者时，将注射针经胸前壁刺入心室腔，将药物直接注入心室内的复苏技术。为了避免药物对心肌的损伤，目前临床上逐渐采用经周围静脉给药，辅以心脏外按压的方法使心脏复苏。但在紧急情况下，心内注射仍是抢救心搏骤停的一项重要措施。

（一）应用解剖

1. 心的外形　心的外形似倒置的圆锥形（图4-16），前后略扁，分一尖、一底、两面、三缘。

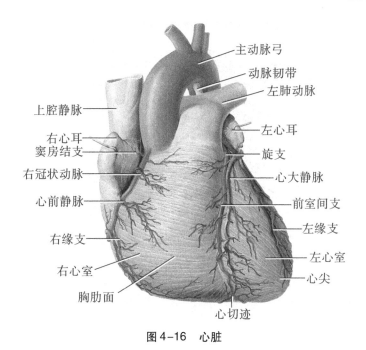

图4-16　心脏

（1）心尖　由左心室构成。朝向左前下方,位置平对第5肋间隙距锁骨中线内侧1.0～2.0 cm,可在此触及心尖搏动。

（2）心底　由左、右心房构成,朝向右后上方。从心底中央至心尖的连线即为心纵轴,此轴与身体的正中面及水平面约成45°。心底与出入心的大血管干相连。

（3）两面　胸肋面朝向左前上方,约3/4由右心室和右心房组成,1/4由左心耳和左心室构成。心在此面大部分被肺和胸膜覆盖,小部分隔心包与胸骨体下份和左侧第4～6肋软骨相贴,这是心内注射的解剖学基础。选择在胸骨左侧缘第4肋间进针做心内注射,不会伤及胸膜和肺。膈面近水平位,朝向下方并略向后倾斜,较平坦,膈心包与膈相邻,膈面约2/3由左心室,1/3由右心室构成。

（4）三缘　心左缘钝圆,大部分由左心室构成;右缘由右心房构成;下缘较锐利,近水平位,由右心室和心尖构成。

2. 心腔　心分为左、右心房和左、右心室4个腔,同侧的心房和心室之间有房室口相通,但左、右心房和左、右心室之间有房间隔和室间隔分隔,互不相通,由于心在发育过程中沿心纵轴轻度向左旋转,约与身体正中面呈45°角,故左半心位于右半心的左后方。

3. 心壁　由心内膜、心肌层和心外膜构成。正常情况下心室壁比心房壁厚,左心室壁比右心室壁厚。心内注射一般是将药物注入右心室,其室壁厚度男性为0.48 cm,女性为0.42 cm。左心室壁厚度男性为1.37 cm,女性为1.27 cm。

（二）临床应用

1. 进针部位

（1）心前区　心前区心内注射进针部位选在胸骨左侧缘第4肋间隙距胸骨左缘

0.5～1.0 cm 处,沿肋骨上缘进针(图 4-17),刺入右心室。

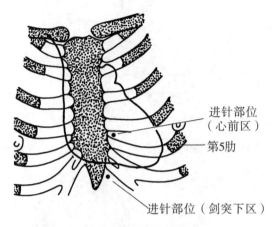

图 4-17　心内注射示意

（2）剑突下区　剑突下区注射应在剑突左侧肋弓下约 1.0 cm 处进针,针尖朝向心底方向刺入心室腔。

2.体位　患者取仰卧位

3.穿经层次　依次经皮肤、浅筋膜、胸大肌、肋间肌、胸内筋膜、心包、右心室前壁至心室腔内。

4.进针技术　垂直进针 3.0～4.0 cm,有回血后方可注药,以免将药物注入心壁。心前区注射刺入右心室的深度为 3.0～4.0 cm,左剑突下注射进针时,进针方向与腹壁成 45°斜向上刺入,深度为 5.0～6.0 cm。

5.注意事项

（1）心前区注射时进针部位要准确,不可偏外,以免刺破胸膜,造成气胸。

（2）心前区注射时不可紧贴胸骨左缘进针,以避免伤及胸廓内血管。

（3）心内注射时必须回抽有血时才能注入药物,不得将药物注入心肌,以免引起心律失常或心肌坏死。

六、胸膜腔穿刺术

胸膜腔穿刺术(thoracentesis) 是将穿刺针经胸壁穿刺入胸膜腔,抽出胸膜腔内积液进行定性检查,以明确诊断;治疗不同原因引起的气胸、血胸、脓胸、液气胸,以排除胸腔内的积液和积气,减少压迫症状;向胸膜腔内注射药物,如抗生素、抗结核药、抗癌药等进行治疗。穿刺部位和操作要点因目的不同而有较大差异。

（一）应用解剖

（1）肋间结构　包括肋间外肌、肋间内肌、肋间血管和神经。肋间血管与神经伴行于肋骨下缘内面的肋沟内。在肋间隙后部,由于肋沟消失,肋间血管和神经位于肋间隙中间,排列顺序不定。所以,背部做胸腔穿刺时宜在肋角外侧、紧贴肋骨上缘进针,以避免损伤肋间血管和神经。在肋间隙前部,肋间血管和神经穿入肋间内肌深面,并紧贴肋沟前行。排列关系自上而下为静脉、动脉和神经。在近肋角处,肋间血管和神经常发出分支,沿上位肋骨上缘走行。所以在肋间隙前部穿刺时,应在上、下肋之间刺入。

（2）胸膜与胸膜腔　胸膜是衬于胸壁内面和覆盖于肺表面的浆膜,分为脏层和壁层两部分。脏胸膜紧贴肺实质的表面,并深入到肺裂内;壁胸膜衬于胸壁内面、纵隔两侧和膈的上面。脏胸膜和壁胸膜在肺根处互相移行,共同围成密闭潜在的胸膜腔。腔内为负压,是吸气时肺扩张的重要因素(图4-18)。

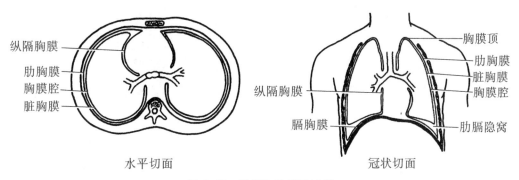

水平切面　　　　　　　　　　　冠状切面

图4-18　胸膜和胸膜腔示意

（3）胸膜隐窝　在壁胸膜各部相互移行转折处,形成一些间隙,当深吸气时,肺下缘也不能伸入其内,胸膜腔的这些部位称胸膜隐窝,主要有肋膈隐窝。肋膈隐窝是肋胸膜与膈胸膜返折处形成的潜在性腔隙,沿胸膜下界的体表投影线呈半环形,为胸膜腔的最低部位。各种原因引起的胸腔积液首先积存于此处。直立状态下,200 mL以内的积液,液平面还达不到膈顶平面。因此,肋膈隐窝是胸膜腔穿刺抽液的理想部位。

胸膜具有很强的分泌、吸收、修复和粘连的特性。当胸膜受到炎症等刺激时,分泌功能增强,当分泌能力超过其吸收能力时,形成胸腔积液。如果仅有少量积液,在药物的治疗下,依靠胸膜的自身吸收能力,不必做治疗性穿刺抽液。因为穿刺抽液本身也是一种刺激,可导致胸膜分泌物增多。临床病历证明,不少患者穿刺抽液后,在很短时间内又恢复至穿刺前的积液程度。部分患者在穿刺时还会出现出汗、心悸、面色苍白、胸部剧痛、呼吸困难等胸膜过敏反应。因此,除诊断性穿刺外,只有在积液量过大,有明显压迫症状,出现呼吸困难、缺氧等症状时,必须做治疗性穿刺抽液。

壁胸膜由肋间神经分布,对痛觉十分敏感,所以,麻醉时应逐层浸润直达壁胸膜。胸腔穿刺若损伤肋间神经,其疼痛可沿肋间神经向胸壁或腹壁放射。

（二）应用要点

1.穿刺部位　胸腔积液穿刺部位,应根据患侧呼吸音消失或叩诊实音区最明显的部位以及X射线检查或超声检查结果确定。通常在肩胛线上第7～9肋间隙,腋中线第5～7肋间隙的下位肋骨上缘进针。胸膜腔积气穿刺点通常选在患侧呼吸音消失及叩诊鼓音区,一般在锁骨中线第2或第3肋间隙,在上、下肋之间进针(图4-19)。

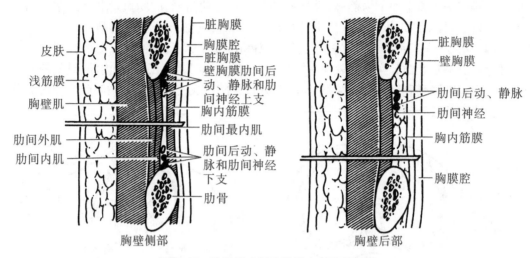

图4-19　胸壁层次及胸膜腔穿刺进针部位

2.体位　根据病情、穿刺部位确定穿刺体位,通常选择床上坐位、靠背椅上反坐位,危重者取半坐卧位,以穿刺区暴露好、操作方便为宜(图4-20)。必须强调的是确定穿刺体位时应与检查部位一致,防止穿刺位置失误。

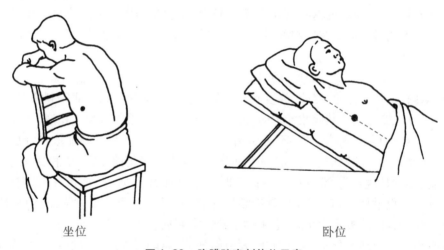

坐位   卧位

图4-20　胸膜腔穿刺体位示意

3.穿经层次　依次经皮肤、浅筋膜、深筋膜、肌层、肋间组织、胸内筋膜和壁胸膜,进入胸膜腔。

4.进针技术

(1)在选定的进针处,以左手拇指和示指沿肋间隙拉紧皮肤,使肋间隙暴露清楚,防止由于皮肤移动而改变穿刺点位置。

(2)穿刺针与皮肤呈垂直位,进针速度要缓慢,边进针边抽吸,当吸出液体或气体时即停止进针,以防刺伤肺。穿刺时针头要固定牢,勿上下左右摆动,以免划破肺。

5.注意事项

(1)根据穿刺部位决定进针部位,避免刺伤肋间血管和神经。

(2)操作过程中患者不能随意移动体位,不能咳嗽或深呼吸。

(3)穿刺抽液速度不可过快,量不可过大,以免出现纵隔移位。一般每次抽液量不能超过 1 000 mL。检查癌细胞时需 50 mL 立即送检,以免细胞自溶。

(4)穿刺点不宜过低,以免刺伤膈、肝、脾。

(5)注意密切观察患者反应,发现有心悸、出汗、胸部疼痛咳嗽、面色苍白、脉搏细弱等情况,应立即停止胸腔放液,并皮下注射 0.1% 的肾上腺素 0.3 ~ 0.5 mL。

(三)胸腔引流的装置

目前临床上广泛应用的是各种一次性使用的双瓶和三瓶胸腔引流装置。①双瓶水封闭式引流:A 瓶内收集引流液,B 瓶内装有 250 ~ 300 mL 生理盐水,接通后即可见长管内水柱升高至液平面以上 4.0 ~ 6.0 cm,随患者呼吸上下波动;若无波动,则提示引流管不通畅。②三瓶水封闭式引流:在双瓶式基础上增加了一个控制抽吸力的负压控制瓶。通常,传导到引流瓶内的抽吸力的大小取决于通气管没入液面的深度。当抽吸力超过没入液面的通气管的高度所产生的压力时,就会有外界空气吸入此引流系统中。若通气管没入液面下 15.0 ~ 20.0 cm,对该引流装置所施加的负压抽吸力不会大于 15.0 ~ 20.0 cm H_2O(1.47 ~ 1.96 kPa),可防止抽吸力过大引起胸膜损伤。

(四)胸腔闭式引流的护理

1.保持管道密闭　用凡士林纱布严密覆盖胸壁引流管周围;水封瓶始终保持直立,长管没入水中 3.0 ~ 4.0 cm;更换引流瓶或搬动患者时,先用止血钳双向夹闭引流管,防止空气进入;放松止血钳时,先将引流瓶安置低于胸壁引流口平面的位置;随时检查引流装置是否密闭,防止引流管脱落。

2.严格无菌操作　保持引流装置无菌,定时更换引流装置,并严格遵守无菌技术操作原则;保持胸壁引流口处敷料清洁、干燥,一旦渗湿,及时更换。引流瓶位置低于胸壁引流口平面 60 ~ 100 cm,依靠重力引流,以防瓶内液体逆流入胸腔,造成逆行感染。

3.保持引流通畅　定时挤压引流管,防止引流管受压、扭曲和阻塞。患者取半坐卧位,经常改变体位,鼓励患者咳嗽和深呼吸,以利胸膜腔内液体和气体的排出,促进肺复张。

4.观察记录引流　密切观察并准确记录引流液的颜色、性状和量;密切注意水封瓶长管中水柱波动的情况,以判断引流管是否通畅。水柱波动的幅度能反映呼吸道无效腔的大小及胸腔内负压的情况,一般水柱上下波动的范围为 4.0 ~ 6.0 cm。若水柱波动幅度过大,提示可能存在肺不张;若水柱无波动,提示引流管不通畅或肺已经完全复张;若患者出现气促、胸闷、气管向健侧偏移等肺受压症状,则提示血块阻塞引流管,应通过捏挤或使用负压间断抽吸引流瓶中的短管,促使其恢复通畅,并立即通知医师处理。

5.处理意外事件　若引流管从胸腔滑脱,立即用手捏闭胸壁切口处皮肤,消毒处理后,以凡士林纱布封闭切口,并协助医师进一步处理;若引流瓶损坏或引流管从胸壁引流管与引流装置连接处脱落,立即夹闭胸壁引流管,并更换引流装置。

6. 拔管护理　①拔管指征:留置引流管 48～72 h,如果引流瓶中无气体逸出且引流液颜色变浅,24 h 引流液量<100 mL,脓液<10 mL,胸部 X 射线显示肺复张良好无漏气,患者无呼吸困难或气促,即可考虑拔管。②拔管方法:协助医师拔管,嘱患者先深吸一口气,在深吸气末屏气,迅速拔管,并立即用凡士林纱布和厚敷料封闭胸壁切口,包扎固定。③拔管后护理:拔管后 24 h 内,应注意观察患者是否有胸闷、呼吸困难、发绀、切口漏气、渗液、出血和皮下气肿等,如发现异常及时通知医师处理。

7. 并发症的护理　①切口感染:保持切口敷料清洁、干燥并及时更换,同时观察切口有无红、肿、热、痛等炎症表现,如有异常,及时报告医师并采取抗感染措施。②肺部感染和胸腔内感染:因开放性损伤易导致胸腔或肺部感染,应密切观察体温变化及痰液性状,如患者出现畏寒、高热或咳脓痰等感染征象,及时通知医师并配合处理。

第三节　学以致用

一、实践目的

紧紧围绕"人人学科普、科普为人人"这一主题主线,广泛动员广大同学,以微视频、漫画、图片、宣传册、技能展示和教学等为载体,不同视角、不同侧面,向广大师生和人民群众生动展示有关胸部疾病的科普知识及急救技能,从而达到激发护生无私奉献的志愿服务精神,提升人民群众科普常识与急救素养的目的。

二、实践项目

1. 胸部疾病相关知识和技能宣讲手册、漫画作品征集。
2. 胸部疾病科普知识 PPT 制作和演讲。
3. 急救技能演示和教学。
4. 公众急救素养调查。

根据服务对象的不同,适当增减项目,并互留联络方式,定期进行健康科普知识和技能的普及。

三、实践方案

1. 科普资源库资源征集。
(1)征集时间:本章节学习完毕后 1 个月。
(2)征集对象:本学年全体学生。
(3)征集类型:科普类。

胸部健康与每一个人都息息相关,联系紧密,科普类资源征集最终是服务群众,科普类作品内容形式不限,如漫画、诗歌、顺口溜、胸部健康及急救知识和技能宣讲内容及视频皆可。作品要做到简单易懂,做到服务群众能够听懂、看懂。

2.志愿者团队组建

(1)组建对象:本门课程或急危重症护理课程成绩优异者,或有参加志愿活动积极主动者。

(2)志愿者团队构成:解剖学/急危重症护理学授课教师 2 名,学生 20 人。

(3)组建过程:各班主任/辅导员推荐—集中考核—演练—校内试讲。

3.志愿服务活动流程

(1)讲解遇见紧急情况时怎样实施自救和呼救及怎样正确拨打 120,启动应急反应系统。

(2)讲解胸部常见疾病、胸外心脏按压术、气道梗阻解除术、AED 的使用等。

(3)播放技能相关视频和真实病例视频。

(4)志愿者团队演示胸外心脏按压术、气道梗阻解除术、AED 的使用。

(5)一对一进行技能指导练习。

(6)发放科普手册及公众急救素养调查问卷。

四、实践总结

1.征集活动优秀作品进行表彰并存入科普资源库。

2.志愿者活动报道推荐至各宣传平台。

3.优秀作品、活动总结、调研结果参加各种比赛评审。

❖ 病例分析 ❖

病例 1:患者,女性,46 岁,自诉左侧乳房有一硬肿块,无疼痛感,检查发现其左侧乳房外上象限有一包块,局部皮肤增厚,表面有浅凹形成,左侧乳头明显高于右侧,腋窝触诊发现大而硬的淋巴结,诊断为乳腺癌。

讨论:

1.左侧乳房外上象限通过淋巴回流最有可能将癌细胞转移至何处?

2.癌细胞通过淋巴扩散还能转移到其他哪些部位的淋巴结?

3.皮肤增厚,表面有浅凹形成及乳头增高的原因是什么?

病例 2:一男青年被车撞伤,呼吸急促,发绀,右侧胸壁前外侧下部有一小撕裂伤,伤口未见空气出入。胸片显示,右侧腋前线第 4~8 肋骨骨折和右侧第 4~6 肋骨和肋软骨连接处骨折,无骨折碎片刺穿肺形成气胸的证据。

讨论:

1.数小时后,发现右侧胸腔扩大,呼吸音减弱,胸透可见胸腔积液,纵隔向左移动,急需行穿刺引流,胸腔穿刺的最佳位置在何处? 穿刺针经过哪些层次?

2.穿刺自胸膜腔抽出 1 000 mL 血液,患者的发绀立即消失,为什么?

3.造成血胸的血液来源可能有哪些?

第五章 腹 部

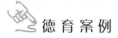

德育案例

感动中国人物——吴孟超

中国肝胆外科之父吴孟超说:"我一定要做外科医生,而且还要做个最好的外科医生。"正是坚定的信念和坚守了初心,吴孟超克服重重困难,站在了手术台上,这一站,就是75年。

有关吴孟超的每一个数字,都令人惊叹不已,从医78年,九旬高龄坚守在手术台上,97岁才正式退休;一生产出重大医学成果30多项,做了1.6万台重大肝脏手术;他创立了肝脏"五叶四段"理论,把中国的肝癌手术成功率从不到50%提高到90%以上。

作为医药卫生类的学生,我们应学习、传承、并且发扬吴孟超老先生毅然归国、坚定信念的爱国主义民族情怀,在求学的路上坚守初心,坚守求真务实的优秀品质,坚守医者仁心的奉献精神,增强职业责任感,树立崇高的理想信念,从而更好地服务社会。

腹部位于胸部和盆部之间,包括腹壁、腹腔和腹腔脏器。腹部除后方以脊柱为支架外,前面和外侧面缺乏骨性结构的保护,在创伤中受损程度较高,加之腹腔内脏器数量多,故腹部疾病发生率很高。在临床各科中均占有重要位置。

第一节 基础解剖

一、境界和分区

(一)境界

1.腹壁的境界 上界由剑突、肋弓、第11肋前端、第12肋下缘至第12胸椎棘突的连线;下界为耻骨联合上缘、耻骨嵴、耻骨结节、腹股沟韧带、髂嵴至第5腰椎下缘的连线;两侧以腋后线为界,分为腹前外侧壁及腹后壁。

2.腹腔的境界 腹腔的境界与腹壁的体表境界不一致。其上界为膈,呈穹隆状突向胸廓,顶部可达第4、5肋间隙水平,因此,位于上腹部的肝、脾、胃等器官可受到胸廓的保护。下方通过骨盆上口与盆腔相通,小肠等腹腔脏器常位于盆腔内。故腹腔的范围远比腹部体表境界大。

（二）分区

为便于描述腹腔内脏器的大致位置,叙述和准确记录病变或损伤的位置,临床需要将腹部分区,常用的分区方法有2种。

1. 九区定位　用两条水平线及两条垂直线将腹部分为9个区,即"九分法"。上水平线为经过两侧肋弓下缘最低点的连线,下水平线为经过两侧髂结节的连线;两条垂直线分别为经过左、右腹股沟制带中点的垂直线。借4条线将腹部分为9个区,上腹部有腹上区及左、右季肋区;中腹部有脐区及左、右外侧区;下腹部有腹下区及左、右髂区(图5-1)。

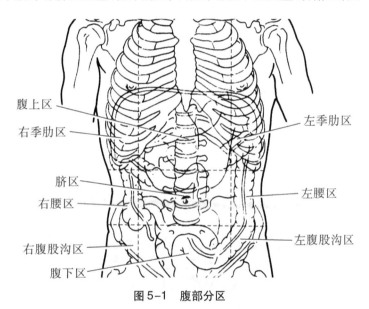

图5-1　腹部分区

腹腔主要器官在各区内有较为恒定的投影位置,但可随年龄、体型、体位、消化道充盈程度及腹肌紧张程度的不同而有变化,一般情况下成人各器官在腹前壁的投影如下(表5-1)。

表5-1　腹腔主要器官的体表投影

右季肋区	腹上区	左季肋区
肝右叶大部分	肝右叶小部分、肝左叶大部分	肝左叶小部分
部分胆囊	胃幽门部及部分胃体	胃贲门、胃底及部分胃体
结肠右曲	胆囊、胆总管、肝动脉、肝门静脉	脾、胰尾
右肾上部	十二指肠、胰大部分	结肠左曲
右肾上腺	部分肾及肾上腺腹主动脉、下腔静脉	左肾上部、左肾上腺

续表 5-1

右外侧区	脐区	左外侧区
升结肠	胃大弯(胃充盈时)	降结肠
部分回肠	大网膜、横结肠	部分空肠
右肾下部	十二指肠小部分、空回肠大部分 腹主动脉、下腔静脉、左、右输尿管	左肾下部
右髂区	**腹下区**	**左髂区**
盲肠	部分回肠	大部分乙状结肠
阑尾	膀胱(充盈时)、子宫(妊娠时)	回肠祥
回肠末端	乙状结肠小部分	

2.腹上区小9区定位 临床上常因腹上区脏器病变较多,其深、浅位置与邻近关系复杂,临床应用价值较大,而将腹上区又划分为 9 个小区定位(图 5-2)。即 1 区内有肝, 2 区内有肝及贲门,3 区内有胃底,4 区内有胆囊及胆管,5 区内有胃窦,6 区内有胃体, 7 区内有十二指肠及幽门,8 区内有胃体一部分及深部的胰,9 区内有横结肠及左肾下部。

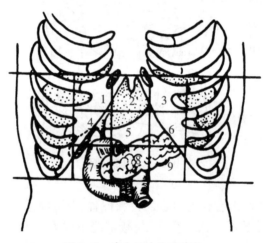

图 5-2 腹上区小 9 区定位

此外,临床还常用四分法,用通过脐的垂直线和水平线将腹部分为左、右上腹部和左、右下腹部 4 个部分。

二、表面解剖

(一)体表标志

1.脐(omphalos) 位于腹前壁正中线中部,其后方一般与第 3～4 腰椎间隙平齐。在胎儿,脐部有血管通过,腹前外侧壁各层于脐部融合。出生后,当脂肪聚集于皮下组织时,脐环周围皮肤隆起,脐凹陷。

2. 髂嵴(iliac crest)　位于髂骨的上缘,全长都可在体表扪及。髂嵴向前止于髂前上棘,在髂前上棘后方5.0~7.0 cm处向外的突出为髂结节。通过左、右髂嵴最高点的连线平第4腰椎,是临床进行腰椎穿刺时定位的标志。右髂前上棘与脐连线的中、外1/3交点处是阑尾根部的体表投影。髂前上棘还是测量下肢长度的重要标志。

3. 耻骨联合(pubic symphysis)　在腹前正中线的下端,易于触及。耻骨联合上缘是小骨盆入口的界线之一。空虚状态的膀胱位于耻骨联合上缘平面以下,当膀胱充盈,可超出耻骨联合上缘。

4. 腹股沟(groin)　由髂前上棘至耻骨结节之间的浅沟,因此处的皮下脂肪少于股部和腹部所致。其深面为腹股沟韧带。是腹部与股部的分界线。

5. 白线(white line)　贯穿腹前壁全长。由腹壁阔肌的腱膜交织而成。脐以下白线较窄,脐以上逐渐加宽,体形瘦的人在体表可见到一条浅沟。

(二)体表投影

1. 腹股沟管浅环(superficial inguinal ring)　位于耻骨嵴外上方,正常可容纳一指尖。

2. 腹股沟管深环(deep inguinal ring)　位于腹股沟韧带中点上方约1.5 cm处。

3. 腹股沟管(inguinal canal)　相当于腹股沟韧带内侧半上方一横指的范围内,是从外上斜向内下的肌筋膜裂隙,与腹股沟韧带平行。男性腹股沟管长4.0~5.0 cm,内含精索。

4. 腹腔器官体表投影

(1)肝的体表投影　肝上界与膈穹隆一致,最高点在右侧相当于右锁骨中线与第5肋的交点,左侧相当于左锁骨中线与第5肋间隙的交点。肝的下界,右侧与肋弓一致,在腹上区可达剑突下3.0~5.0 cm。小儿肝的体积相对较大,其下界可超出右肋弓的下缘2.0~3.0 cm。正常成人平静呼吸时,肝上、下界可随膈上、下移动2.0~3.0 cm。当肝本身发生病变或腹水、胸腔积液等情况下,均可影响肝的位置。

(2)胆囊底的体表投影　胆囊底突出于肝前缘,与腹前壁相贴,其体表投影部位相当于右锁骨中线与右肋弓相交形成的夹角处(或以右侧腹直肌的外侧缘与右肋弓的交点处),是临床上触诊胆囊的部位。胆囊本身位置、形态变异可影响胆囊底的体表投影,影响肝位置的因素,也可影响胆囊底的体表投影的位置。

(3)阑尾根部的体表投影　阑尾盲端的位置可指向任何方向,但根部的位置恒定。阑尾根部的体表投影位置相当于右髂前上棘与脐连线的中、外1/3的交点处,此点称麦氏点。阑尾炎时,此点有压痛。

★联系临床

腹部常见疾病压痛点

胆囊压痛点:如患者存在胆囊疾病,按压会有明显疼痛感。麦氏点:用于诊断是否存在阑尾炎。前肾点:判断患者是否存在肾盂肾炎等肾脏炎症。上输尿管点:如果患者伴有明显按压痛,可能是上输尿管结石、输尿管梗阻所致。肋脊角:通过按压肋脊角判断肾脏情况。

三、腹壁层次

腹前外侧壁由浅入深可分为6层,依次为皮肤、浅筋膜、肌层、腹横筋膜、腹膜外筋膜和壁腹膜(图5-3)。

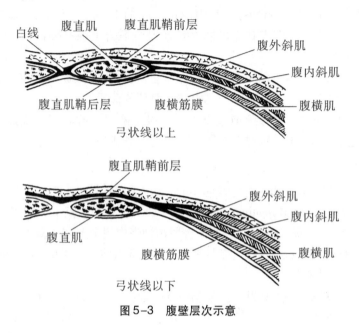

图5-3　腹壁层次示意

(一)皮肤

腹前外侧壁的皮肤薄而富有弹性,皮肤纹理横行,除腹股沟处、腹前正中线和脐外,其他部位的皮肤与皮下组织连结较疏松,移动性较大,可适应妊娠时或病理情况下腹内压增大时的腹部膨胀。临床外科常选择腹前外侧壁的皮肤为游离皮瓣供皮区。

(二)浅筋膜

浅筋膜由疏松结缔组织构成,并与身体其他部位的浅筋膜相续。脂肪厚度因人而异,可有较大差别。在脐平面以下浅筋膜分为两层:浅层富含脂肪组织,即Camper筋膜,向下与股部的浅筋膜相延续;深层为富有弹性纤维的膜样层,即Scarpa筋膜,在中线处附着于白线,向下于腹股沟韧带下方一横指处,终于股部深筋膜。但在耻骨结节之间的部分,越过耻骨联合仍继续向下到阴囊,与会阴浅筋膜即Colles筋膜及阴囊肉膜相延续。当尿道球部外伤引起尿外渗时,尿液可从会阴浅隙渗入到腹壁下部。浅筋膜内走行有腹壁浅血管、浅淋巴管和皮神经。

1.浅动脉　在脐上方有肋间后动脉与腰动脉的分支。在脐以下有两条重要的浅动脉。腹壁浅动脉从腹股沟韧带中、内1/3交点进入腹前壁下部,走向脐部;旋髂浅动脉走向髂前上棘(图5-4)。由于管径相对较粗,在显微外科中,常以上述动脉为轴心的分布区作为带血管蒂皮瓣移植的供皮区。

2.浅静脉　腹前外侧壁浅静脉丰富,彼此吻合成网,尤以脐区更为丰富(图5-4)。

脐以上的浅静脉经胸腹壁静脉汇入腋静脉。脐以下的浅静脉经腹壁浅静脉汇入大隐静脉,从而形成了上、下腔静脉之间的沟通和联系。

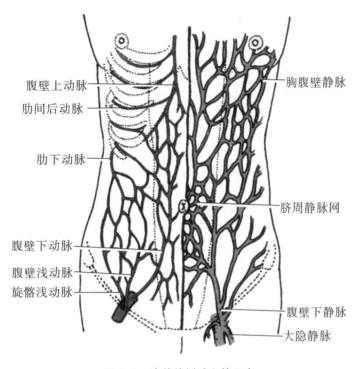

图5-4 腹前外侧壁血管示意

3. 浅淋巴管 脐以上者注入腋淋巴结,脐以下者汇入腹股沟浅淋巴结。

4. 皮神经 腹前外侧壁由第7~11对肋间神经与肋下神经的皮支以及第1腰神经的皮支分布,它们的分布与胸壁相似,呈明显的节段性:第6对肋间神经分布于剑突平面;第8对肋间神经分布于肋弓平面;第10对肋间神经分布于脐平面;第12对肋间神经分布于脐与耻骨联合连线的中点平面;第1腰神经分布于腹股沟韧带的上方。临床常以上述标志检查皮肤感觉障碍的节段,有助于对脊神经或脊髓损伤做定位诊断,以及硬膜外麻醉时判断麻醉平面。

★ 知识拓展

腹壁浅反射

腹壁对腹腔脏器起保护作用,因此器官病变或受伤时腹壁会有反应。检查时患者仰卧位,腹壁肌肉放松,检查者快速地从水平位或外侧向中线即脐部划动皮肤,可以诱发腹壁浅反射,此时常可觉察到腹部肌肉收缩。腹壁皮肤的任何损伤均可诱发快速的腹部肌肉收缩反射。

(三)肌层

腹前外侧壁肌层形成腹前外侧壁坚固而有弹性的支撑,具有保护腹腔脏器免受损伤,协助维持或增加腹压,参与呼吸运动和活动躯干,维持姿势的作用。腹前外侧壁肌层由腹前正中线两侧的腹直肌和其外侧的三层阔肌构成。腹直肌位于白线两侧,占腹前壁全长。三层阔肌由浅入深依次为腹外斜肌、腹内斜肌和腹横肌。三层阔肌在腹直肌外侧缘移行为腱膜,构成腹直肌鞘。腹直肌位于腹直肌鞘内。该鞘分前、后两层,前层完整,后层在脐下 4.0~5.0 cm 处缺如,形成一弓状的游离缘,称弓状线。在腹前正中线上,三层阔肌的腱膜交织,构成白线。在腹内斜肌和腹横肌之间以及腹直肌深面,有腹壁深层血管、神经和淋巴管穿行。

(四)腹横筋膜

腹横筋膜位于腹横肌和腹直肌鞘深面,为腹内筋膜的一部分。腹横筋膜在上腹部较薄弱,接近腹股沟韧带和腹直肌外侧缘处逐渐增厚。腹横筋膜与腹横肌结合疏松易于分离,但与腹直肌鞘后层连结紧密,手术时常作为一层切开。腹横筋膜在腹股沟管深环处呈漏斗状突出,包绕精索,延续为精索内筋膜。

(五)腹膜外筋膜

腹膜外筋膜又称腹膜外脂肪,为腹横筋膜与壁腹膜之间的疏松结缔组织,向后与腹膜后间隙的疏松结缔组织相连续。在下腹部聚积较多脂肪,将腹横筋膜与壁腹膜分隔,形成潜在的腹膜外间隙。临床可通过此间隙对子宫、膀胱、肾等器官的手术,在腹膜外施行。

(六)壁腹膜

壁腹膜为腹前外侧壁的最内层,向上移行为膈下腹膜,向下延续于盆腔的腹膜。壁腹膜受躯体神经支配,疼痛定位准确,在腹膜炎时可引起剧烈疼痛,并反射性地引起腹肌强直。

第二节　应用要点

一、腹前外侧壁常用手术切口

腹腔和盆腔内器官的疾病有时需要手术治疗。腹前壁因肌肉菲薄,没有骨骼,是大多数腹、盆腔脏器手术的入路。外科医生可经不同的切口进入腹腔。选择手术切口的原则首先要考虑手术目的,以便于充分暴露并易于接近手术脏器;其次是尽量减少腹壁血管、神经、肌肉的损伤,有利于切口愈合。因此在做切口前,医生必须考虑肌纤维方向、腱膜和神经的位置、血管的分布等因素。腹部常用手术切口有多种(图5-5),但每种都有各自的优缺点,需要结合病变器官位置和手术区域进行选择。

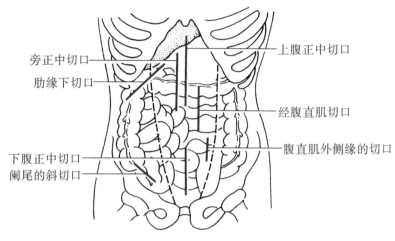

图5-5　腹壁手术切口示意

(一)纵切口

纵切口位于腹直肌的范围内,其优点是可以扩大延长。

1.正中切口　沿腹前正中线(白线)切开,依次经过皮肤、浅筋膜、白线、腹横筋膜、腹膜外脂肪和壁腹膜,进入腹腔。切开时应从左侧绕过脐环,以免损伤肝圆韧带。此切口层次简单,能快速地切开腹壁进入腹膜腔,损伤血管、神经少,是腹部常用的手术切口之一。但由于此处血液供应差,术后愈合较慢,有时发生切口裂开或切口疝。该切口适用于腹腔探查术,下腹部正中切口常用于女性盆腔脏器手术。

2.旁正中切口　于腹前正中线外侧 1.0~2.0 cm 所做的与中线平行的切口,依次经过皮肤、浅筋膜、腹直肌鞘前层、腹直肌(游离其内侧缘后拉向外侧)、腹直肌鞘后层、腹横筋膜、腹膜外脂肪和壁腹膜,进入腹腔。该切口损伤血管、神经较少,腹直肌不受损伤,层次较多,故术后愈合较好,能耐受一定的腹内压力,不易引起切口疝。切口可视手术需要延长,为常用的手术切口。术后在切口内侧至中线处皮肤有一段时间的麻木感。

3.经腹直肌切口　距正中线 3.0~5.0 cm,纵行切开腹直肌鞘的前层,切断腹直肌后鞘及腹膜,钝性分离腹直肌。切口层次除经腹直肌正中纵分腹直肌外,其余同旁正中切口。该切口损伤血管、神经和肌肉较多,但手术野暴露良好,亦为常用的手术切口。术后切口内侧至中线处皮肤麻木感的时间较长。

4.旁腹直肌切口　切口层次同旁正中切口,但在半月线的内侧 2.0 cm 处切开腹直肌鞘前层,游离腹直肌外侧缘后拉向内侧。该切口损伤血管和神经的机会较多,易造成术后腹直肌萎缩。

(二)斜切口

斜切口常在腹前外侧壁阔(扁)肌区进行。

1.肋缘下切口　在右侧用于肝胆手术,在左侧用于暴露脾。切口沿肋弓下方 2.0~3.0 cm 处切开皮肤、浅筋膜、腹壁三层扁肌、腹横筋膜、腹膜外脂肪和壁腹膜,进入腹腔。此切口的优点是能充分暴露季肋区器官,易于操作,但损伤血管、神经和肌肉较多,术后皮肤无感觉区较大。

2. 阑尾切口　又称为麦氏(McBurney)切口。在右髂前上棘与脐连线的中、外 1/3 交点处作与此线垂直的由外上斜向内下的切口,长 5.0 ~ 7.0 cm。依次经过皮肤、浅筋膜、腹外斜肌腱膜,按肌纤维方向分离腹内斜肌和腹横肌、腹横筋膜、腹膜外脂肪和壁腹膜,进入腹腔。

(三)横切口

除脐环外,横切口可作于肋弓和髂嵴之间的任何水平,沿皮纹切开两侧腹前外侧壁的全部肌肉,暴露彻底,能满足腹腔内巨大肿物的切除,缝合张力小。切口横贯腹前壁,与皮纹走向平行,和肋间血管、神经走向一致,因而对血管、神经损伤少,但损伤的肌肉较多。

1. 上腹部横切口　在脐上约三横指水平处,横贯上腹,两端过腹直肌外侧缘,层次与经腹直肌切口相同。

2. 下腹部横切口　位于两侧髂前上棘之间,中间稍向下,中点约在耻骨上 5.0 cm 处的弧形切口。切口层次除缺少腹直肌鞘后层外,余同上腹部切口,多用于剖宫产及子宫全切除术。

(四)联合切口

1. 胸腹联合切口　常在纵切口的基础上经肋和肋间隙切开胸壁及膈,能较好地显露结肠上区的器官。但手术操作难度高,损伤的组织较多。

2. 腹壁会阴联合切口　在左下腹部切开并同时做会阴部切开,多用于直肠癌根治术。

二、腹腔穿刺术

腹腔穿刺术(puncture of abdominal cavity)是将穿刺针从腹前壁刺入腹膜腔的一项诊疗技术。其目的有抽出腹腔积液进行检验,以明确腹腔积液的性质,协助诊断;适量抽出腹水,以减轻患者腹腔内的压力,缓解腹胀、呼吸困难等症状;向腹膜腔内注入药物等。

★ 知识拓展

四大穿刺

胸腔穿刺、腹腔穿刺、腰椎穿刺、骨髓穿刺俗称临床"四大穿刺",是临床上最常用的 4 种基本操作技能,也是每位医疗人员在临床工作中必须掌握的基本功。胸腔穿刺是明确胸腔内有无气体、积液,方法简单可靠。腹腔穿刺是诊断腹腔积液(血),是临床常用的辅助诊断方法。腰椎穿刺用于诊断脑部疾病、测定颅内压,或用于药物治疗。骨髓穿刺是通过抽取骨髓做细胞学、细菌学或寄生虫检查的一种常用诊断技术。

（一）应用解剖

1. 皮肤与浅筋膜　腹部皮肤薄而富有弹性,下腹部皮肤更具移动性和伸展性。浅筋膜内含脂肪和疏松结缔组织,此层的厚薄直接关系到进针的深度。一般成人下腹部腹壁全层厚度为 1.0 ~ 2.0 cm,而肥胖者,仅此层即可超过 2.0 cm。体质甚差或长期大量腹水患者,腹壁厚度可小于 1.0 cm。浅筋膜内浅静脉较为丰富,当门静脉高压时,引起脐周静脉怒张,这类患者在穿刺时应予以注意。

2. 肌层　包括腹直肌和其外侧的三层阔肌。三层阔肌的纤维相互交叉排列,以增强腹壁抵抗力。

3. 腹壁下血管　腹壁下动脉位于腹横筋膜前方。该动脉的体表投影相当于腹股沟韧带中、内 1/3 段交界处与脐的连线。因此,左下腹穿刺宜在脐与左髂前上棘连线的中、外 1/3 交界处刺入,若穿刺点偏内,有损伤腹壁下血管的危险。

4. 腹前壁的神经　腹前壁由第 7 ~ 11 对肋间神经、肋下神经、髂腹下神经、髂腹股沟神经支配,它们自上而下呈节段性分布于腹前外侧壁的皮肤、肌肉和壁腹膜,所以穿刺时局部浸润即可达到麻醉目的。

5. 腹横筋膜　与肌肉结合疏松,但与腹直肌鞘后层紧密相连。在接近腹股沟韧带和腹直肌外缘处逐渐增厚致密。穿刺通过此层时有突破感,易被误认为已进入腹膜腔。

6. 腹膜外脂肪　上腹部较薄,下腹部特别是腹股沟区较厚。此层与腹膜后间隙的疏松组织相连续,如果穿刺后腹水从刺破的壁腹膜外漏,很容易进入和积聚在腹膜外脂肪内,并向腹膜后间隙扩散。为此,穿刺完成后除立即束以多头腹带外,只要病情允许,患者应暂取平卧位,以减小下腹部压力。对已形成大量腹水初次穿刺的患者,在诊断性穿刺的同时,应放出适量腹水,以降低腹压。

7. 腹膜及腹膜腔　腹膜为薄层光滑的浆膜,衬于腹壁内面的称壁腹膜,包于脏器表面的称脏腹膜,脏腹膜和壁腹膜两层互相移行,围成的潜在腔隙称为腹膜腔。男性腹膜腔为一密闭的腔隙,女性腹膜腔借输卵管、子宫、阴道与外界相通。由于腹水对输卵管的压迫,腹水不会沿上述途径自行排出。

腹膜壁层和脏层互相移行,在移行的部位形成网膜、系膜和韧带。穿刺时涉及的腹膜形成的结构及包裹的脏器有:①空、回肠及其系膜,该系膜较长,空、回肠活动度较大,容易受腹水的影响而改变位置;②乙状结肠及其系膜,该系膜长,活动度较大,可降入盆腔,也可移至右下腹;③膀胱位于盆腔内,其形态和位置随功能状态不同有很大变化,膀胱充盈时,其顶部可明显高于耻骨联合上缘,故穿刺时,必须嘱患者排空尿液。

（二）应用要点

1. 腹水对脏器位置的影响　除腹膜外位器官和盆腔器官外,腹腔内的大部分器官有活动性,在腹水的"漂浮"作用下,容易改变原有的位置。当穿刺放出大量腹水时,腹膜腔压力骤降,腹壁松弛,被推移的脏器复位,或超复位下降,结果牵拉系膜和血管神经,患者会出现腹部不适。

2. 穿刺部位与穿经层次

（1）下腹部正中旁穿刺点　脐与耻骨联合连线的中点上方 1.0 cm（或连线的中 1/3

段)偏左或偏右1.0~2.0 cm,依次穿过皮肤、浅筋膜、白线或腹直肌内缘、腹横筋膜、腹膜外脂肪和壁腹膜,进入腹腔。此处无重要器官,穿刺较为安全。

(2)左下腹部穿刺点　脐与左髂前上棘连线的中、外1/3段交界处(图5-6),依次穿过皮肤、浅筋膜、腹外斜肌、腹内斜肌、腹横肌、腹横筋膜、腹膜外脂肪、壁腹膜,进入腹腔。此处可避免损伤腹壁下动脉。

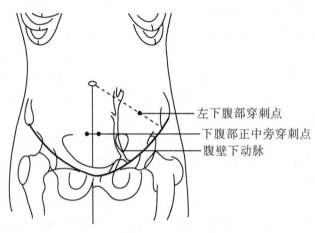

图5-6　腹腔穿刺点示意

(3)侧卧位穿刺点　脐平面与腋前线或腋中线交点处,穿经层次同左下腹部穿刺点。此处穿刺多用于腹膜腔内少量积液的诊断性穿刺。

3.体位　根据病情需要患者可取坐位、半卧位或平卧位,尽量使患者舒服,以便耐受较长时间的操作。对疑有腹腔内出血或腹水量少患者进行实验性穿刺,取卧位为宜。

4.进针技术　对诊断性穿刺及腹膜腔内注入药物者,选好穿刺点后,穿刺针垂直刺入即可。对腹水较多患者,穿刺针自穿刺点斜行方向刺入皮下,然后再使穿刺针与腹壁呈垂直方向刺入腹膜腔,以防腹水自穿刺点漏出。

5.注意事项

(1)进针速度不宜过快,以免刺破漂浮在腹水中的肠管。术前嘱患者排尿,以防损伤膀胱。进针深度视患者腹壁情况而定。

(2)放腹水速度不宜过快,量不宜过大。初次放腹水者,一般不要超过2 000 mL,并在2 h以上的时间缓慢放出,同时逐渐紧缩腹带。

(3)腹腔注入气体时,要掌握注气速度和注气量,逐渐调整腹压,以免引起患者恶心、呕吐等胃肠道刺激症状。

(4)放腹水期间注意观察患者呼吸、脉搏、面色及神志等,如有异常,应停止放液。

★ **联系临床**

腹腔镜检查

腹腔镜检查是将腹腔镜自腹壁插入腹腔或盆腔内,观察病变形态、部位,必要时取有关组织做病理检查,以明确诊断的一项操作技术。做腹腔镜检查时,需向腹腔内注入 2 000 ~ 3 000 mL CO_2 形成气腹,在脐下 1 cm 处刺入套针管,将腹腔镜自套管插入腹腔或盆腔,观察内脏器官,对可疑病灶取活检。

三、胃和十二指肠置管术

胃和十二指肠置管术(encheiresis of stomach and duodenum)是经口腔或鼻腔入路,将导管经咽、食管进入胃或十二指肠内,进行洗胃、输入营养物质或注射药物等。临床用于洗胃、鼻饲、抽取胃液十二指肠液或对胃、十二指肠疾病进行检查。

(一)应用解剖

1. 口腔 口腔以上、下颌牙及牙槽弓为界,将其分为口腔前庭和固有口腔两部分,当上、下颌牙咬合时,口腔前庭借第 3 磨牙后方的间隙与固有口腔相通。临床上对牙关紧闭的患者,可经此间隙插入胃管。固有口腔上壁为硬腭和软腭;下壁为口腔底部的软组织;前界和两侧界为上、下颌牙及牙槽弓;后界为咽峡。咽峡由腭垂、两侧的腭舌弓和舌根共同围成,是口与咽的通道。

2. 鼻 两侧鼻翼间向前最高点为鼻尖,鼻尖为插胃管时作为预测食管长度的起点。鼻腔是由骨和软骨围成的腔,内面覆以黏膜并被鼻中隔分为左、右两腔。每侧鼻腔分鼻前庭和固有鼻腔,固有鼻腔鼻中隔与鼻甲之间称为总鼻道,插胃管时胃管经鼻前庭通过总鼻道至鼻后孔。固有鼻腔的形态受下鼻甲及鼻中隔的形态影响而改变。鼻中隔偏曲、下鼻甲肥大时,可使一侧鼻腔狭窄,影响胃管通过。故经鼻腔插胃管时,应先检查和比较两侧鼻腔通气情况,选择通气较好的一侧进行插管。

3. 咽 呈前后略扁的漏斗状肌性管道,全长 12 cm,是消化和呼吸的共同通道。咽上端附于颅底,下端在第 6 颈椎的下缘处与食管相续。咽的后壁和两侧由咽缩肌围成,咽的前壁不完整,分别与鼻腔、口腔和喉腔相通。咽腔后壁黏膜深层有咽扁桃体,咽部黏膜含有三叉神经、舌咽神经、迷走神经的感觉神经末梢,感觉非常敏感,插管时极易引起呕吐反射。

4. 食管 呈前后略扁的肌性管道,上端在第 6 颈椎的下缘起于咽,下端在第 11 胸椎体左侧连于胃贲门。食管的长度与躯干长度呈正比,成年男性长 25.3 cm,女性 23.6 cm,新生儿为 8.0 ~ 10.0 cm。食管在脊柱前面下行,依所经过的部位分为颈、胸、腹 3 段。颈段长约 5.0 cm,居颈椎和气管之间;胸段长 18 ~ 20 cm,前面有气管、左主支气管和心包;腹段最短,长约 1.0 cm,自食管裂孔至贲门,其前方邻近肝左叶。

食管的管径有 3 处狭窄:第 1 处位于食管起始部,距中切牙约 15 cm;第 2 处位于食管与左主支气管交叉处,距中切牙约 25 cm;第 3 处位于食管穿膈处,距中切牙约 40 cm。

深吸气时膈收缩,使第3处狭窄更为狭窄(图5-7)。食管的狭窄部位是食管损伤、炎症、肿瘤的好发部位,异物也易于在此滞留。随着医学科学的发展,通过食管插管检查的方法日益增多,在插管时通过狭窄部位均易引起食管黏膜的损伤。

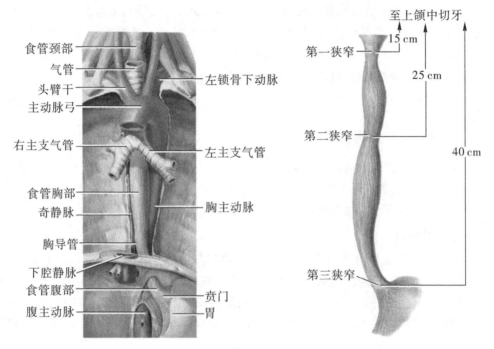

图5-7　食管位置及狭窄

5. 胃　是膨大的肌性囊状器官,具有容纳食物、分泌胃液、进行初步消化的功能。胃的形态受体位、体型、年龄、性别和胃充盈状态等多种因素的影响,胃在完全空虚时略呈管状,高度充盈时呈球囊形。中等充盈程度的胃大部分位于左季肋区,小部分位于腹上区。成人的胃容量1 000 ~ 3 000 mL,儿童的胃容积在1周岁时约300 mL,3周岁可达600 mL,可作为一次注入液体量的依据。胃分前、后两壁、上、下两缘。上缘较短,称胃小弯,下缘凸而长,称胃大弯,约为胃小弯长度的4倍。胃的入口叫贲门,与食管相连,出口称幽门,与十二指肠相续。胃分为贲门部、胃底、胃体和幽门部4个部分(图5-8)。在幽门处,胃壁的环形平滑肌增厚,形

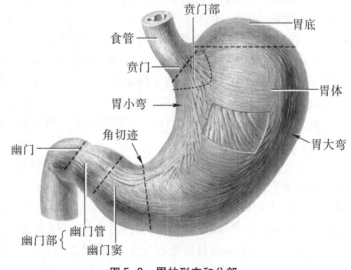

图5-8　胃的形态和分部

成幽门括约肌,幽门内面的环行黏膜皱襞称幽门瓣。

★知识链接

胃造口术

胃造口术就是在胃前壁与腹壁之间建立一个通向体外的通道,作为患者的营养供给途径或暂时性的胃引流措施。胃造口术分暂时性及永久性两类。暂时性胃造口的内壁是由胃浆膜层内翻形成的。瘘口内需放置一导管,拔除此管后即可自行愈合。永久性胃造口的内壁由胃黏膜构成。黏膜管道直接开口于皮肤,无须长期留置导管,可较长时间维持。开口可用于进食、进水。

6.十二指肠

(1)十二指肠的位置　十二指肠为上消化道的末端,长 20~25 cm,介于胃和空肠之间,呈"C"形环抱胰头(图5-9)。除幽门端和空肠端外,大部分位于腹膜后,在第 1~3 腰椎体高度紧贴腹后壁,位置固定。故胰头附近的癌肿可压迫十二指肠,引起变形或梗阻。

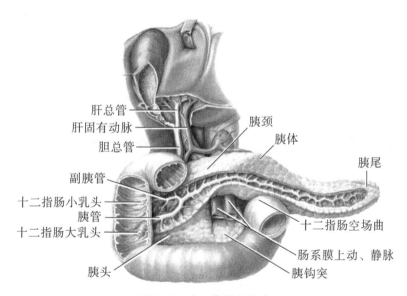

图5-9　十二指肠和胰腺

(2)十二指肠的分部

1)上部:又称球部,长约5.0 cm,起于胃幽门,呈水平位行向右后方,至胆囊颈的后下方急转向下移行为降部,移行部的弯曲为十二指肠上曲。十二指肠球部是溃疡的好发部位。

2)降部:长 7.0~7.5 cm,沿第 2 腰椎右侧垂直下行,至第 3 腰椎下缘处急转向左移行为水平部。移行部的弯曲为十二指肠下曲。降部肠黏膜环状皱襞较多,其后内侧壁有一条纵行皱襞,称十二指肠纵襞,纵襞下端有十二指肠大乳头,是胆总管和胰管在肠腔的开口。其中 66% 开口在降部的下 1/3 段,27% 开口在降部的中 1/3 段,距幽门 7.5 ~ 10.0 cm。

3)水平部:长 10 ~ 12 cm,自十二指肠下曲开始,从右向左横过脊柱,至第 3 腰椎左侧续于升部。

4)升部:长约 2.0 cm,由水平部开始沿脊柱左侧向上升至第 2 腰椎左侧急转向前下,构成十二指肠空肠区。它被十二指肠悬韧带固定在右膈脚上。十二指肠悬韧带是手术时确认空肠起始端的标志。

(二)临床应用

1. 体位　根据病情需要,患者取坐位、侧卧位、半卧位或仰卧位。

2. 插管途径　根据患者情况选择经口腔或鼻腔插管。对牙关紧闭的患者经口腔插管,应从第 3 磨牙后方的间隙进入。

3. 插管长度　相当于自患者鼻尖或口唇经耳垂到剑突的长度,成人一般插入胃管 45.0 ~ 55.0 cm,婴幼儿为 14.0 ~ 18.0 cm。

4. 操作技术　将导管涂以润滑剂,用镊子夹住,自一侧鼻孔缓慢插入,当通过咽部时,指导患者做吞咽动作,深呼吸,使导管顺利经食管进入胃内。插入 50.0 cm 后,3 种方法测定胃管在胃内:①用注射器抽吸,如有胃液,则证明胃管在胃内;②置听诊器与于患者胃部,快速经胃管向胃内注入 10 mL 空气,听到气过水声;③将胃管末端置于盛水的治疗碗中,无气泡溢出。若为十二指肠插管,抽出全部胃内容物,协助患者取右侧卧位,并抬高床尾 15.0 ~ 20.0 cm,当引流管插入至 70.0 cm 时,测定引流液的酸碱度,若为碱性,证明引流管已进入十二指肠。

5. 注意事项

(1)经鼻腔插管时,其方向应先稍上,而后平行向后下,使胃管经鼻前庭沿固有鼻腔下壁靠内侧滑行,注意鼻中隔前下部的黎氏出血区,避免损伤黏膜。

(2)当胃管进入鼻道 6.0 ~ 7.0 cm 时,立即向后下推进,避免刺激咽后壁的感受器而引起恶心。

(3)当胃管至咽部时,嘱患者做吞咽动作。吞咽时,喉上提,舌骨上肌群收缩,使舌根向后下方倾斜,压迫会厌向后下而封闭上提的喉口,以免胃管进入喉内。吞咽时出现喉前移,使平时紧张收缩的食管上口张开,有利于插管进入食管,故吞咽动作对插管成功至关重要。若患者发生呛咳,提示导管误入喉口,应立即退出。

(4)为不能吞咽的新生儿插胃管时,至咽喉部应稍停片刻,乘其啼哭换气之间隙,以快速轻柔的动作通过喉咽部。

(5)导管进入胃内后,吞咽速度不宜过快,一般掌握每分钟 1.0 ~ 2.0 cm 为宜,过快可致导管在胃内盘曲。

(6)肝硬化门静脉高压患者有食管静脉曲张,不宜插管。

★ 知识链接

肠梗阻

由于肠内及肠外各种原因引起的小肠肠道机械性堵塞,肠腔内容物正常运行和通过发生障碍时,称肠梗阻。为腹部外科常见疾病,若未得到及时合理的治疗,往往危及患者的生命。肠腔内容物急性通过障碍称为急性肠梗阻,是一种常见的急腹症。肠管发生梗阻后可引起一系列局部与全身的病理变化,本病病因复杂,病情多变,发展迅速,处理不当可造成严重后果。临床症状以腹痛、呕吐、腹胀与停止排便、排气为主要表现。

四、肝脏穿刺术

肝脏穿刺术是将穿刺针直接刺入肝脏的一种诊疗技术。可分为肝脓肿穿刺术和肝穿刺活组织检查。前者用于肝脓肿的辅助诊断和治疗,后者用于通过临床、实验室或其他辅助检查仍无法确诊的肝脏疾患的辅助诊断。另外,临床推广应用的经皮肝穿刺胆管造影术(PTC)及置管引流术(PTCD),也属于肝穿刺术的范畴。

(一)应用解剖

1.肝的位置和毗邻　肝是人体最大的腺体,大部分位于右季肋区和腹上区,小部分位于左季肋区。肝的上面基本上与膈穹隆一致,右半肝上面借膈与右肋膈隐窝和右肺下部相邻,左半肝借膈与心的下面相邻。肝下面右侧与右肾、肾上腺、十二指肠上部及结肠右曲相邻,左侧与胃相邻。肝的位置可随呼吸、内脏活动及体位改变而出现差异。正常呼吸时,肝下界可上、下移动 2.0 ~ 3.0 cm。

2.肝上腹膜外间隙　肝属于腹膜间位器官,其上面的脏腹膜与膈下面的壁腹膜之间构成肝上腹膜外间隙,又称膈下腹膜外间隙,即肝裸区,为肝内胆管造影术的穿刺部位之一。

3.肝内管道系统　肝内有 4 套管道,形成两个系统,即 Glisson 系统和肝门静脉系统。经肝门出入的肝门静脉、肝固有动脉及肝管的各级分支在肝内的走行、分布和配布基本一致,共同形成 Glisson 系统。肝段的概念就是依据 Glisson 系统在肝内的分布情况提出的。肝门静脉系统的各级属支,行于肝段之间,最后汇合成 2 ~ 3 支肝静脉,注入下腔静脉。在肝内血管和肝管的铸型腐蚀标本上,可见肝内管道密集,几乎呈海绵状。其中肝门血管系和肝静脉系在肝内的分支和属支较粗,所以,在肝穿刺时,有大出血的危险。

4.胸侧壁至腹膜腔的层次结构　由于腹腔的上界为膈,呈穹隆状突向胸腔,故腹腔上部与胸腔下部实际上是互相掩盖的。肝脏位于腹腔右上部,其右叶上面与右肋膈隐窝和右肺下叶借膈肌相邻。因此,肝穿刺时须经过侧胸壁、胸膜腔及膈,方可至肝。

(二)应用要点

1.部位选择

(1)肝脓肿穿刺术　准确叩出肝浊音界,取右腋前线第 8、9 肋间隙或以肝区压痛最明显处为穿刺点,术前结合超声检查,明确肝脓肿的位置、范围,以协助确定穿刺部位、方向、进针深度。

(2)肝活组织穿刺　取右腋前线第8肋间隙或腋中线第9肋间隙为穿刺点,肝大超出肋缘下5.0 cm者,可在右肋缘下穿刺。

2.体位　取仰卧位,躯体右侧靠近床沿,右上肢屈肘置于枕后(图5-10)。

3.穿经结构　依次穿过皮肤、浅筋膜、深筋膜、腹外斜肌、肋间外肌、肋间内肌、胸内筋膜、壁胸膜、肋膈隐窝、膈、膈下腹膜外间隙,进入肝实质。

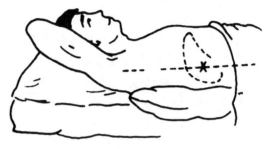

图5-10　肝穿刺体位和部位示意

4.进针技术　嘱患者深吸气后于呼气末屏气,迅速将穿刺针刺入肝,在瞬间回抽针栓,形成负压,将肝组织吸入穿刺针内。

5.注意事项

(1)术前向患者解释穿刺目的,反复训练患者屏息方法及意义,达到能配合穿刺为止。

(2)一定在患者屏息呼吸的状态下进针和拔针,切忌针头在肝内转换方向、搅动,只能前后移动,改变深度,以免撕裂肝组织导致大出血。肝脓肿穿刺深度一般不超过8.0 cm,肝或组织穿刺一般不超过6.0 cm。

(3)术后密切观察病情,若患者有口渴、烦躁、脉细、面色苍白、出冷汗、血压下降等现象,及时通知医生做相应处理。

★**知识拓展**

器官捐献暖世间

相关数据显示:中国每年大约有30万人因终末期器官功能衰竭需要器官移植,但每年能够使用的器官数量不到1万,供求比例达到1:30。同时,中国需要接受器官移植的患者数量还以每年超过10%的增量扩大。如何提高公民器官自愿捐献意愿程度成为一个迫切而重要的问题。目前我国的器官捐献率不高与民众对器官捐献和器官移植的知晓度不高有密切关系。其实,通过网络申请即可以实现器官捐献志愿登记。从某种意义上讲,没有宣传,就没有捐献,特别是在我国,宣传尤为重要。

目前器官移植已成为挽救众多疾病终末期患者的重要手段。中国能成功实施器官移植的领域包括肝、肾、肺、心脏、胰腺、小肠移植,以内脏器官为主。从2015年1月1日起,全面停止使用死囚器官作为移植供体来源,公民逝世后自愿器官捐献成为器官移植使用的唯一渠道。

第三节 学以致用

一、实践目的

长期以来,我国的器官捐献一直落后于世界平均水平。低器官捐献率严重影响着患者的生命安危,同时也滋生着器官非法买卖市场,影响社会安定,推进器官捐献已经刻不容缓。通过宣讲活动提升在校学生或社区居民器官捐献的认知程度,了解相关法律法规、传统文化观念和伦理道德、社会支持力度、人生价值观、器官捐献分配体系、家庭利益及个人心理等,以促进器官捐献事业的发展,同时弘扬雷锋精神,引领新一代青年走向未来,器官捐献也是践行雷锋精神的行为,弘扬新时代雷锋精神。

二、实践项目

1. 器官捐献相关知识宣传单和宣传手册的制作。
2. 器官捐献科普知识 PPT 和演讲。
3. 器官捐献意愿调查问卷。

根据服务对象的不同可以适当地增减服务项目,相互留存联系方式,定期进行宣讲、科普等实践活动。

三、实践方案

1. 宣讲资源库资源收集
(1)征集时间:本章开课时下发任务。
(2)征集对象:授课班级全体学生。
(3)征集类型:科普类。

为促进我国人体器官移植事业健康发展,更好保护人民的生命和健康,宣传单和宣传手册最终的目的是推动我国人体器官捐献工作的开展。宣传内容可以是漫画、诗歌、视频等多种形式。作品需简单易懂,做到服务群众能够听懂、看懂。

2. 宣讲团队志愿者组建
(1)志愿者团队:本门课程学习者中的共青团志愿者服务队。
(2)宣讲团构成:指导教师 1~2 人,学生 10 人,其他工作人员 5~10 人。
(3)组织过程:有宣讲经验者优先-集中培训-集中试讲、考核-校内宣讲-社区宣讲。

3. 宣讲志愿服务活动流程
(1)用海报、宣传单等形式介绍器官捐献和会员制。
(2)宣讲器官捐献的发展,伦理问题,相关法律和我国目前器官捐献现状。
(3)播放器官捐献宣传片和相关纪录片。
(4)发放调查问卷,调查经过宣讲后人们对器官捐献的认知度和是否愿意捐献器官的意愿。

四、实践总结

1. 对优秀的课件、宣传单、宣传册进行表彰并纳入资源库。

2. 志愿者活动报道推荐至各宣传平台,并在志愿者服务网录入时间。

3. 优秀作品、活动总结、调研结果参加各种比赛评审。

❖ 病例分析 ❖

病例1:一组3年级医学生到医院见习剖腹探查术,患者是一肠梗阻患者,医生提问对患者采取什么样的腹部切口合适,学生提议选择腹直肌旁切口。医生组织大家对此提议进行探讨。

讨论:

1. 从解剖学角度考虑,为什么腹直肌旁切口不合适?

2. 根据你对腹前外侧壁层次的学习,你认为那种切口更合适?

3. 为什么你选择该切口?

病例2:医生对一卵巢癌晚期、高度腹水的患者实施腹腔穿刺术。穿刺的经过如下:医生嘱患者咳嗽,在患者咳嗽的同时,穿刺针快速垂直刺入腹腔,但什么也抽不出来。退针后,再次以同样方式刺入,立即有黄色、浑浊的液体流出。在抽出约2 000 mL液体后,注入抗癌药物,拔针,穿刺结束,第2天早晨,发现患者背部接触床的部位出现凹陷性水肿。

讨论:

1. 第1次穿刺抽不出液体,可能的原因是什么?

2. 第2天,患者背部接触床的部位出现凹陷性水肿的原因是什么?

3. 在穿刺过程中,你认为存在哪些操作不规范的地方?

第六章　盆部及会阴

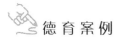 德育案例

灌肠第一人——张仲景

张仲景,东汉末年著名医学家,其著作《伤寒杂病论》是中医史上第一部理、法、方、药具备的经典,元朝明朝以后被奉为"医圣"(医中之圣,方中之祖),他发明的灌肠法使得患者大受裨益。

蜜煎导方是一个出自《伤寒论》第233条的药方。原文为"阳明病,自出汗,若发汗,小便自利者,此为津液内竭,虽硬不可功之,当须自欲大便,宜蜜煎导而通之。若土瓜根及大猪胆汁,皆可为导。"张伯祖对这种治法大加赞赏,逢人便夸。张仲景幼时便勤奋好学、博览群书,并在10岁时,拜当时名医张伯祖为师,刻苦钻研,终成一代名医,这其中有很多地方值得我们学习。

盆部及会阴位于躯干下部,均以骨盆为支架。盆部由骨盆、盆壁、盆膈和盆腔脏器组成。盆腔脏器除消化管末段外,主要是泌尿和生殖器官。它们均有管道穿经会阴向体外开口。由于男、女性内生殖器官不同,故盆腔脏器的排列不同。但前方均为膀胱及尿道的上部,后方为直肠,二者之间为内生殖器。

会阴指封闭骨盆下口的全部软组织,即广义会阴。临床上,狭义的会阴指阴道前庭后端与肛门之间的部分,又称产科会阴。

第一节　应用解剖

一、境界和分区

盆部的前面以耻骨联合上缘、耻骨嵴、耻骨结节、腹股沟和髂嵴前缝的连线与腹部分界;后面以髂嵴后缘和髂后上棘至尾骨尖的连线与腰区、骶区分界。会阴的外侧与下肢相连。

会阴的境界与骨盆下口基本一致,呈菱形,前界是耻骨联合下缘,后界为尾骨尖,两侧为耻骨弓、坐骨结节及骶结节韧带。通过两侧坐骨结节的连线,将会阴分为前方的尿

生殖区和后方的肛区(图6-1)。

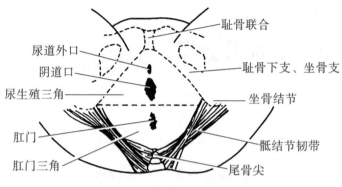

图6-1　会阴的境界和分区(女性)

二、表面解剖

(一)体表标志

1.坐骨结节(tuber ischiadicum)　是坐骨体下端粗大的隆起,当髋关节处于屈曲位时,在臀部触到的骨性隆起即坐骨结节。坐骨结节至髂前上棘的连线称奈拉通(Nelaton)线,正常情况下此线恰好通过股骨大转子尖。若大转子尖向此线上方或下方移位即为异常,多见于髋关节脱位或股骨颈骨折。坐骨结节是测量骨盆径线的常用标志。

2.坐骨棘(spina ischiadica)　是坐骨上支后缘的棘状突起,位置较深,体表不易触及,但通过阴道或直肠向外上方可摸到,也是产科骨盆测量的标志。

3.第4腰椎棘突　两侧髂嵴最高点连线的中点,即为第4腰椎棘突。

4.尾骨(coccyx)　在肛门后上方,于臀沟内触及的三角形小骨块,末端为尾骨尖。尾骨的病变可通过肛门指诊检查。

(二)体表投影

髂总动脉(common iliac artery)及髂外动脉(external iliac artery)从髂前上棘与耻骨联合连线的中点划线至脐下2.0 cm处,此线上1/3段为髂总动脉的投影,下2/3为髂外动脉的投影。上、中1/3交点为髂内动脉的起点。

三、盆部应用解剖

(一)骨盆

骨盆由两侧的髋骨、后方的骶骨和尾骨借关节、韧带等结构连结而成。骨盆连接下肢和躯干,起着传递重力、支持和保护盆腔脏器的作用。骨盆借界线分为大骨盆和小骨盆。界线是一个倾斜的平面,自骶骨岬向两侧经弓状线、耻骨梳、耻骨结节至耻骨联合上缘围成。界线以上为大骨盆,以下为小骨盆。小骨盆有上、下两口,两者之间为骨盆腔。小骨盆上口即界线,下口由耻骨联合下缘、耻骨下支、坐骨支、坐骨结节、骶结节韧带和尾骨尖围成。两侧耻骨下支与坐骨支构成耻骨弓,其间的夹角称耻骨下角。

★**知识拓展**

为什么骨盆骨折出血很严重?

骨盆骨折是非常严重的损伤,因为许多口径在 1.0 cm 以上的血管经过骨盆,其中有髂内血管和髂外血管,并且有动脉损伤和静脉损伤,甚至个别骨盆骨折会造成下腔静脉的损伤,所以骨盆骨折出血量会非常大。如髂外动脉损伤,出血往往不可知,所以这种情况下需要急救人员现场填塞堵按伤口来压迫止血。假设是闭合性损伤,一定要注意让患者保温,注意患者就医之后输液量的补充,甚至需要紧急输血纠正缺血,否则患者会造成严重的休克,甚至不可逆损伤。

(二)盆膈

盆膈又称盆底,由肛提肌和尾骨肌及覆盖在它们上、下面的盆膈上筋膜和盆膈下筋膜构成。它封闭小骨盆下口的大部分,仅前部留有一窄隙称盆膈裂孔,由尿生殖膈封闭,男性有尿道通过,女性有尿道和阴道通过。盆膈后部有肛管通过(图 6-2)。盆膈有支持、承托和固定盆腔内脏器的作用。此外,盆膈还可维持腹内压,协助排便、分娩等。

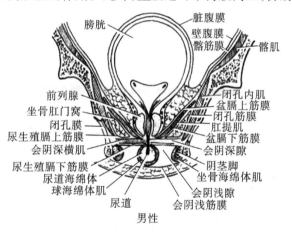

男性

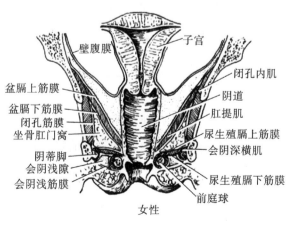

女性

图 6-2　盆腔(冠状切面)

★联系临床

分娩时会阴损伤

在分娩过程中,当子宫颈扩张使胎儿娩出时,盆膈承托着胎儿头部,此时会阴、肛提肌、盆筋膜都可能受损伤,特别是构成肛提肌主要部分的耻尾肌常常被撕裂。耻尾肌环绕并承托尿道、阴道和肛管,所以具有重要意义。损伤后可导致盆腔内脏器如膀胱、子宫、直肠脱垂,尿失禁等。

(三)盆筋膜

盆筋膜分为盆壁筋膜、盆脏筋膜和盆膈筋膜3部分。

1.盆壁筋膜　覆盖于盆腔前、后及两侧壁的盆面。

2.盆脏筋膜　是介于盆腔腹膜之外、盆膈之上和盆壁之内的结缔组织膜,包裹在盆腔内脏器及血管、神经的表面,有些形成脏器的鞘或包囊,如前列腺筋膜鞘和直肠筋膜鞘等。有些则增厚形成韧带,如子宫主韧带、骶子宫韧带、耻骨前列腺韧带等。

3.盆膈筋膜　为覆盖于盆膈肌上、下面的盆筋膜,分别称为盆膈上筋膜和盆膈下筋膜。

(四)盆筋膜间隙

在盆壁筋膜与盆脏筋膜之间,或相邻的盆脏筋膜之间,存在有间隙,称盆筋膜间隙(图6-3)。充填以疏松结缔组织,并有血管、神经通行。

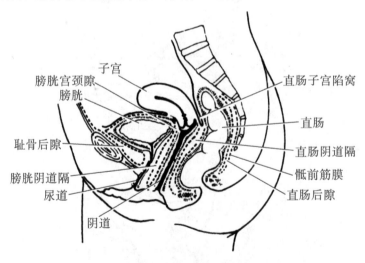

图6-3　盆筋膜间隙示意(女性)

1.耻骨后隙　位于耻骨联合和膀胱之间,也称膀胱前隙。耻骨骨折引起的血肿或膀胱前壁损伤引起的尿外渗就潴留在此间隙内。耻骨上腹膜外引流、膀胱及子宫下部手术均要通过此间隙。

2.骨盆直肠隙　位于盆底腹膜和盆膈之间,后方为直肠筋膜,前方在男性为膀胱及前列腺的筋膜,在女性为子宫及阴道上部的筋膜。女性的骨盆直肠隙即直肠阴道隙,此间隙若有积脓,可用直肠指检在直肠壶腹下部两侧触及。引流如不及时,脓液可沿分布于脏器的血管神经束蔓延至脏器周围的间隙。

3.膀胱宫颈隙　位于膀胱和子宫颈筋膜之间,是一个易于分离的潜在间隙。在做子宫全切时,即在此间隙将膀胱与子宫颈钝性分离。子宫颈癌也可经此处向前浸润膀胱。此隙向下延续为膀胱阴道隙。

4.直肠后隙　位于直肠筋膜与骶前筋膜之间,又称骶前间隙。此间隙向上与腹膜后间隙相通。临床上做骶前封闭或腹膜后充气造影即在此间隙进行。

上述筋膜间隙相互通连,故盆筋膜间隙的脓肿、血肿或尿外渗,可互相蔓延。

★ **知识拓展**

锻炼恢复盆底肌功能

骨盆底由多层肌肉和筋膜组成,若因缺乏锻炼、分娩而变得松弛,将会影响正常性生活和健康。通过锻炼,盆底肌松弛可得以恢复。锻炼方法为:腹部吸气,紧吸脐部,挺胸,同时紧闭肛门和尿道口,大腿内侧肌用力,就像在憋尿、制止排便,保持尿道口、阴道口、肛门同时紧缩。坚持数分钟或数秒,然后放松、呼气,每天可反复进行50次。缓慢收缩动作可锻炼肌肉的耐力,快速收缩动作可加强对盆底肌的控制力,两者可交替进行。

四、会阴应用解剖

(一)肛区

肛区又称肛门三角,中部有肛管通过。在肛管两侧有尖朝上、底向下的锥形腔隙,称坐骨肛门窝,窝内除血管、神经、淋巴管外,还有大量的脂肪组织,称为肛门窝脂体,排便时有利于肛管扩张,并具有弹性垫的作用。窝内脂肪的血供欠佳,且邻直肠和肛管,是易受污染的部位,感染时容易形成肛周脓肿或瘘管(图6-4)。

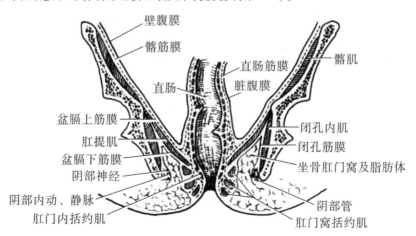

图6-4　骨盆冠状切面(通过坐骨肛门窝)

(二)尿生殖区

尿生殖区又称尿生殖三角,该区内有外生殖器,性别差异明显。

1. **皮肤** 色深,长有阴毛,富有汗腺和皮脂腺。

2. **浅筋膜** 分浅、深两层。浅层为脂肪层,与腹壁下部浅筋膜相延续。深层呈膜状,又称会阴浅筋膜,覆盖于会阴肌浅层及各海绵体表面。它向前与阴囊肉膜、腹前外侧壁的浅筋膜深层相延续,两侧附着于耻骨弓和坐骨结节下缘,后缘附着于尿生殖膈后缘和会阴中心腱。

3. **深筋膜** 分浅、深两层。浅层为尿生殖膈下筋膜,深层为尿生殖膈上筋膜,二者之间有会阴深横肌和尿道括约肌,它们共同构成尿生殖膈,封闭骨盆下口前部。

4. **会阴的筋膜间隙** 会阴浅筋膜、尿生殖膈下筋膜和尿生殖膈上筋膜之间,形成了两个间隙。

(1)**会阴浅隙** 位于会阴浅筋膜和尿生殖膈下筋膜之间,此隙向前上方开放,与腹前壁的 Scarpa 筋膜深面的间隙相通,内有阴茎脚(阴蒂脚)及其表面的坐骨海绵体肌、尿道球(前庭球)及其表面的球海绵体肌和会阴浅横肌,还有阴部内血管及阴部神经的分支。

(2)**会阴深隙** 由尿生殖膈下筋膜和尿生殖膈上筋膜围成,为一封闭的间隙,其内除阴部血管及阴部神经的分支外,在男性有会阴深横肌和一对尿道球腺,尿道膜部贯穿会阴深横肌及会阴浅隙,围绕尿道膜部的环行肌为尿道括约肌,在女性除尿道外,还有阴道通过。

尿生殖膈为尿生殖膈上、下筋膜及其间的会阴深横肌、尿道括约肌共同构成,有承托盆腔脏器、加固盆底的作用。如果尿道在会阴浅隙内破裂即前尿道损伤,流出的尿液可扩散至阴茎、阴囊皮下和腹前壁皮下;如果尿道在会阴深隙内破裂,流出的尿液局限于会阴深隙内(图6-5)。

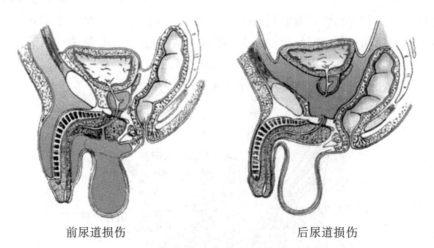

前尿道损伤　　　　　　　　　　　　后尿道损伤

图6-5 尿道损伤尿液外渗(男性)

★ 联系临床

会阴侧斜切开与正中切开优缺点的对比

会阴侧斜切开术优点:可充分扩大阴道口,不易出现会阴及盆底严重裂开。缺点:剪开组织较多,出血多,缝合技术要求高,术后疼痛严重。会阴正中切开术优点:剪开组织较少,出血少,易缝合,术后组织肿胀及疼痛轻微,愈合快。缺点是:如果切口过长,或切口延长会有撕裂肛门括约肌的危险。所以,胎儿过大、欲行阴道手术助产或接产技术不熟练者不宜选用。

第二节　应用要点

一、导尿术

导尿术(urethral catheterization)是在无菌操作的条件下,将导尿管经尿道插入膀胱,导出尿液。适用于排尿困难尿潴留的患者,也用于泌尿系统疾病的辅助诊断和治疗。

(一)应用解剖

1.男性尿道　兼有排尿和排精的功能。成人男性尿道长 17.0～20.0 cm,管径平均为 5.0～7.0 mm。全长分为 3 部分,有 3 个狭窄和两个弯曲。

(1)分部　男性尿道以穿经的结构,从内向外分为前列腺部、膜部和海绵体部(图6-6)。前列腺部是尿道穿经前列腺的部分,管径较粗,后壁有前列腺排泄管和射精管的开口。老年人可因前列腺结缔组织增生,形成前列腺肥大症而压迫尿道,造成该段狭窄致排尿困难。膜部为尿道穿过尿生殖膈的部分,该部被尿道括约肌环绕,管径最狭窄。海绵体部为尿道纵贯尿道海绵体的部分,长约 15.0 cm,其后端膨大称尿道球,前端至阴茎头处扩大为舟状窝。临床常将尿道前列腺部和膜部称为后尿道,海绵体部称前尿道。

(2)弯曲　阴茎自然悬垂时,尿道有两个弯曲,第一个弯曲在耻骨联合下方,在耻骨联合下方 2.0 cm 处,称耻骨下弯,凹向前上方,约成直角,包括前列腺部、膜部和海绵体部的起始段,此弯曲恒定。当导尿管到达此弯曲时,应顺其弯曲轻柔插管,尤其使用金属导尿管更应注意,防止损伤尿道。第二个弯曲位于耻骨联合前下方,称耻骨前弯,凹向后下方,在阴茎根与体之间,将阴茎向上提起,此弯曲可消失变直。临床插入导尿管时,纠正耻骨前弯。此时,尿道形成一个凹向上的大弯曲。

(3)狭窄　男性尿道全长有 3 个狭窄,即尿道内口、膜部和尿道外口。尿道内口起于膀胱,口周围由平滑肌构成的尿道括约肌环绕;膜部外周有由横纹肌构成的尿道外括约肌环绕,该肌收缩,可使膜部更狭窄。尿道外口最狭窄,前后方向纵裂口长约 6.0 mm,扩张时可通过 10.0 mm 外径的导管。尿道结石嵌顿常发生在这些狭窄部位。

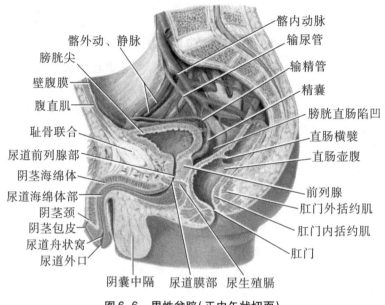

髂外动、静脉
膀胱尖
壁腹膜
腹直肌
耻骨联合
尿道前列腺部
阴茎海绵体
尿道海绵体部
阴茎颈
阴茎包皮
尿道舟状窝
尿道外口

髂内动脉
输尿管
输精管
精囊
膀胱直肠陷凹
直肠横襞
直肠壶腹
前列腺
肛门外括约肌
肛门内括约肌
肛门

阴囊中隔　尿道膜部　尿生殖膈

图6-6　男性盆腔（正中矢状切面）

（4）尿道黏膜　尿道内衬黏膜，并与膀胱黏膜相延续，因此，一旦出现尿路感染，可蔓延到其他部位。临床证明，违反无菌原则、操作粗暴以及多次反复导尿是引起尿路感染的主要原因。对已患有尿路感染者，一般不要插入导尿管。

2.女性尿道　女性尿道较短，长3.0~5.0 cm，直径约0.6 cm，易于扩张。它起于膀胱的尿道内口，行向前下方，穿尿生殖膈，开口于阴道前庭（图6-7）。

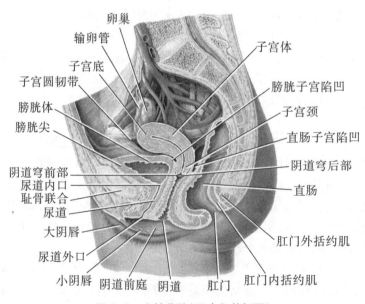

卵巢
输卵管
子宫底
子宫圆韧带
膀胱体
膀胱尖
阴道穹前部
尿道内口
耻骨联合
尿道
大阴唇
尿道外口

子宫体
膀胱子宫陷凹
子宫颈
直肠子宫陷凹
阴道穹后部
直肠
肛门外括约肌
肛门内括约肌

小阴唇　阴道前庭　阴道　肛门

图6-7　女性盆腔（正中矢状切面）

（1）尿道外口　隐于小阴唇之间的阴道前庭内,位于阴道口前上方。插导尿管时要将大、小阴唇分开,显露阴道前庭,以确认尿道外口。成年女性尿道外口距阴蒂约2.5 cm,为矢状裂,周围隆起呈乳头状,可作为辨认尿道外口的依据。

（2）尿道括约肌　女性尿道内口周围环绕着由膀胱中层环行平滑肌构成的尿道内括约肌,在穿尿生殖膈处,由横纹肌形成的阴道尿道括约肌,同时对尿道、阴道起紧缩作用。一般情况下,两括约肌对插入导尿管无明显阻力,但个别精神高度紧张的患者,括约肌处于痉挛状态,影响插入导尿管。

（二）应用要点

1. 操作方法

（1）术前准备　认真询问病史,耐心向患者告知导尿术的目的和方法、注意事项以及操作中可能出现的不适,缓解患者的紧张情绪,取得配合。屏风遮挡,注意保护患者的隐私。

（2）男性患者导尿　将阴茎向上提起,使其与腹壁间成60°,此时尿道耻骨前弯变直。将包皮后推露出尿道外口,将导尿管自尿道外口轻柔缓慢插入约20 cm,见有尿液流出,再继续插入2.0 cm即可。如插入过深,导尿管将发生盘曲。

（3）女性患者导尿　分开大、小阴唇,寻找确定尿道外口,将导尿管插入尿道约4.0 cm,见有尿液流出,再继续插入1.0 cm。

2. 注意事项

（1）在操作过程中严格执行无菌技术操作原则,预防泌尿系统感染。

（2）插入导尿管手法要轻柔,以免损伤尿道黏膜,尤其是对男性患者。要使导尿管顺尿道耻骨下弯缓慢滑行,在插入7.0～8.0 cm,相当于海绵体部中段时,黏膜上有尿道腺的开口,可能会出现阻力,此时轻轻转动导尿管即可通过。

（3）当导尿管经过尿道狭窄部位时,因刺激而使括约肌痉挛,导致插入困难,此时可稍待片刻,让患者做深呼吸,使会阴部放松,再缓慢插入。

（4）女性尿道外口较小,经产妇和老年女性因会阴部肌肉松弛尿道回缩,使尿道外口变异,初次操作者可因尿道外口辨认不清而误将导尿管插入阴道。

（5）女性尿道较短,导尿管容易脱出,应妥为固定。

（6）导尿术可发生尿道黏膜损伤、尿道出血、尿路感染等并发症。

★ **知识拓展**

孙思邈首创导尿术

孙思邈是我国唐代著名的医药学家,他对医药学有精深的研究,博涉经史百家学术,他总结了唐代以前历代医家的临床经验和医学理论,写成不朽的医学名著《千金要方》,他一生救死扶伤,救过无数危难患者,他还是世界上第一个发明导尿管的人。

据《备急千金要方·膀胱腑》记载:"凡尿不在胞中,为胞屈僻,津液不通,以葱叶除尖头,纳阴茎孔中深三寸,微用口吹之,胞胀,津液大通便愈。"这段文字详细记载了导尿术的适应证,导尿工具以及导尿管插入尿道的深度和具体操作办法,在早期文献中无疑是最精细的描述,该法的原理在于通过葱管的传导,借助气体的张力,使尿道扩张,迫使气体进入膀胱造成"胞胀",进而开启膀胱括约肌,利用尿潴留时膀胱本身的压力将尿液排出体外。该法的优点在于操作较简单,易于掌握,对尿道损伤小,术后感染机会少,是比较理想的导尿方法。

二、膀胱穿刺术

膀胱穿刺术(vesicopuncture)适用于急性尿潴留导尿失败,或禁忌导尿而又无条件施行耻骨上膀胱造口术的患者,也可用于经穿刺抽取膀胱尿液做检验或细菌培养。

(一)应用解剖

1. 膀胱的位置　膀胱位于盆腔内,是腹膜间位器官,其大小、形态、位置随膀胱的充盈程度不同而变化(图6-8)。膀胱壁有较大的伸缩性,以适应其贮存尿液和排尿的功能。成人膀胱容量约300～500 mL,最大可达800 mL。新生儿膀胱容量约为50 mL。女性膀胱容量较男性小。膀胱容量随年龄、性别而变化。膀胱在空虚时,位于小骨盆腔内,耻骨联合后方。充盈时,膨胀并上升至耻骨联合上缘以上,此时由腹前壁折向膀胱上面的腹膜也随之上移,膀胱前上壁无腹膜,邻近腹前壁,故此时耻骨联合的上缘进行膀胱穿刺或手术,可避免损伤腹膜和污染腹膜腔。儿童膀胱位置较高,空虚时达耻骨联合上缘以上,随着年龄的增加,以后逐渐降入盆腔,至青春期达成人位置。老年人由于盆底肌松弛,膀胱位置则更较低。

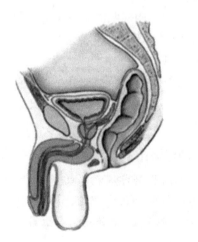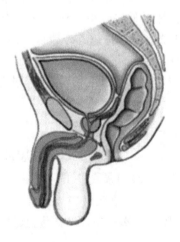

图6-8　膀胱的位置变化(男性)

2.膀胱的形态　膀胱是贮存尿液的肌性囊状器官,空虚时,膀胱呈三棱椎状,分尖、体、底、颈 4 个部分。黏膜表面有许多皱襞,充盈时膀胱呈球形,黏膜皱襞消失。在膀胱底部内面,两侧输尿管口和尿道内口之间有一光滑的三角形区域,此区无论膀胱空虚或充盈时都呈平滑状态,称膀胱三角。此处是结核、炎症和肿瘤的好发部位。临床上作膀胱镜检查时,常用膀胱三角为标志寻找输尿管口(图6-9)。

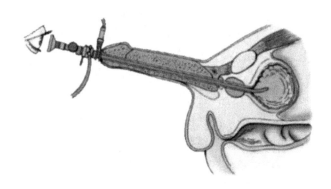

图 6-9　膀胱镜检查(男性)

★ **联系临床**

膀胱镜

膀胱镜是一个通过尿道插入的管状内窥镜,包括光源、观察镜头以及因抓取、去除、切开和烧灼等不同目的而设置的辅助装置。膀胱镜检查可以观察到膀胱内黏膜表面情况和输尿管开口。

3.膀胱的毗邻　前面:隔耻骨后间隙与耻骨联合相邻,其间充满结缔组织和膀胱静脉丛。上方:被腹膜所覆盖,并与小肠袢、乙状结肠相邻(女性的子宫体位于其后上方)。后方:在男性是直肠、输精管末端和精囊腺;在女性,后面借疏松结缔组织与阴道和子宫颈阴道上部相邻。下方:下部为膀胱颈,男性与前列腺相接,并借尿道内口与尿道相通;女性则直接与尿生殖膈接触。外侧面:与肛提肌、闭孔内肌及其筋膜相邻。

(二)应用要点

1.穿刺部位　在耻骨联合上缘正中部施行。

2.穿刺体位　患者取仰卧位。

3.穿经层次　依次经皮肤、浅筋膜、腹白线、腹横筋膜、膀胱前壁进入膀胱腔。

4.进针技术　在耻骨联合上缘垂直进针 2.0 ~ 3.0 cm,待有尿液抽出后再缓慢进针 1.0 ~ 2.0 cm。

5.注意事项

(1)针尖不可向后下穿刺,以免伤及耻骨联合后方的静脉丛。

(2)对大量尿潴留患者,不宜将尿液快速排空,应持续 1 ~ 2 h 缓慢排出,使膀胱内压逐渐降低,以免因膀胱内压骤然下降而引起虚脱或膀胱内出血。

三、阴道后穹穿刺术

阴道后穹穿刺术（puncture of posterior vaginal fornix）是经阴道后穹穿刺抽取直肠子宫陷凹内的炎性渗出液、血液或脓液，以达到协助诊断和治疗的目的。

（一）应用解剖

1. 阴道的形态　阴道是由黏膜、肌层和外膜构成的前后较扁的肌性器官，富于伸展性。前壁较短，长约 6.0 cm，后壁较长，约 7.0 cm。通常前、后壁相贴。阴道下端以阴道口开口于阴道前庭，上端较宽阔，环绕子宫颈阴道部，两者之间形成环状凹陷，即阴道穹。阴道穹可分为相互通连的前部、后部和两侧部，其中后部较深，与直肠子宫陷凹仅隔阴道后壁和一层腹膜，厚度约 0.5 cm。直肠子宫陷凹是腹膜腔的最低处，腹膜腔的炎性渗出液、血液或脓液常积聚于该处，临床可经阴道后穹穿刺或引流。

2. 阴道的位置与毗邻　阴道位于盆腔中央，子宫的下方。上部与膀胱的底部与颈部相邻，下部与尿道相邻。阴道后壁较长，与直肠子宫陷凹、直肠壶腹部、肛管相邻。故临床经阴道后穹触诊，可了解直肠子宫陷凹的情况。

（二）应用要点

1. 穿刺部位　于阴道后穹中央部进针（图 6-10）。

2. 穿刺体位　患者取膀胱截石位或半卧位。

3. 穿经层次　经阴道后壁、盆膈筋膜、腹膜进入直肠子宫陷凹。

4. 进针方向　于子宫颈阴道黏膜交界下方 1.0 cm 后穹中央部进针，穿刺针与子宫颈平行方向刺入，当针穿过阴道壁后失去阻力有落空感后（进针深约 2.0 cm）开始抽吸，必要时适当调整针头方向或深浅度，如无液体抽出时，可边退针边抽吸。

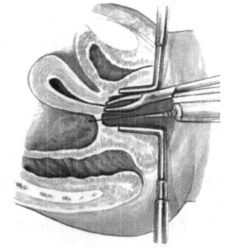

图 6-10　阴道后穹穿刺示意

5. 注意事项

（1）盆腔严重粘连或疑有肠管与子宫后壁粘连，临床高度怀疑恶性肿瘤者禁忌手术。

（2）穿刺不宜过深，以免伤及直肠。子宫后位时应防止刺入子宫。如刺伤子宫壁血管，可抽出少量新鲜血液。此时应改变穿刺部位、方向及深度。

（3）穿刺前嘱患者排便，因当膀胱充盈直肠空虚时，子宫底被推向后，朝向骶骨，使子宫倾斜度减小，变成直立位甚至后倾位，此时穿刺易伤及子宫。当直肠充盈时，直肠子宫陷凹容积变小，此时穿刺易刺入直肠。若抽出黄色液体应注意是否为肠内容物。

四、灌肠术与直肠镜检查术

灌肠术（enema）是将一定容量的液体经肛门逆行灌入大肠，促使排便，解除便秘，减轻腹胀,清洁肠道。采用结肠透析或借助肠道黏膜的吸收作用也可治疗某些疾病。根据不同的诊疗目的,可分为不保留灌肠和保留灌肠,导管插入的深度不同,一般插入直肠或乙状结肠。直肠镜检查(proctoscopy)是观察直肠内有无病变的有效检查方法,一般插入直肠,也可进入乙状结肠。

(一)应用解剖

1.乙状结肠　在左髂嵴平面续降结肠,呈乙状弯曲降入盆腔,平第3骶椎水平续于直肠,长约40.0 cm。乙状结肠属于腹膜内位器官,呈乙字形弯曲,有较长的乙状结肠系膜,活动性较大。如系膜过长,有时可发生乙状结肠扭转。

2.直肠　位于骶骨前方,在第3骶椎的高度续于乙状结肠,向下穿盆膈延续为肛管,全长约12.0 cm。管腔上部较窄,下部膨大成为直肠壶腹(图6-11)。直肠在矢状面上有两个弯曲,上部的弯曲与骶骨弯曲一致,称骶曲,下部的弯曲绕尾骨尖称会阴区。直肠在冠状位上也有向左、右侧凸的弯曲,但不恒定。直肠内面黏膜形成2~3个横向皱襞,呈半月形,称直肠横襞。其中上直肠横襞位于乙状结肠与直肠交界处附近的左侧壁上,距肛门约11.0 cm。中直肠横襞最大,位直肠右前壁,距肛门约7.0 cm,由于其位置恒定,临床常借助直肠镜或乙状结肠镜观察肿瘤距中直肠横襞的距离,以判定肿瘤的位置。下直肠横襞多位于左侧壁,有时此横襞出现缺如。在进行直肠内器械检查时,应注意这些横襞的位置,避免损伤直肠黏膜。

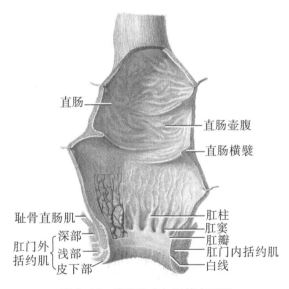

图6-11　直肠壶腹与肛管内面观

3.肛管　肛管是直肠穿盆膈后的部分肠管,成人长约4.0 cm,上续直肠,向下终于肛门。肛管内面有6~10条纵行的黏膜皱襞,称肛柱。连接相邻肛柱下端的半月形皱襞称肛瓣,肛瓣和肛柱下端围成的小隐窝称肛窦,其窦口向上,窦内往往积存有粪屑,易感染而引起肛窦炎,严重者形成肛瘘或肛周脓肿。连接各肛柱下端和肛瓣的锯齿状环行线称齿状线。它是皮肤和黏膜的移行交界处。此线上、下的上皮类型、血液供应、淋巴引流及神经支配都不同(表6-1),在临床上有重要意义。肛管黏膜和皮下的静脉吻合成丰富的静脉丛,可因血流不畅、淤滞而曲张形成痔,以齿状线为界,分为内痔和外痔,跨越齿状线上、下者为混合痔。

表6-1　齿状线上、下结构比较

	齿状线以上	齿状线以下
上皮	单层柱状上皮	复层扁平上皮
动脉来源	直肠上、下动脉	肛动脉
静脉回流	肠系膜下静脉(属肝门静脉系)	阴部内静脉(属下腔静脉)
淋巴引流	髂内淋巴结、肠系膜下淋巴结	腹股沟浅淋巴结
神经分布	内脏神经	躯体神经

　　4.肛门及肛门括约肌　肛门是肛管末端的开口,通常呈矢状位裂隙。由于肛门括约肌的紧缩,肛门周围皮肤形成辐射状的皱褶,内含汗腺和皮脂腺。肛门周围有括约肌环绕,分为肛门内括约肌和肛门外括约肌。肛门内括约肌由直肠壁的环行肌在肛管上3/4处增厚形成,属于不随意肌,仅有协助排便的作用,无明显括约肛门的作用。肛门内括约肌的外周有肛门外括约肌,属于骨骼肌,它环绕肛管的周围,分为深部、浅部和皮下部三部分,浅部和深部是控制排便的重要肌束,手术时若被切断,可导致大便失禁。

　　男性直肠前面壁腹膜返折线以上,隔直肠膀胱陷凹与膀胱底上部、精囊、输精管壶腹毗邻,腹膜返折线以下则与膀胱、精囊、输精管壶腹、输尿管末端、前列腺相邻。故做直肠指检可隔着直肠前壁扪及上述器官。女性直肠前壁腹膜返折线以上,隔直肠子宫陷凹与子宫颈、阴道穹相邻,腹膜返折线以下与阴道后壁相邻。

　　(二)应用要点

　　1.体位　清洁灌肠患者采取左侧卧位;结肠灌洗应取右侧卧位;直肠镜检查取左侧卧位。

　　2.插管深度　根据目的不同,采用不同的插管深度。一般清洁灌肠插管插入肛门10.0~12.0 cm,不保留灌肠插入肛门7.0~10.0 cm。保留灌肠插入15.0~20.0 cm,至直肠以上部位;做治疗灌肠时,根据病变部位不同,深度可达30.0 cm以上。直肠镜检查根据检查目的可插入3.0~20.0 cm。

　　3.插管方法　术前嘱患者排尿排便,以清洁肠道,便于药物吸收。插管时应沿直肠弯曲缓慢插入,以免损伤直肠黏膜,尤其是直肠横襞。如遇阻力可稍待片刻,待肛门括约肌松弛或将插管稍后退,改变方向后继续插入。

　　4.注意事项

　　(1)急腹症、消化道出血、严重心血管疾病等患者禁忌灌肠,孕妇禁忌做大量不保留灌肠,但分娩时可利用灌肠来催产。

　　(2)乙状结肠因活动度较大,在灌肠术中易发生扭转,故灌肠速度不宜过快。

　　(3)准确掌握灌肠溶液的温度、浓度、压力和量。灌肠时患者如有腹胀或便意时,应嘱患者做深呼吸,以减轻不适。

(4)灌肠过程中应随时注意观察患者的病情变化,如发现脉速、面色苍白、出冷汗、剧烈腹痛、心慌气急时,应立即停止灌肠并及时与医生联系,采取急救措施。

(5)直肠镜检查术的插管方法与注意事项同灌肠术。

> ★知识拓展
>
> ### 特殊患者灌肠
>
> 　　肝性脑病患者禁用肥皂水灌肠,以减少氨的产生和吸收,减轻肝性脑病;充血性心力衰竭和水钠潴留的患者,禁用0.9%氯化钠溶液灌肠,以控制钠盐的摄入,降低心脏负荷而缓解心力衰竭;伤寒患者灌肠时,溶液量不得超过500 mL,灌肠袋内液面距肛门的距离不得高于30.0 cm,以免引起肠出血、肠穿孔等。

五、输卵管通液(气)术

输卵管通液(气)术(tubal patent test by liquid instillation and insufflation)是在无菌条件下,将子宫输卵管导管经阴道插入子宫腔,向子宫腔内注入一定量的生理盐水(气体),检查输卵管是否通畅,松解输卵管轻度粘连,评价输卵管绝育术、再通术、成形术的效果及子宫畸形矫治术的手术效果的操作技术。

(一)应用解剖

1. 子宫的形态结构　子宫呈倒置的梨形,长7.0~8.0 cm,分底、体、颈3个部分。子宫底为输卵管子宫口以上的部分,其两侧为子宫角,与输卵管相连。子宫颈为下端窄细呈圆柱状的部分,又分为突入阴道的子宫颈阴道部和阴道以上的子宫颈阴道上部。子宫底与子宫颈之间为子宫体。子宫体与子宫颈之间的缩窄部为子宫峡(图6-12)。

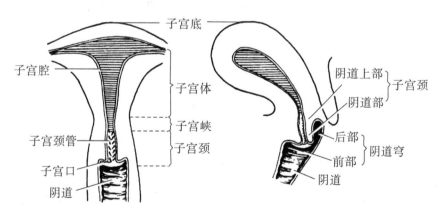

图6-12　子宫分部示意

子宫的内腔狭窄,分上、下两部分。上部在子宫体内,称子宫腔,呈前后略扁的三角形裂隙,底向上,两端通输卵管,尖向下通子宫颈管。下部在子宫颈内,称子宫颈管,其上口与子宫腔相通,下口通阴道称子宫口。未产妇的子宫口为圆形,边缘光滑整齐,经产妇子宫口变为横裂状。

2.输卵管的形态分部　输卵管是一对细长弯曲的肌性管道,位于阔韧带上缘内,长10.0～14.0 cm。其内侧端以输卵管子宫口与子宫腔相通,外侧端游离,呈漏斗状,以输卵管腹腔口开口于腹膜腔。输卵管由内向外分为4个部分。

(1)子宫部　为输卵管的子宫壁内段,长约1.0 cm,管径约1.0 mm,以输卵管子宫口开口于子宫腔。

(2)输卵管峡　短而细,为2.0～3.0 cm,壁厚腔小,直径约2.0 mm,水平向外移行为壶腹部,是输卵管结扎的常选部位。

(3)输卵管壶腹　是输卵管管腔最宽阔的一段,长5.0～8.0 cm,直径6.0～8.0 mm,腔大壁薄,弯曲而行,血液供应丰富,是卵子受精的部位。

(4)输卵管漏斗　为输卵管外侧端的扩大部,呈漏斗状,向后下弯曲覆盖在卵巢后缘和内侧面,开口于腹腔。漏斗边缘有许多细长的指状突起,称输卵管伞,临床手术时常以此作为辨认输卵管的标志。

输卵管壁由黏膜、肌层和浆膜构成。黏膜上皮为单层柱状上皮,由纤毛细胞和分泌细胞组成。纤毛细胞在漏斗部和壶腹部最多,纤毛有规律地向子宫腔方向摆动,有助于卵子和受精卵的运送。此外,细胞分泌液的流动及平滑肌的收缩是受精卵向子宫腔移动的动力。

3.输卵管堵塞与异位妊娠　女性生殖管道经阴道、子宫、输卵管与腹腔相通,卵巢排出的卵细胞也经输卵管腹腔口进入输卵管。卵细胞的受精部位通常在输卵管壶腹部。故输卵管的结构与功能正常,与妊娠有密切的关系。由于女性生殖管道通过输卵管腹腔口与腹膜腔相通,所以,阴道、子宫和输卵管的感染可导致腹膜炎。反之,输卵管的炎症也可由腹膜腔感染引起。女性不孕的主要原因之一是输卵管阻塞,常由盆部感染导致的输卵管炎引起。如输卵管管腔狭窄,但并未完全阻塞,微小的精子可通过狭窄的输卵管使卵受精,但受精卵却不能通过狭窄处进入子宫而在输卵管植入,形成宫外孕。

受精卵在子宫体腔以外着床并生长发育称异位妊娠,又称宫外孕。异位妊娠最常见的发病部位是输卵管。输卵管妊娠是妇产科常见急腹症之一,其流产或破裂时,可致腹腔内大出血,如诊治延误,可危及孕妇生命。

(二)应用要点

1.体位　患者取膀胱截石位。

2.手术时间　一般在月经干净后3～7 d施行。若过早,因子宫内膜有创面,易导致空气栓塞或出血;过迟,子宫内膜增生也可致出血。

3.操作技术　暴露宫颈,用宫颈钳夹持宫颈稍向外牵拉,另一手持探针探查子宫大小。助手用Y型管将宫颈导管末端与压力表、注射器相连,压力表高于Y型管,以免注射液进入压力表。用注射器向宫颈导管内缓慢推注无菌生理盐水及抗生素混合液,压力不可超过160 mmHg,观察有无阻力及液体返流,询问患者有无下腹部疼痛。若注入液体无阻力,患者无不适感,表示输卵管通畅。

4.注意事项

（1）注射用液体在冬季应适当加温，以接近体温为宜，以免过冷造成输卵管痉挛。

（2）若注入药液4.0~6.0 mL时，患者感到下腹部酸痛，注入药液有一定阻力，但仍能进入，表示输卵管轻度粘连，此时粘连部分已经分离。

（3）通液术中，如果阻力较大，不能推进，表明输卵管不通，不可强行用力推注，以免发生意外。

（4）生殖器官急性炎症或慢性炎症急性发作，月经期或阴道不规则出血者及伴有严重心、肺疾患者，可疑妊娠者、体温超过37.5 ℃者不宜做该项检查。

★ **联系临床**

输卵管通液术对不孕症的治疗

输卵管是精子和卵子运行的通道，卵子受精的部位，如输卵管被结核或其他疾病的感染，则往往输卵管腔粘连、闭塞、狭窄，积水或输卵管与其他组织粘连而纤曲变形，蠕动障碍，影响输卵管伞端摄取卵子，影响和阻碍精子和卵子的通过而不孕。

输卵管通液术是当今妇科诊断和治疗不孕症的方法之一，输卵管的通畅与否直接影响女性的受孕。在通液过程中，医护人员不仅要以娴熟的技术为患者解除痛苦，还要以患者为中心，进行有效的心理疏导和心理护理，使患者处于最佳状态，使手术顺利进行。所以心理护理对减轻或消除患者的恐惧、焦虑，主动配合治疗起重要作用。

第三节 学以致用

一、实践目的

开展预防艾滋病宣传系列活动，以微视频、漫画、图片、宣传册、技能展示和教学等为载体，不同视角、不同侧面，向广大师生和人民群众生动展示艾滋病的科普知识，让师生掌握更多的艾滋病防治相关知识，提高对艾滋病的自我防护意识和职业暴露应急处置技术，倡导积极向上的青春理念和文明健康的生活方式，增强学生社会责任意识，同时倡导红丝带精神，关爱和帮助受艾滋病影响的人群，推动社会防艾工作深入开展。

二、实践项目

1.艾滋病相关知识和应急处置技术宣讲手册、公益宣传海报、插画类作品征集。

2.艾滋病科普知识PPT制作和演讲。

3.艾滋病职业暴露应急处置技术及高危性行为后应急预防流程演示和教学。

4.公众防艾素养调查。

根据服务对象的不同,适当增减项目,并互留联络方式,定期进行健康科普知识和技能的普及。

三、实践方案

1.科普资源库资源征集。

(1)征集时间:本章节学习完毕后1个月。

(2)征集对象:本学年全体学生。

(3)征集类型:科普类。

艾滋病预防与每一个人都息息相关,联系紧密,科普类资源征集最终是服务群众,科普类作品内容形式不限,如漫画、情景剧、快闪艺术、微电影,艾滋病预防知识和艾滋病职业暴露应急处置技术宣讲内容及视频皆可。作品要做到简单易懂,做到服务群众能够听懂、看懂。

2.志愿者团队组建。

(1)组建对象:本门课程或妇产科护理课程成绩优异者,或有参加志愿活动积极主动者。

(2)志愿者团队构成:解剖学/妇产科护理学授课教师2名,学生20人。

(3)组建过程:各班主任/辅导员推荐—集中考核—演练—校内试讲。

3.志愿服务活动流程

(1)讲解艾滋病职业暴露应急处置技术操作流程。

(2)讲解高危性行为后应急预防流程。

(3)播放防艾相关视频和真实病例视频。

(4)发放科普手册及公众防艾素养调查问卷。

四、实践总结

1.征集活动优秀作品进行表彰并存入科普资源库。

2.志愿者活动报道推荐至各宣传平台。

3.优秀作品、活动总结、调研结果参加各种比赛评审。

❖ 病例分析 ❖

病例1:一名有前列腺疾病史的患者主诉已7 h未排尿,感到下腹部胀痛。几次尿道插管都没有成功,医生决定行耻骨上插管入膀胱,以缓解膀胱的压力。

讨论:

1.什么原因使患者发生尿潴留?

2.耻骨上插管会通过哪些结构?导管经过腹膜腔吗?

3.如果在插管前膀胱已经破裂,尿液流向何处?

病例2：患者，女性，30岁，停经54 d，3 d前开始有少量断续阴道出血，昨日始右下腹轻痛，今晨加剧，呕吐两次。妇科检查：子宫口闭，宫颈举痛(+)，子宫前倾前屈，较正常稍大，软，子宫右侧可触及拇指大小的块状物，尿 HCG(±)，后穹隆穿刺吸出 10 mL 不凝血。血象显示：白细胞 $10×10^9$/L，中性 0.8，血红蛋白 70 g/L，体温 37.5 ℃，血压 75/45 mmHg。

讨论：

1 该患者最可能的诊断是什么？

2.最可能的病变部位是什么？

3.阴道后穹穿刺应进入什么部位？操作时应该注意哪些事项？

第七章 脊柱区

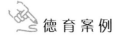

累弯自己挺直苍生的最美医生——刘海鹰

每月1 800多例门诊,每周近20台手术,每台手术至少4 h的执刀时间……这是一位外科医生的工作量,平均到每天,相当于他24 h中的11.4 h都在手术台上,除此之外还要花费3 h左右给60位患者看病。这就是北京大学人民医院脊柱外科主任刘海鹰的日常状态。

在"寻找最美医生"的颁奖典礼上,主办方的颁奖辞是:从城市到乡村,从手术室到患者家中,刘海鹰的脚步从未停歇,终因积劳成疾,三次被推上手术台,他累弯自己的腰,却挺直了苍生的脊梁。这不到100字的颁奖辞,囊括的是刘海鹰主任近30年的行医生涯,他用自己的休息与健康换来了患者脊椎的挺直。

脊柱区由脊柱及其后方和两侧的软组织组成。脊柱构成人体中轴,对承受体重、维持人体直立姿势和全身大幅度的活动都有重要作用。脊柱内的椎管容纳和保护脊髓,脊柱的生理弯曲有缓冲震荡、保护脑的作用。

第一节 应用解剖

一、境界和分区

(一)境界

脊柱区由脊柱及其背部两侧的软组织组成,上界为枕外隆凸和上项线,下至尾骨尖,两侧自斜方肌前缘、腋后线及其向下的延长线、髂嵴后份、髂后上棘至尾骨尖的连线。

(二)分区

脊柱区分为项区、胸背区、腰区和骶尾区。

1.项区　上界为枕外隆凸和上项线,下界为第7颈椎棘突至两侧肩峰的连线。

2.胸背区　上界即项区下界,下界为第 12 胸椎棘突、第 12 肋下缘、第 11 肋前份的连线。

3.腰区　上界即胸背区下界,下界为两髂嵴后份及两髂后上棘的连线。

4.骶尾区　为两髂后上棘与尾骨尖三点间所围成的三角区。

二、表面解剖

(一)体表标志

1.棘突(spinous process)　在后正中线上形成纵嵴,大部分椎骨棘突都可在体表摸到。第 7 颈椎棘突较长,常作为辨认椎骨序数的标志。胸椎棘突细长,斜向后下方,自上向下呈叠瓦状排列。腰椎棘突呈长方形板状,水平后伸,末端增厚,易于触及。骶椎棘突退化融合为骶正中嵴(图 7-1)。如椎骨骨折、脊柱畸形,可出现棘突纵嵴侧屈畸形。

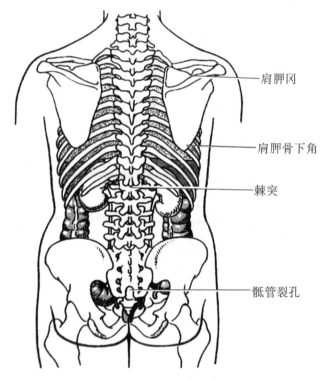

图 7-1　脊柱区的体表标志

2.肩胛冈(spine of scapula)　为肩胛骨背面的骨嵴,由此向外上逐渐隆起移行为肩峰,是肩部的最高点。两侧肩胛冈内侧端的连线平对第 3 胸椎棘突。

3.肩胛骨下角(inferior angle of scapula)　肩胛骨下角平第 7 肋或第 7 肋间隙。两侧肩胛骨下角的连线通过第 7 胸椎棘突。

4.骶管裂孔(sacral hiatus)和骶角(sacral horn)　沿骶骨中线向下,由第 4~5 骶椎背面的切迹与尾骨共同围成骶管裂孔,此处是椎管的下口。在骶管裂孔两侧,由第五骶椎下关节突向下的突起为骶角,是确定骶管裂孔位置和麻醉时进针方向的定位标志。骶管裂孔的表面在活体覆盖皮肤和一层坚厚的纤维膜,缺少皮下脂肪,长期卧床且营养不良的患者易形成骶部褥疮。如纤维膜感染、坏死,可引起神经炎、脊膜炎,甚至脊髓炎。

5.脊肋角 竖脊肌外侧缘与第12肋形成的夹角称脊肋角(图7-2),肾位于该角深部。当肾有疾患时,该区常有叩击痛。此处是肾囊封闭常用的进针部位,也是经腰部的肾手术切口处。

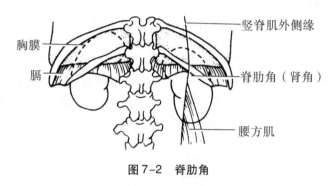

图7-2 脊肋角

(二)体表投影

肾的体表投影:在后正中线两侧2.5 cm和7.5~8.5 cm处各做两条垂线。通过第11胸椎和第3腰椎棘突各做一水平线,肾即位于此纵横标志线所组成的两个四边形范围内(图7-3),此范围内如有疼痛等异常表现时,常提示肾有病变。

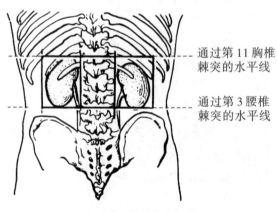

图7-3 肾的体表投影

三、层次结构

1.皮肤 皮肤较厚,移动性较小,有丰富的毛囊和皮脂腺,易发生化脓性感染。

2.浅筋膜 厚而致密,含较多脂肪组织,与皮肤、深筋膜结合紧密。项区上部浅筋膜特别坚韧,腰部浅筋膜含脂肪组织较多。

3.深筋膜 项区深筋膜即封套筋膜,包裹斜方肌,深层位于斜方肌深面,称项筋膜。在胸背区和腰区,浅层薄弱,位于斜方肌和背阔肌的表面。深层较厚,位于斜方肌和背阔肌的深面,称胸腰筋膜。骶尾区深筋膜薄弱,与骶骨背面骨膜相愈着。

4. 肌层　由背肌和部分腹肌组成。浅层主要有斜方肌、背阔肌和腹外斜肌后部,中层有肩胛提肌、菱形肌、腹内斜肌后部等;深层主要有竖脊肌和腹横肌后部,肌层间走行的有背部血管、神经。

5. 脊柱　位于躯干后部中线上,是人体的中轴和支柱。脊柱由7块颈椎、12块胸椎、5块腰椎、1块骶骨和1块尾骨借椎间盘、韧带和关节连结而成。参与构成胸、腹和盆壁,具有支持体重、承托颅、保护脊髓和运动功能。各部椎骨所在部位不同,其承受压力、运动情况以及周围结构的差异,使各部椎骨具有一定的特征。

(1)颈椎　除第1、2颈椎外,其余颈椎的形态基本相似。颈椎椎体小,上面呈鞍状;横突短而宽,根部有横突孔,内有椎动脉和椎静脉通过,横突末端分为前、后结节;棘突短,末端分叉,第7颈椎棘突最长。由于颈椎上、下关节突的关节面近水平位,故当其遭受斜向和横向暴力打击时,不易发生骨折而易发生脱位,且常合并有脊髓损伤,第3~7颈椎上面侧缘各有一向上呈嵴样的突起,称椎体钩,下面侧缘的相应部位有斜坡样的唇缘,两者组成钩椎关节(图7-4)。椎体钩具有限制上一椎体向两侧移位,增加椎体间稳定性的作用。钩椎关节的毗邻:后方为脊髓和椎体的血管;后外侧邻颈神经根;外侧有椎动脉和交感神经丛。随年龄增长,椎体钩骨质增生越来越明显,如向后外增生,可使位于其后外侧的椎间孔变窄,压迫脊神经根,是导致颈椎病的主要因素。钩椎关节的外侧有椎动脉经过,若组成关节的骨质向外增生,可压迫行经横突孔的椎动脉,导致椎动脉供血不足。

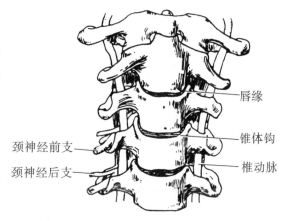

唇缘

锥体钩

颈神经前支

颈神经后支

椎动脉

图7-4　钩椎关节

(2)胸椎　椎体自上而下逐渐增大,椎体两侧和横突末端前面有肋凹。胸椎上、下关节突的关节面呈额状位,故遭受暴力打击时,易发生骨折而不易发生脱位。胸椎棘突较长,斜向后下方,相邻棘突呈叠瓦状排列。故在胸椎间做穿刺,进针方向应与胸椎棘突的倾斜度一致。

(3)腰椎　椎体高而大,脊柱结核常发生在此处。横突薄而长,其根部后下方的突起称副突。腰椎上、下关节突的关节面近矢状位,故受暴力打击时易发生骨折。腰椎棘突宽,呈水平位后伸,相邻棘突间距较宽,有利于腰椎穿刺。

(4)骶骨　呈三角形,由5块骶椎融合而成,位于两髋骨之间。底朝上,与第5腰椎相接,二者构成腰骶角。其前缘中部向前突出称岬,是产科测量骨盆入口大小的重要标志。尖向下,接尾骨。骶骨前面光滑微凹,有4对骶前孔,后面粗糙隆凸,有4对骶后孔,有骶神经通过。骶骨侧面上部是耳状面,与髂骨相应的关节面形成骶髂关节。骶骨内有纵行的骶管,两侧与骶前、后孔相通,下端称骶管裂孔。骶管裂孔两侧各有一向下的突起称骶角,是骶管麻醉确定进针部位的标志。

骶骨为骨盆提供了坚实稳固的支撑,并将身体的重力传到骨盆带。骨盆带是由髋骨和骶骨构成的骨环,也是下肢附着于躯干的部位。

6. 椎管及其内容物　椎管由 24 块游离椎骨的椎孔和骶骨的骶管连接组成,上经枕骨大孔与颅腔相通,下达骶管裂孔,内有脊髓、脊髓被膜、脊神经根、血管和少量结缔组织。

(1)椎管壁的构成　椎管是一骨纤维性管道,其前壁由椎体后面、椎间盘的后缘和后纵韧带构成,后壁为椎弓板和黄韧带,侧壁为椎弓根和椎间孔。椎管骶段即骶骨。椎管壁的任何结构发生病变,如椎体骨质增生、椎间盘突出及黄韧带肥厚等原因,均可引起椎管狭窄而压迫管内结构。

(2)椎管腔的形态　椎管腔的形态和大小在不同阶段间变化很大。颈段、胸段上部呈椭圆形,下部呈三角形;腰段上、中部呈三角形,下部呈三叶形;骶段呈扁三角形(图 7-5)。

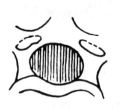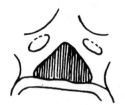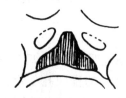

图 7-5　椎管的形态示意

(3)脊髓　脊髓上端平枕骨大孔平面与脑相续,成人下端终于第 1 腰椎下缘,新生儿可达第 3 腰椎平面,向下以终丝附于尾骨背面。脊髓下端的终止平面,是选择腰椎穿刺部位的重要依据。脊髓有 31 个脊髓节段,其中 8 个颈节,12 个胸节,5 个腰节,5 个骶节和 1 个尾节。

(4)脊髓被膜　脊髓表面有 3 层被膜,由外向内依次是硬脊膜、脊髓蛛网膜和软脊膜。

1)硬脊膜:由致密结缔组织构成,厚而坚韧,包裹脊髓,并向外延展包裹 31 对脊神经根,出椎间孔后续为脊神经膜,其上端附着于枕骨大孔的边缘,并与硬脑膜相续,向下达第 2 骶椎,包绕终丝附于尾骨背面。

2)脊髓蛛网膜:贴于硬膜内面,是一层薄而半透明的膜,向上与脑蛛网膜相续,向下平第 2 骶椎平面成一盲端,有终丝穿过。

3)软脊膜:贴于脊髓表面,为一层富于血管和神经的结缔组织膜,与脊髓不易分离,向上与软脑膜延续,向下在脊髓下端延为终丝。

第二节 应用要点

一、腰椎穿刺术及硬膜外隙穿刺术

腰椎穿刺术(lumbar puncture)是将穿刺针刺入蛛网膜下隙,其目的是抽取脑脊液进行检验,协助诊断某些疾病;测定颅内压,了解蛛网膜下隙有无阻塞;椎管造影或注射药物。

硬膜外隙穿刺术(epidural puncture)是将穿刺针刺入硬膜外隙,注入药物以阻滞通过椎管内间隙的神经根,阻断神经传导功能,使痛觉消失,用于手术麻醉或临床疼痛治疗。

(一)应用解剖

1. 椎骨棘突及体表定位 脊柱后面观可见棘突纵列成一条直线,颈椎棘突短,水平后伸;胸椎棘突长,上部近水平位,向下逐渐倾斜向后下方,呈叠瓦状紧密排列,至下胸部又渐水平,棘突间隙窄;腰椎棘突呈板状水平后伸,棘突间隙较宽。在脊柱前屈时,棘突间隙增大,因此,行椎管穿刺时,应使患者脊柱充分屈曲,进针方向应与局部棘突倾斜度一致(图7-6)。

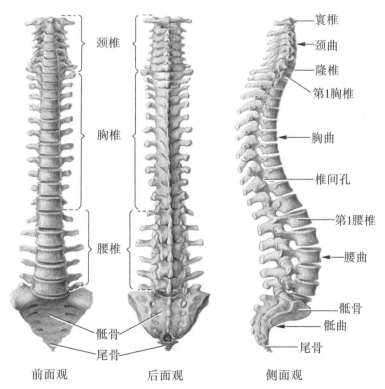

| 前面观 | 后面观 | 侧面观 |

图7-6 脊柱整体观

由于棘突位于皮下,故在体表可确定棘突及棘突间隙。第7颈椎棘突长,可在皮下触及;其他棘突参照体表标志间接确定:左、右肩胛冈内侧端的连线通过第3胸椎棘突;两肩胛骨下角的连线通过第7胸椎棘突;左、右髂嵴最高点的连线通过第4腰椎棘突;两侧髂后上棘的连线平第2骶椎棘突(图7-7)。

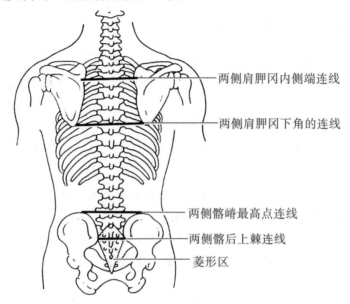

两侧肩胛冈内侧端连线

两侧肩胛冈下角的连线

两侧髂嵴最高点连线

两侧髂后上棘连线

菱形区

图7-7 棘突体表定位示意

2. 椎骨间的连结与穿刺的关系

(1)椎间盘 位于相邻两椎体之间(图7-8),共23个。其周围部为纤维环,中央为髓核。椎间盘富于弹性,在人体剧烈活动时可缓冲震荡,保护脑。椎间盘后外侧部较薄弱,是椎间盘突出的好发部位(图7-9)。

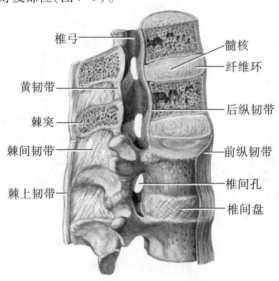

椎弓

黄韧带

棘突

棘间韧带

棘上韧带

髓核

纤维环

后纵韧带

前纵韧带

椎间孔

椎间盘

图7-8 椎骨的连结

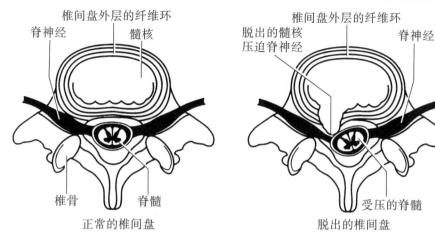

图 7-9　椎间盘突出

（2）前纵韧带　位于椎体和椎间盘前方,上端附于枕骨基底部,向下延伸终于第2骶椎前面,宽厚而坚韧,有防止椎间盘向前突出和限制脊柱过度后伸的作用。

（3）后纵韧带　位于椎体和椎间盘后方,上端附于枢椎椎体后面,向下终于骶骨前壁,有防止椎间盘向后突出和限制脊柱过度前屈的作用。

（4）棘上韧带　附着于所有棘突的尖端,并与棘间韧带相移行。在第7颈椎以上,扩展成膜状的项韧带,向下延伸至骶正中嵴,有限制脊柱过度前屈的作用。该韧带纤维分3层,浅层跨越3～4个棘突,中层跨越2～3个,深层仅连结相邻两个棘突。该韧带在老年人可能有钙化现象,针尖抵此韧带往往滑开,不易刺入。

（5）棘间韧带　连于相邻的棘突之间,前连黄韧带,后续棘上韧带。腰部的棘间韧带宽而厚,呈四方形,穿刺时针感疏松。

（6）黄韧带　又称弓间韧带,位于相邻的椎弓板之间,与椎弓板共同围成椎管的后壁。有限制脊柱过度前屈和维持脊柱于直立姿势的作用。黄韧带由黄色坚韧的弹性纤维构成,纤维走行方向与椎板呈垂直位。两侧黄韧带的内侧缘之间有一裂隙,其内有小静脉穿过和少量脂肪组织充填。随年龄增长,黄韧带增生肥厚,弹性减弱甚至钙化。当行腰部硬膜外隙穿刺术刺入黄韧带时,有阻力骤增感。刺穿黄韧带时,阻力消失感明显,临床通常以此作为判断是否进入硬膜外隙的依据。

★ 知识拓展

椎间盘的年龄变化

青年人椎间盘的髓核中充满大量水分,椎间盘非常坚实,弹性好,以至于从高处跌落时,常首先发生椎骨骨折而非椎间盘破裂。然而在脊柱猛烈过屈时,椎间盘可能发生破裂,并伴随临近椎骨的椎体骨折。老年人的髓核不再饱满,因脱水、退化而变薄,这种年龄性变化是人在老年时变矮的原因之一。椎间盘的厚度变小,还导致椎间孔变窄,可能压迫脊神经根,出现相应的症状。

★联系临床

椎间盘突出症

　　腰椎间盘突出症是较为常见的疾患之一,主要是因为腰椎间盘各部分(髓核、纤维环及软骨板),尤其是髓核,有不同程度的退行性改变后,在外力因素的作用下,椎间盘的纤维环破裂,髓核组织从破裂之处突出(或脱出)于后方或椎管内,导致相邻脊神经根遭受刺激或压迫,从而产生腰部疼痛,一侧下肢或双下肢麻木、疼痛等一系列临床症状。腰椎间盘突出症以腰 4~5、腰 5~骶 1 发病率最高,约占 95%。

　　3. 脊柱的生理弯曲在穿刺中的应用　脊柱侧面观有四个生理性弯曲,颈曲和腰曲凸向前,胸曲和骶曲凸向后。腰曲从第 12 胸椎至骶岬附近,其最凸段在第 3、4 腰椎处,此曲于站立时明显。这些弯曲增强了脊柱的弹性,在行走和跳跃时可减轻对脑和脏器的冲击与震荡,并有利于维持身体的平衡。

　　脊柱的生理性弯曲对椎管穿刺和蛛网膜下隙阻滞有重要意义。仰卧时,第 3 腰椎及第 3~4 颈椎处于最高位,第 6 胸椎及骶椎处于最低位(图 7-10)。所以,蛛网膜下隙阻滞时,如自第 2、3 腰椎棘突间隙刺入注射麻药,仰卧后,药液易向第 6 胸椎方向流动。如自第 4、5 腰椎棘突间隙注药,仰卧后,药液则易向骶部方向流动。

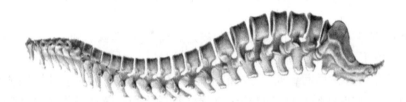

图 7-10　脊柱(仰卧位)

★知识拓展

脊柱的异常弯曲

　　脊柱异常弯曲的检查需要患者处于解剖学姿势,从侧面和后面检查脊柱的轮廓。当患者身体尽量前屈时,观察脊柱向前弯曲的能力以及处于前屈位时背部是否平坦。脊柱的异常弯曲可由于发育异常所致,也有人可能是脊柱发生了病理性改变,如骨质疏松症可导致脊柱后凸、压缩性骨折等。在妊娠后期,为了纠正胎儿带来的人体重力线的改变,孕妇常常会有暂时性的脊柱前凸,并可引发轻微的背部疼痛,但一般在分娩后症状逐渐消失。肥胖症患者由于腹部脂肪堆积,导致身体重力线前倾,也可产生脊柱前凸。

4. 椎管内间隙　椎管内间隙包括硬膜外隙、蛛网膜下隙等(图7-11)。

(1)硬膜外隙　介于硬脊膜与椎管壁之间的腔隙,上部附于枕骨大孔的周缘,使硬膜外隙与颅腔互不相通,下至骶管裂孔。硬膜外隙内含有脂肪组织、椎内静脉丛和淋巴管,并有脊神经根及伴行血管通过。硬膜外隙呈负压,上胸部负压较高,颈部和腰部依次减小。坐位时负压明显,平卧时减小。负压的产生可能与胸腔的负压有关。硬膜外隙总容积约100 mL,其中骶管硬膜外隙的容积为20～25 mL。

(2)蛛网膜下隙　位于蛛网膜与软脊膜之间的腔隙,内充满脑脊液。该隙向上经枕骨大孔与脑蛛网膜下隙连通,下端终于第2骶椎平面,两侧随脊神经根延续的一段形成脊神经周围间隙。自第2腰椎以下的蛛网膜下隙扩大成圆锥形的终池,此处宽度达15 mm,内无脊髓,只有腰骶神经根形成的马尾和终丝浸浮在脑脊液中,故做腰椎穿刺和脊椎麻醉时常在此处进行。由于硬脊膜与蛛网膜相贴,当穿刺针由骶管裂孔向上刺破硬脊膜时,多已进入蛛网膜下隙。

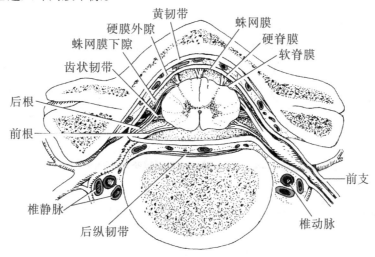

图7-11　脊髓的被膜及间隙

脊髓蛛网膜下隙脑脊液的含量25～30 mL,正常人脑脊液压力为80～180 mmH$_2$O,或每分钟40～50滴;平卧位时<100 mmH$_2$O;坐位时腰骶段压力显著增高,可达350～450 mmH$_2$O;儿童侧卧腰穿压力为50～100 mmH$_2$O。用力咳嗽或压迫颈静脉时,压力可继续增高。

5. 脑脊液的产生和回流　脑脊液是充满脑室系统、蛛网膜下隙和脊髓中央管内的无色透明的液体,内含各种浓度不等的无机离子、葡萄糖、微量蛋白和少量淋巴细胞,在功能上相当于外周组织中的淋巴,对脑和脊髓有浮托、缓冲、营养、运输代谢产物和调节颅内压等作用。脑脊液的总量在成人平均约150 mL,处于不断产生、循环和回流的动态平衡状态。

脑脊液的循环途径为:脑脊液主要由侧脑室脉络丛产生,由侧脑室脉络丛产生的脑脊液经室间孔流入第三脑室,与第三脑室脉络丛产生的脑脊液一起,经中脑水管流入第四脑室,再汇合第四脑室脉络丛产生的脑脊液一起,经第四脑室正中孔和两个外侧孔流入蛛网膜下隙,在大脑背面,脑脊液经蛛网膜粒渗透到上矢状窦内,回流入血液中。

(二)应用要点

1.腰椎穿刺术

(1)穿刺部位　脊髓下端在成人平对第1腰椎下缘,但有位于第2腰椎平面的报道。小儿可达第3腰椎下缘,故通常选择第3~4腰椎或第4~5腰椎棘突间隙穿刺,可防止损伤脊髓。左、右髂嵴最高点的连线通过第4腰椎,在该棘突上、下方的椎间隙均可作为穿刺点。

(2)体位　患者取侧卧前屈位,可使相邻椎骨棘突间隙扩大,有利于穿刺(图7-12)。但在坐位时,脑脊液因重力关系流向下,使终池充胀,前后径可达15 mm左右,故蛛网膜下隙穿刺时,坐位与卧位更易成功。

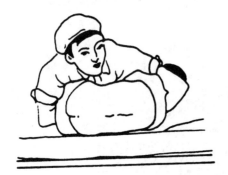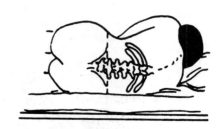

图7-12　腰椎穿刺体位示意

(3)穿经层次　沿正中线上的棘突间隙进针,依次穿过皮肤、皮下组织、棘上韧带、棘间韧带、黄韧带、硬膜外隙、硬脊膜、蛛网膜达蛛网膜下隙。

(4)进针技术　腰椎棘突几乎水平后伸,穿刺针应在中线上并与脊柱呈直角进针,仔细体验穿过不同层次的感觉。当针穿过黄韧带、硬脊膜时都有落空感。进针深度根据不同个体灵活掌握,一般儿童2.0~3.0 cm,成人5.0~7.0 cm。穿刺时不可用力过猛,否则难以体会到针尖进入蛛网膜下隙的感觉。

2.硬膜外隙穿刺术

(1)穿刺部位　除体表标志不能清楚摸出的第1~4颈椎棘突外,脊柱的任何棘突间隙均可穿刺。但第1~5胸神经的植物性神经纤维参与支配心、肺等器官,为避免麻醉后影响心肺功能,常选择中、下胸部及上腰部进行穿刺。

(2)体位　患者取侧卧前屈位,可使相邻椎骨棘突间隙扩大,有利于穿刺。

(3)穿经层次　沿正中线上的棘突间隙进针,依次穿过皮肤、皮下组织、棘上韧带、棘间韧带、黄韧带,最后达硬膜外隙。从皮肤经棘突间隙至硬膜外隙的距离平均为4.0~5.0 cm。

(4)进针技术　根据胸椎棘突结构特点,胸部硬膜外隙穿刺不能垂直进针,应顺应棘突的倾斜度,从后下向前上倾斜进针。当针穿过黄韧带时,有落空感。若脊柱弯曲受限制,或棘突间隙不清,或老年韧带钙化时,改用侧入法。即在棘突正中旁开1.0 cm处进针,避开棘上韧带和棘间韧带,经黄韧带入硬膜外隙。

★**联系临床**

硬膜外麻醉术后护理

患者术后平卧 6 h,以免发生头痛;根据患者病情采取适当卧位;患者如有恶心、呕吐应头侧向一边,以免呕吐物吸入呼吸道;患者术后禁食 6 h,以后按医嘱给予适合饮食;患者如有头痛、头晕应观察原因,并按医嘱给止痛剂或镇痛剂;患者术后 6 ~ 8 h 不能排尿者,可针刺中枢、关元、三阴交结合诱尿,必要时给患者进行导尿。

二、骶管穿刺麻醉术

骶管穿刺麻醉术(puncture of sacral canal and sacral anesthesia)是经骶管裂孔注入麻醉药物使骶神经阻滞的方法,也称为骶管阻滞,这是硬膜外隙最下端的麻醉,适用于肛门、直肠、会阴、阴道手术及膀胱、直肠镜检查患者。

(一)应用解剖

骶骨由 5 块骶椎融合而成,呈倒三角形,底向上,接第 5 腰椎,尖向下,接尾骨。骶骨后面粗糙不平,中线上有棘突融合而成的骶正中嵴,骶正中嵴下方有骶管裂孔,此孔两侧有明显的骶角,骶角是骶管裂孔定位的标志。骶管贯穿骶骨内面,容量 20 ~ 25 mL,并随骶骨而弯曲。骶管上接椎管的下部,下口即骶管裂孔。

(二)应用要点

1.穿刺部位　从尾骨尖沿中线向上,可触及凹陷的骶管裂孔及两侧的骶角。两骶角连线的中点即为穿刺点。

2.穿刺技术　穿刺针与皮肤呈 45°角进针,穿过骶尾韧带时有阻力消失感,进入骶管,然后随骶骨弧度,针头与皮肤的夹角减至 15° ~ 30°,推进骶管内(图 7-13)。

3.注意事项　硬膜囊下界平对第 2 骶椎下缘,相当于左、右髂后上棘的连线。在第 2 骶椎平面以上有蛛网膜下隙,因此,针尖不能超过左、右髂后上棘的连线,否则有误入蛛网膜下隙的危险。

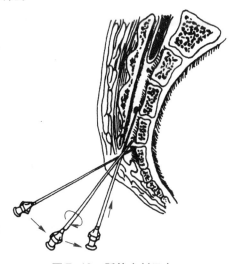

图 7-13　骶管穿刺示意

三、肾囊封闭及肾穿刺术

肾囊封闭术(renal capsule block)是通过穿刺的方法,经腹后壁刺入肾脂肪囊内,把普鲁卡因等药物注入,以阻滞周围内脏神经的传导,调节自主神经功能,达到改善器官血液循环和功能状况,消除疼痛等目的的诊疗技术。临床主要用于治疗急性无尿症、功能性尿潴留、术后腹胀和肾绞痛等症。肾穿刺术(renipuncture)主要用于肾脏活组织检查、肾积水的引流等。

(一)应用解剖

1. **肾的位置**　肾位于腹膜后间隙,脊柱腰段两侧。两肾呈"八"字形,上端距正中线约3.8 cm,下端距正中线约7.2 cm。左肾约在第11胸椎至第2腰椎平面,右肾因受肝的影响,比左肾低半个椎体。呼吸时受膈运动的影响,肾的位置可上、下移动,下移时可比原位低2.0~3.0 cm。肾门约平对第1腰椎,距正中线约5.0 cm。

2. **肾的毗邻**　两肾上方借疏松结缔组织与肾上腺相邻,内下方以肾盂续于输尿管。左肾前面上部与胃后壁及脾相邻,中部有胰尾横过,下部有空肠袢及结肠左曲,内侧有主动脉。右肾前面的上部为肝右叶,中部内侧缘邻十二指肠降部,下部为结肠右曲。两肾后面第12肋以上部分与膈相邻,并借膈与胸膜腔相邻。在第12肋以下部分,自内向外有腰大肌、腰方肌和腹横筋膜起始部。肾周围炎时可刺激腰大肌和腰方肌,使髋关节活动受限,产生疼痛和关节屈曲。

3. **肾的被膜**　肾的表面包有3层被膜,自内向外依次是纤维膜、脂肪囊和肾筋膜(图7-14)。

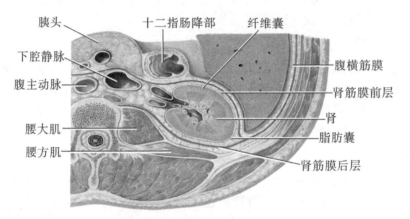

水平切面(平第1腰椎,上面观)

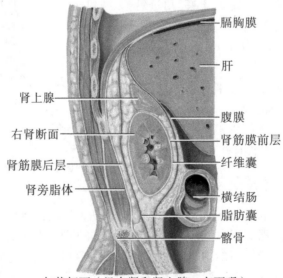

矢状切面(经右肾和肾上腺,右面观)

图7-14　肾的被膜

（1）纤维膜　薄而致密、坚韧，贴于肾表面，具有保护肾实质的作用。

（2）脂肪囊　又称肾床，成人厚度可达2.0 cm，包绕肾和肾上腺。在肾后面和边缘脂肪组织尤为发达，有支持和保护肾的作用。肾囊封闭就是将药物注入此囊内，脂肪囊有化脓感染时，可向下扩延至腹窝。

（3）肾筋膜　厚而坚韧，分前、后两层包绕肾和肾上腺。在肾的外侧缘，前后两层互相融合，并与腹横筋膜相连接。在肾的内侧，肾后筋膜附于椎体和椎间盘，肾前筋膜越过腹主动脉和下腔静脉的前方，与对侧的肾前筋膜相延续。这一解剖特点，使两侧肾囊在肾前筋膜后方可以互相通连，故一侧肾囊封闭后，通过封闭侧在上的卧位，使药液弥散到在下方的另一侧肾囊以及浸润腹腔神经丛、腰交感干，从而获得双侧治疗效果。在肾上腺的上方，两侧筋膜互相愈着，膈下筋膜相连，因此，肾及其被膜随膈肌的呼吸运动而有轻度的上、下移动。在下方，肾筋膜前后两侧形向下开放的囊口，有输尿管通过。肾筋膜发出许多结缔组织束，穿过脂肪囊与纤维膜相连，对肾有一定固定作用。

（二）应用要点

1.穿刺部位　在腰部，将第12肋下缘、竖脊肌外侧缘和髂嵴之间的区域称为腰上三角，是进入肾区较短的路径。在竖脊肌外缘与第12肋交点下方约1.0 cm处作局部麻醉。

2.体位　患者取侧卧位，注射侧居上，腰下垫一软枕（图7-15）。注射侧手置于头下，上面的腿伸直，下面的腿屈曲，使患者感觉身体舒适，肌肉松弛，便于操作。

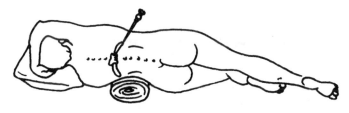

图7-15　肾囊封闭体位示意

3.穿经层次　依次经过皮肤、浅筋膜、背阔肌、胸腰筋膜外侧缘或腹横肌起始腱膜、腰方肌、腹横筋膜、肾旁脂肪、肾后筋膜，进入脂肪囊（图7-16）。

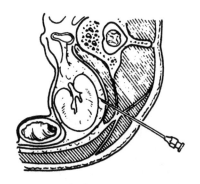

图7-16　肾囊封闭穿经层次示意

4.进针技术及注意事项　用 20 号针垂直刺入,其深度为 4.0～7.0 cm,当针穿过肾筋膜时有阻力骤然消失感,即进入肾脂肪囊。此时针随呼吸上下摆动,是穿入脂肪囊的重要指征。如行肾囊封闭,经试抽无回血,即可缓慢注入普鲁卡因,注药时无阻力。若穿刺有胶皮样阻力感,回抽又有血液时,表示针已刺入肾,应立即将针退回少许,直至回抽无血为止。如将药物注入肾内,可造成肾出血、肾囊周围血肿及血尿。如行肾穿刺活检,应嘱患者深吸气后屏气,达肾囊后进针少许,迅速抽取肾组织,穿刺后迅速拔针。

第三节　学以致用

一、实践目的

紧紧围绕"人人学科普、科普为人人"这一主题主线,有效利用学校人力资源,广泛动员广大同学,充分发挥医学生的专业优势,以微视频、漫画、图片、宣传册、技能展示和教学等为载体,从不同视角、不同侧面,向广大师生和人民群众生动展示有关脊柱的科普知识及相关疾病的预防保健。最大限度地发挥各界在健康教育、健康促进、和疾病防控工作中的积极作用,使三级预防保健网进一步延伸,同时激发护生热爱专业、无私奉献的志愿服务精神。

二、实践项目

1.健康宣教
(1)如何正确搬运物体——《脊柱健康宣教系列》。
(2)常跷二郎腿　警惕脊柱变形。
(3)腰椎保健操。
(4)在班级中开展"正确坐姿 打卡 28 d"活动。
2.急救技能演示和教学　腰椎骨折的正确搬运。
3.送温暖　针对腰椎间盘突出症人群进行推拿按摩。
根据服务对象的不同,适当增减项目,并互留联络方式,定期进行健康科普知识和技能的普及。

三、实践方案

1.健康宣教资源征集
(1)征集时间　本章内容结束后两周。
(2)征集对象　学习本课程全体学生。
(3)征集类型　视频、宣传册、海报等多形式。
(4)要求　内容准确、健康向上,图文并茂、详略得当、版面优美。
2.志愿者团队组建
(1)组建对象　本门课程理论知识积累丰厚、有意愿参与科普宣教、服从统一管理者。

（2）志愿者团队构成　解剖学/临床医学/康复治疗技术授课教师 3 名,优秀学生 20 名。

（3）组建过程　学生自愿报名—班主任/辅导员老师推荐—集中培训、考核—演练—校内试讲—社会宣传。

3.志愿服务活动流程。

（1）讲解遇见紧急情况时怎样实施自救和呼救及怎样正确拨打 120,启动应急反应系统。

（2）讲解腰椎常见疾病及其相关预防保健知识。

（3）演示腰椎保健操,一对一进行指导练习。

（4）演示腰椎骨折患者的正确搬运方式。

（5）对患有腰椎间盘突出症的居民进行推拿按摩。

（6）发放志愿活动满意度调查。

四、实践总结

1.优秀作品入选系部健康科普资源库,并可通过学校进行投稿发表或参与比赛评审。

2.对志愿活动进行宣传报道,吸引更多有意者加入。

3.建立志愿惠民活动档案。

4.居民对志愿活动满意度调查分析。

5.对本次活动进行总结,针对不足之处提出改进措施。

❖ 病例分析 ❖

病例 1:一中年男子在举一重物时,突然发生腰部和臀部剧烈疼痛,并沿大腿背面向下放射至小腿和足背,MRI 显示:腰 5～骶 1 之间椎间盘突出。

讨论:

1.椎间盘通常向何方突出? 为什么?

2.为什么会引起患者的下肢疼痛?

3.肢体运动会使疼痛加重吗?

病例 2:一 21 岁男子在车祸中撞伤头部,当被救出时患者主诉下肢感觉和随意运动丧失,上肢运动功能也受损,手部尤其严重。在救护车抵达之前,患者被采取了保暖措施并没有再移动。在采取了正确的运输措施下,患者被送往急救中心。经常规检查后,拍摄了脊柱 X 射线片,显示第 6～7 颈椎发生严重的脱位,并在第 7 颈椎椎体前发现骨折碎片。

讨论:

1.对患者采取的正确运输措施是什么?

2.颈椎的哪些关节发生了脱位?

3.患者截瘫最可能的原因是什么?

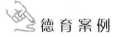

第八章　上　肢

德育案例

举重运动员的上肢力量美——吕小军

举重是众多运动中,对力量要求比较大的项目,而今天我们就来认识一位肌肉紧实的大力士,用健硕肌肉塑造着自身的神话。2021 年 7 月 31 日,吕小军以抓举 170 公斤,挺举 204 公斤,总成绩 374 公斤夺得东京奥运会举重男子 81 公斤级冠军,3 项成绩亦均创造了该项目的奥运会纪录。

举重有力量之美。人类对力量的追求其实是很原始的一种本能,在远古时期,人类同自然做斗争或征战的过程中,需要力量,大禹治水穿山凿洞、愚公移山挑石担土、霸王项羽拔山举鼎、关羽手提 82 斤的青龙偃月刀的描写,都是力量在古代重要性的表现。在现代社会自然不需要再用手开山,或手提大刀上战场,但在赛场上,仍然可以借助举重展示力量的开天辟地、力胜对手之原始美,激发人们内心深处对力量的追求与崇敬。

举重是我国传统的优势项目,这也恰恰反映了中华民族是个吃苦耐劳,勇于拼搏的民族。

上肢通过肩部与颈、胸和背部相接。人类上肢是劳动的器官,为适应上肢灵活运动的需要,上肢骨骼轻巧,关节运动轴多,活动度大,关节囊薄而松弛,关节周围有众多的肌肉。肌肉在增加关节灵活性的同时,也增强了关节的稳固性。手不仅是高度分化的劳动器官,还是重要的触觉器官。

第一节　应用解剖

一、境界和分区

(一)境界

上肢上方以锁骨上缘外 1/3 段及肩峰至第 7 颈椎棘突连线的外 1/3 段与颈部为界,内侧以三角肌前后缘上份与腋前后襞下缘中点的连线与胸背部为界。

（二）分区

上肢按部位分为肩、臂、肘、前臂和手部。

1. 肩部　可分为腋区、三角肌区和肩胛区,而肩胛区属于背部。

2. 臂部　上界为腋前、后襞外侧端在臂部的连线,下界为通过肱骨内、外上髁近侧两横指的环行线。

3. 肘部　其上、下界为通过肱骨内、外上髁上、下各两横指的环行线。

4. 前臂部　上界为肘的下界,下界为尺、桡骨茎突近侧两横指的环行线。

5. 手部　按骨骼可分为腕、掌和指 3 部,按局部解剖特点分为手掌、手背和手指 3 部分。

二、表面解剖

（一）体表标志

1. 肩峰（acromion）　为肩部的最高点,位于肩关节上方。顺着三角肌隆起向上触摸,可摸到扁平的骨性突起即为肩峰。它与锁骨的肩峰端构成肩锁关节（图 8-1）。

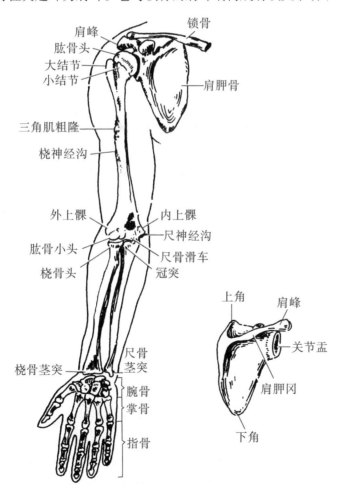

图 8-1　上肢体表标志

2. 喙突(processus coracoideus)　是肩胛骨上缘外侧部弯曲的指状突起,在锁骨中、外1/3 交界处的下方约 2.5 cm 处,向后外可触及。活动肩关节时,喙突在指下滚动。由于腋血管和臂丛神经束行经喙突的内下方,故临床上可经喙突内侧进针,行臂丛神经阻滞麻醉。

3. 肱骨大结节(greater tuberosity of humerus)　位于肱骨上端的外侧,突出于肩峰之外下方,为肩部最外侧的骨性隆起。触摸大结节时,一手拇指按于肩峰下、肱骨上端的最外侧,另一手握其上臂旋转,此时拇指即可感到肱骨大结节在三角肌下隆起和滚动。它为冈上肌、冈下肌和小圆肌的止点。

4. 肱骨内上髁(medial epicondyle of humerus)及尺神经沟(sulci nervi ulnaris)　肱骨内上髁为肱骨下端内侧的骨性突起,于肘关节内侧极易触及。在肱骨内上髁的后下方有一明显骨沟,介于内上髁与尺骨鹰嘴之间,沟内有尺神经通过,故称为尺神经沟。用力按压此处,有酸、麻、胀、痛不适感,并可放射至同侧小指处。

5. 尺骨鹰嘴(olecroanon)　为肘后最明显的骨突。正常肘关节伸直时,尺骨鹰嘴及肱骨内、外上髁三点位于同一水平线上,称为肘后直线。当屈肘时,三点即呈一个底边向上的等腰三角形,即肘后三角(图 8-2)。这三者的位置关系有助于鉴别是否肘关节脱位或肱骨有无髁上骨折。

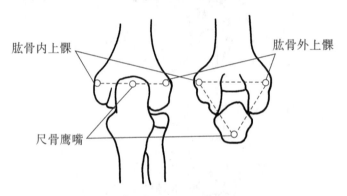

图 8-2　肘后直线(左)和肘后三角(右)

6. 桡骨茎突(processus styloideus radii)　为前臂近腕部外侧的突起,桡骨下端的隆起,在腕部桡侧可明显地摸到,是测量臂长的标志,桡动脉行于其内侧。

7. 尺骨茎突(processus styloideus ulnae)　为尺骨下端的突起,当前臂处于半旋前位时,尺骨茎突更为突出。尺骨茎突比桡骨茎突位置高且偏后。

8. 三角肌(deltoid muscle)　位于肩部皮下,从前、外、后三方包裹肩关节,止于肱骨中段的三角肌粗隆。正常肩部圆隆的外形即由三角肌形成。若三角肌瘫痪萎缩,肩部正常丰满的轮廓消失,肩峰明显突出。在三角肌与肱骨大结节之间,有一位置恒定、较大的滑膜囊,称三角肌下囊。该囊在 40 岁以后,容易产生变形、损伤、粘连,从而产生肩关节运动障碍和疼痛。由于三角肌较丰富,是临床上肌内注射的常用部位之一。

9. 肱二头肌(musculus biceps brachii)　臂部前面的肌性标志。呈长梭形,起端有两个头。长头起自肩胛骨关节盂上方,短头起自肩胛骨喙突,两头汇合成肌腹,向下延续为肌腱,经肘关节前方止于桡骨粗隆。在肱二头肌内侧沟的深面有肱动、静脉及正中神经走行其全程,尺神经从上向下行于肱二头肌内侧的上半部。在肱二头肌外侧沟的深处有头静脉由下向上走行,然后沿三角肌前缘穿深筋膜注入腋静脉或锁骨下静脉。

10.鱼际(thenar) 手掌两侧有呈鱼腹状的肌性隆起,外侧称鱼际,内侧称小鱼际,两隆起间的凹陷称掌心。

11.解剖学"鼻烟壶"(anatomical snuffbox) 位于手背外侧部的浅凹,在拇指充分外展和后伸时明显。其桡侧界为拇长展肌腱和拇短伸肌腱,尺侧界为拇长伸肌腱,近侧界为桡骨茎突,窝内有桡动脉通过,可在此触及其搏动。

(二)体表投影

1.上肢动脉干的体表投影 上肢外展90°,掌心向上(图8-3),从锁骨中点至肘前横纹中点远侧2.0 cm处的连线为腋动脉和肱动脉的体表投影。两者以大圆肌下缘为界,大圆肌以上为腋动脉,以下为肱动脉。从肘前横纹中点远侧2.0 cm处,至桡骨茎突前方的连线为桡动脉的体表投影,至豌豆骨桡侧的连线为尺动脉的体表投影。

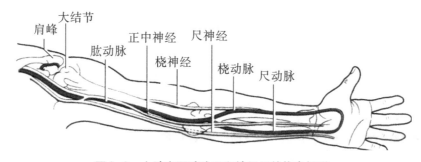

图8-3 上肢主要动脉干和神经干的体表投影

2.上肢主要神经干的体表投影

(1)正中神经(median nerve) 沿肱二头肌内侧沟,经肱骨内、外上髁连线中点稍内侧,至腕远侧纹中点稍外侧的连线,为正中神经的体表投影。

(2)尺神经(ulnar nerve) 自腋窝顶,经肱骨内上髁后方尺神经沟处向下,至豌豆骨桡侧缘的连线,为尺神经的体表投影。

(3)桡神经(radial nerve) 从腋后襞下缘,经肱骨外侧中、下1/3交界处,至肱骨外上髁的连线,为桡神经的体表投影。

三、局部结构

(一)腋腔

当上肢外展时,胸壁与臂上部之间所形成的皮肤凹陷称腋窝。腋窝的皮肤较薄,皮内含有大量的皮脂腺和汗腺。腋腔是腋窝皮肤及筋膜深面构成的腔隙,由骨和肌围成的4个壁的锥体形间隙(图8-4),腋腔的顶和颈根部相连,锁骨下动、静脉及臂丛由此进出腋腔;底由皮肤、浅筋膜和腋筋膜所覆盖;前壁为胸大肌和胸小肌;后壁为肩胛下肌、大圆肌和背阔肌;内侧壁为肋、肋间肌及前锯肌;外侧壁为肱骨及肱二头肌。腋腔内除大量疏松结缔组织外,主要还有腋动脉及其分支,腋静脉及其属支,臂丛及其分支和腋淋巴结群。腋腔内血管和神经干都被筋膜包裹在一起,称腋鞘。

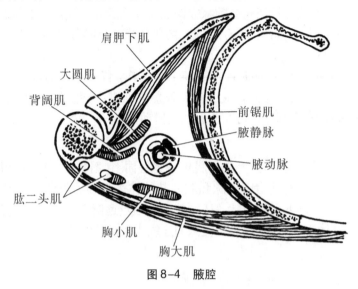

图8-4 腋腔

(二)肘窝

肘窝是肘前区深筋膜下呈尖端向远侧的三角形间隙(图8-5),外侧界为肱桡肌,内侧界为旋前圆肌,两肌在远侧汇合处形成肘窝的尖,上界是肱骨内、外上髁间的连线。覆盖肘窝的是由肱二头肌腱膜增强的深筋膜,以及其浅面的浅静脉和皮神经。窝底为肱肌和旋后肌。肘窝的主要结构是肱二头肌腱,肌腱外侧主要有桡神经,内侧主要有肱动脉和正中神经。肘正中静脉、贵要静脉上段和前臂内侧皮神经常于肱二头肌腱浅面经过。

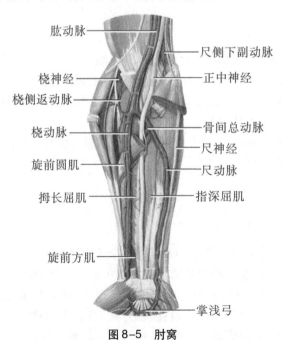

图8-5 肘窝

四、手部

(一)手休息时的姿势

手休息位时,手指和桡腕关节的屈、伸以及拇指的外展及内收等肌力,均处于平衡和稳定状态。表现为桡腕关节背伸30°,第2~5指呈半握拳状,拇指稍外展,指尖接近示指的远侧指间关节(图8-6)。手休息姿势的改变,对肌腱断裂的诊断起到重要意义。

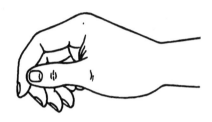

图8-6 手休息位

(二)手掌的层次

1. 皮肤及浅筋膜 手掌皮肤厚而致密,具有较厚的角化层,富有汗腺,但没有毛发和皮脂腺。浅筋膜中有较厚的脂肪垫,并有许多垂直的纤维隔将皮肤与掌腱膜相连,使之不易滑动。因此手掌在感染时肿胀不甚明显,脓肿不易溃破,但却易向深部扩散。由于皮肤缺乏伸缩性,伤口缝合较困难,易形成瘢痕而影响手的功能。

2. 深筋膜 分3部分,两侧部较薄弱,分别覆盖鱼际和小鱼际;中间部深筋膜的浅层增厚形成掌腱膜,深层位于骨间肌前面称骨间掌侧筋膜。掌腱膜呈三角形,厚而坚韧,其近端与掌长肌腱相连,远端展开分为4束,止于第2~5指近节指骨底两侧。它可协助屈指,在外伤或炎症时,可发生挛缩,影响手指功能。手掌深筋膜在腕前部增厚形成屈肌支持带,又名腕横韧带,它与腕骨沟共同构成腕管,管内有指浅屈肌、指深屈肌、拇长屈肌的肌腱和正中神经通过。

3. 屈指肌腱和蚓状肌 拇长屈肌腱止于拇指末节,指浅屈肌腱分别止于第2~5指中节指骨底两侧,指深屈肌腱在指浅屈肌腱深面,止于远节指骨底。蚓状肌共4块,分别起于4条指深屈肌腱桡侧,止于近节指骨背面的指伸肌腱上,有屈掌指关节和伸指间关节的作用。

4. 手掌间侧滑液鞘 通过腕管进入手掌的拇长屈肌腱和指浅、深屈肌腱,分别被两个腱鞘包绕,一个为拇长屈肌腱鞘,在桡侧包绕同名肌腱,又称桡侧囊;另一个为屈肌总腱鞘,在尺侧包绕8条指屈肌腱,又称尺侧囊。两腱鞘近侧在桡骨茎突上方约2.0 cm处起始,拇长屈肌腱鞘与拇指腱鞘相续,屈肌总腱鞘与小指腱鞘相续,因此,拇指或小指发生化脓性腱鞘炎时,可分别波及拇长屈肌腱鞘或屈肌总腱鞘。

(三)指端结构特点

手指末端掌侧皮肤借浅筋膜的纤维束连于骨膜,它们将浅筋膜分为若干小腔,腔内充满脂肪组织、血管和神经。临床上当指端发生炎症时,渗出物在各腔内不易扩散,压力增大,压迫血管、神经,引起剧痛甚至造成末节指骨坏死。因此,指端炎症应尽早从侧面切开向深层横断纤维隔延伸,达到减压、引流目的。

★ **知识拓展**

手进化的奇迹

手的进化最早可追溯到 7 000 万年前灵长目动物的祖先——合弓动物。早期的合弓动物是生活在地面的小型动物,然后逐渐爬上树冠生活,并以小型昆虫、种子和果实为生。能够抓握小东西无疑更具生存优势,合弓动物的爪子因此而进化。

1964 年 5 月,科学家在坦桑尼亚奥杜威峡谷发现了 180 万年前最早制造工具的早期人类的遗骸,其中有许多手骨与现代人手骨很相似。开始吃肉是人类进化过程中的里程碑事件。开始吃肉后,大大提高早期人类的营养水平,而且有助于他们的大脑发育,进而提升对手的操控。而在这一过程中,我们的手不仅用于进食、制作工具、投掷或战斗,还用于交流。

手势传达的意思从围绕自身开始,但在人类进化过程中手势又慢慢具有分享经验、意图、利益和规则等功能。科学家认为,交流起源于用手指物,起初指向性的手势会帮助协调集体活动,随后手势演变得更复杂。科学家现在认为,声音被加入手势语言中,用来增强和扩大手势语言。这与先前的某种观点一致,即手势基本上是转化为动作的思想或心理意象。

第二节　临床应用

一、三角肌注射术

凡不宜口服的药物或患者不能口服时,可采用肌内注射给药法。因肌肉含有丰富的毛细血管,药物注射后能迅速被吸收入血而发挥疗效。

(一)应用解剖

三角肌区是三角肌所在的区域,皮肤较厚,浅筋膜致密,深筋膜不发达。三角肌位于肩部,呈三角形,底朝上。它起自锁骨外 1/3、肩峰和肩胛冈,肌束从前、外、后三面包绕肩关节,逐渐向外下方集中,止于肱骨体上部外侧的三角肌粗隆。由于三角肌的包绕,使肩部呈圆隆形。三角肌收缩,可使肩关节外展。三角肌的血液供应来自胸肩峰动脉、旋肩胛动脉和旋肱后动脉。三角肌受腋神经支配。当肱骨外科颈骨折、肩关节脱位或使用腋杖不当时,均可伤及腋神经而导致三角肌瘫痪,使臂不能外展,三角肌表面皮肤感觉丧失,肌肉萎缩,肩部失去圆隆的外形而称"方肩"。

（二）应用要点

1. 部位选择　以两条横线和两条纵线将三角肌分为 9 个区（图 8-7），分别称三角肌上、中、下 1/3 部的前、中、后区。三角肌上、中 1/3 的中区肌肉较厚，没有大血管和神经通过，为绝对安全区，肌内注射应在此区进行。三角肌上、中 1/3 部的前区和上 1/3 的后区内有腋神经的分支通过，但分支细小，肌层较厚，为注射的相对安全区。

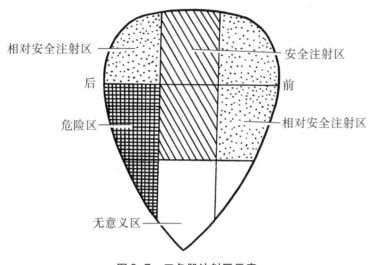

图 8-7　三角肌注射区示意

2. 穿经层次　依次经过皮肤、浅筋膜、深筋膜至三角肌。

3. 进针技术　选准注射部位，左手绷紧注射区皮肤，右手持注射器，使针头与皮肤垂直，快速刺入 2.5～3.0 cm。

4. 注意事项　三角肌不发达者不宜做肌内注射，以免刺至骨面，造成折针，必要时捏起三角肌斜刺进针；三角肌中、下 1/3 部的后区为危险区，禁忌在此区注射，因为该区深面有桡神经通过；三角肌下 1/3 部的前、中区肌肉较薄，不宜作肌内注射。

二、上肢浅静脉穿刺术

（一）应用解剖

手部有丰富的浅静脉丛，在指背相互吻合形成指背静脉，上行至手背吻合成不同类型的手背静脉网。网的桡侧汇集为头静脉，尺侧汇集为贵要静脉。上肢用于穿刺的浅静脉主要是手背静脉和前臂浅静脉（图 8-8、8-9）。

1. 头静脉　起自手背静脉网桡侧，沿前臂桡侧至前臂掌侧面，在肘窝稍下方发出肘正中静脉，继沿肱二头肌外侧沟上升，经三角肌和胸大肌肌间沟穿深筋膜，注入腋静脉或锁骨下静脉。头静脉收集手、前臂桡侧浅层结构的静脉血。

2. 贵要静脉　起自手背静脉网尺侧，沿前臂尺侧上行，在肘窝接受肘正中静脉后，沿肱二头肌内侧沟上行至臂中部，穿深筋膜汇入肱静脉。贵要静脉收集手及前臂尺侧部浅层的静脉血。由于贵要静脉位置表浅，口径较粗，临床常在此做静脉穿刺等有关医疗操作。

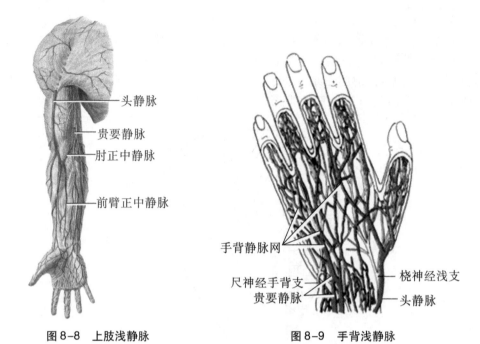

图 8-8　上肢浅静脉　　　　　　　图 8-9　手背浅静脉

3. 肘正中静脉　粗而短,位肘窝内,是斜行于头静脉和贵要静脉之间的短静脉干。该静脉变异较多(图 8-10)。一般由头静脉发出,经肱二头肌腱表面向内侧汇入贵要静脉。肘正中静脉常接受前臂正中静脉,后者有时分叉分别注入贵要静脉和头静脉。由于上述静脉位置表浅,管径粗大,是临床作静脉穿刺及导管插入的常用部位。

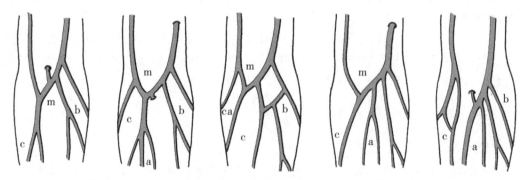

a.前臂正中静脉；b.贵要静脉；ca.副头静脉；m.肘正中静脉；c.头静脉。

图 8-10　肘浅静脉的类型

(二) 应用要点

1. 部位选择　根据患者不同情况和治疗需要,可选择不同部位的静脉。穿刺方向应与血液向心回流的方向一致。如果是长期慢性病患者,估计需要长期输液者,应从手背静脉网的小静脉开始,左、右两侧数条血管交替使用,以延长每条血管的使用时间。如果仅仅是单独一次采血或注射,可选用肘窝附近暴露较好的静脉穿刺,以提高穿刺成功率。

2.穿经层次　全身各处的静脉穿刺经过的层次基本相同,即皮肤、皮下组织和静脉壁。因年龄不同,静脉壁的厚度、弹性及硬度有所不同。

3.穿刺技术　通常在穿刺部位的近心端扎止血带,以使静脉充盈,便于穿刺。穿刺时,固定皮肤和静脉,针尖斜面向上,与皮肤呈15°~30°,在静脉表面或旁侧刺入皮下,再沿静脉近心方向潜行,然后刺入静脉,见回血后再沿静脉进针少许,将针头放平并固定,松开止血带,固定针栓后按药物性质、病情调整注射速度。

4.注意事项

(1)穿刺输液对血管都有不同程度的损伤,特别是使用对血管刺激性较大的药物,甚至会出现穿刺点上部的静脉炎和血管痉挛、硬化,在恢复以前,穿刺点近端的该条血管不宜再进行穿刺。

(2)上肢浅静脉有瓣膜,扎止血带后,在静脉各段见到的结节状隆起即为静脉瓣所在的部位,穿刺时应避开。

(3)穿刺部位尽可能避开关节,以利于针头固定和患者活动。

(4)静脉管壁较薄,平滑肌和弹性纤维很少,易被压扁,使管腔变的不规则,因此,穿刺时用力不可过猛,穿刺针进入静脉后要轻微挑起血管壁后再进针,以免穿透静脉后壁。

(5)老年人手背皮肤薄而松弛,皮下脂肪少,血管弹性较差,易于滑动,穿刺时应使患者腕关节屈曲,将其手背皮肤拉紧,使静脉固定于皮下,减少滑动。

> ★**联系临床**
>
> ### 静脉留置针穿刺
>
> 　　使用静脉留置针时,必须严格执行无菌技术操作规程;密切观察患者生命体征的变化及局部情况。每次输液前后,均应检查穿刺部位及静脉走行方向有无红肿,并询问患者有无疼痛与不适。如有异常情况,应及时拔除导管并作相应处理。对仍需输液者应更换肢体另行穿刺;对使用静脉留置针的肢体应妥善固定,尽量减少肢体的活动,避免被水沾湿。如需要洗脸或洗澡时应用塑料纸将局部包裹好。能下地活动的患者,静脉留置针避免保留于下肢,以免由于重力作用造成回血,堵塞导管;每次输液前先抽回血,再用无菌的生理盐水冲洗导管。如无回血,冲洗有阻力时,应考虑留置针导管堵管,此时应拔出静脉留置针,切记不能用注射器使劲推注,以免将凝固的血栓推进血管,造成栓塞。

三、上肢动脉指压止血术

(一)应用解剖

1.腋动脉　于第1肋外侧接续锁骨下动脉,经腋窝至大圆肌下缘移行于肱动脉。在腋窝内,腋动脉与腋静脉、臂丛一起被包裹在腋鞘内。腋动脉的分支布于肩部、上肢和胸壁外侧(图8-11)。

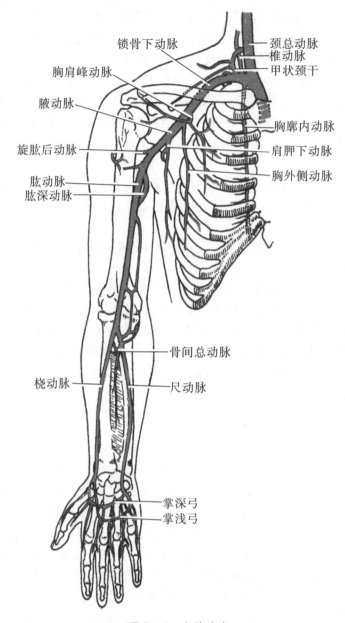

锁骨下动脉

颈总动脉
椎动脉
甲状颈干

胸肩峰动脉

腋动脉

胸廓内动脉

旋肱后动脉

肩胛下动脉

胸外侧动脉

肱动脉
肱深动脉

骨间总动脉

桡动脉

尺动脉

掌深弓
掌浅弓

图 8-11　上肢动脉

2.肱动脉　在大圆肌下缘续于腋动脉,沿肱二头肌内侧下行至肘窝,在平桡骨颈高度分为尺动脉和桡动脉。肱动脉全长均可在肱二头肌内侧摸到,其后外侧为肱骨。肱动脉的分支布于上肢。

3.桡动脉　先经肱桡肌和旋前圆肌之间,后在肱桡肌和桡侧腕屈肌之间下行,此处位置表浅,可触到桡动脉搏动,后外侧为桡骨。桡动脉参与掌浅弓和掌深弓的形成。一般情况下,测量脉搏主要是通过触摸桡动脉来进行计数。

4.尺动脉　于尺侧腕屈肌和指浅屈肌之间下行至手掌,参与掌浅弓和掌深弓的形成。腕前区横纹的内侧端可摸到尺动脉的搏动,其后方为尺骨。

5.指掌侧固有动脉 在掌指关节附近,每一指掌侧总动脉分为2条,分布于第2~5指的相对缘,沿指掌侧腱鞘两侧行至指末端,分布于第2~5指。

★ 联系临床

血压测量

血压是临床上观察患者病情变化的一项重要检查指标。肱动脉离心脏较近,坐位时肱动脉、心脏和血压计保持在同一水平面上,因此,临床上通常选择肱动脉进行血压测量。肱动脉在肘窝的稍上方,肱二头肌肌腱内侧位置表浅,能触及搏动,临床上选此处作为测量血压时的听诊部位。测血压取仰卧或坐位,被测手臂应裸露并伸直,掌心向上。测量时注意肘部与心脏保持同一水平。袖带大小要合适,袖带气囊应至少包裹80%的上臂,袖带下缘距肘窝2.0~3.0 cm。注意要将听诊器头放在肘窝肱动脉搏动处,袖带要快速充气,然后平稳缓慢地放气。

(二)应用要点

1.选择依据 上肢外伤出血时,首先确定是否动脉出血。若为动脉出血,根据局部解剖结构,迅速在伤口近心端寻找动脉血管位置表浅有搏动的部位,进行压迫止血。为保证止血效果,止血部位的深面必须有骨,将血管压向骨上才能达到止血目的。

2.压迫部位及方法

(1)腋动脉 当腋窝外伤致腋动脉出血时,可用毛巾、衣物等物品将腋窝填满,将血管压向腋窝内侧壁与肱骨上端之间,用绷带将臂部固定于躯干,可使腋部血管受压而达到止血的目的。

(2)肱动脉 当前臂和手外伤出血时,在臂部中段用拇指或其他四指向外将肱动脉压向肱骨上,可达止血目的(图8-12)。

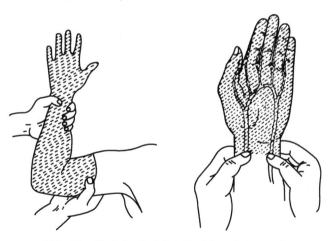

图8-12 肱动脉、尺动脉和桡动脉压迫止血示意

(3)尺动脉和桡动脉 当一侧手部外伤出血时,可用另侧拇指、示指在腕横纹上方,向后将尺动脉和桡动脉压向尺骨和桡骨上,即可止血(图8-12)。

(4)指掌侧固有动脉 在第2~5指外伤出血时,用拇指和示指分别压迫手指根部两侧偏掌侧面,将指掌侧固有动脉压于近节指骨上,可达止血目的。

四、动脉血气分析

(一)适用范围

血气分析又称为"血液气体分析",适用于低氧血症和呼吸衰竭的诊断、呼吸困难的鉴别诊断、昏迷的鉴别诊断、手术适应证的选择、呼吸机的应用与撤机、呼吸治疗的观察、酸碱失衡的诊断等。对严重的呼吸、循环及肾功能衰竭等诊断、治疗和临床危重患者的抢救,有重要的参考价值。采用的标本常为动脉血。

(二)应用要点

1. 部位选择 采取动脉血标本一般选择桡动脉或股动脉,以搏动最明显处作为穿刺点,桡动脉表浅易触及、操作方便、安全、易暴露,不受体位和操作地点的限制,是血气分析常用的部位,穿刺点位于前臂掌侧腕关节上方2.0~3.0 cm处。

2. 进针技术 选准注射部位,用左手示指和中指在已消毒的范围内摸到桡动脉搏动最明显处,固定于两指之间,右手持备好的经肝素钠湿润的注射器,在两指间垂直刺入,与动脉走向呈40°刺入动脉,见有鲜红色液体流入注射器时,一手固定注射器,另一手抽取所需血量。

3. 拔针处理 采血完毕,迅速拔出针头,用无菌纱布按压穿刺部位5~10 min。

4. 注意事项 严格执行无菌操作,血气分析采血量一般为0.5~1.0 mL,新生儿一般采用桡动脉进行穿刺。

5. 艾伦实验 用于测试桡动脉和尺动脉对掌部的供血是否顺畅的方法之一。检查者用双手同时按压桡动脉和尺动脉,嘱患者反复握拳和张开手指5~7次至手掌变白,松开对尺动脉的压迫,继续保持压迫桡动脉,观察手掌颜色变化,若手掌颜色10 s之内迅速变红或恢复正常,表明尺动脉和桡动脉间存在良好侧支循环,即艾伦试验阴性。可经桡动脉进行穿刺或介入治疗。反之,若手掌颜色仍为苍白,表明手掌侧支循环不良,即艾伦试验阳性。不可选择桡动脉进穿刺或行介入治疗。

五、上肢注射性神经损伤

上肢注射性神经损伤(injectable nerve injury of upper limb)是由于刺激性较强的药物直接注入了神经干或其周围,或在静脉注射时药物漏出血管外至神经干周围,造成神经组织不同程度的损伤和功能障碍,严重者可致残。

(一)损伤的种类

根据用药部位和途径的不同,上肢常见的注射性神经损伤有以下几种(图8-13)。

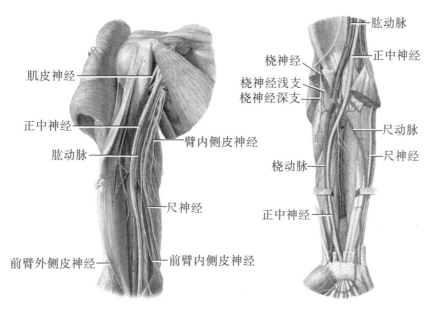

图8-13　上肢的神经

1.臂丛神经损伤　上肢手术时常作臂丛麻醉,如将药物直接注入神经干,通常损伤一条神经束或其分支。

2.桡神经损伤　桡神经经三角肌中、下1/3区深面由内上向下外走行,此处肌层较薄,在此区做肌内注射或注射预防疫苗过深,均可造成桡神经损伤。

3.正中神经损伤　常见于2个部位:① 肘部,正中神经在肱二头肌内侧沟下行至肘部,居肘窝正中,位置表浅,肘正中静脉常跨其浅层。作肘正中静脉或贵要静脉肘窝段注射时,药液外漏,可致正中神经损伤。② 腕部,正中神经位于桡侧腕屈肌腱与掌长肌腱之间,在正中线上,位置表浅,内关穴封闭可致其损伤。

(二)不同药物对神经损伤的差异

不同药物对神经损伤的程度不同,目前使用的常引起神经损伤的药物主要有青霉素、庆大霉素、硫喷妥钠及50%葡萄糖等。抗生素对神经的损伤作用最为明显,在短时间内使髓鞘结构破坏,轴突内大量空泡形成,细胞器大部分消失,神经传导速度减慢50%以上,肌肉明显萎缩,甚至出现肢体溃疡。硫喷妥钠为强碱性药物,对组织有强烈的刺激性,漏出血管外达神经周围后即引起神经急性水肿,神经的营养血管痉挛,继而周围组织增生、粘连。50%葡萄糖为高渗溶液,到达神经周围后使局部形成高渗高压环境,致神经组织脱水、皱缩,细胞膜对离子的通透性发生改变,从而影响神经传导功能。随着葡萄糖逐渐被吸收,神经功能逐步恢复。

(三)临床表现

不同药物对神经损伤的程度不同,毒性作用也不同,临床表现也有差异。共同表现为受损神经支配区剧烈疼痛,静脉注射外漏部位肿胀明显,少数发生局部组织坏死。受伤 40 min 至 3 d 内运动功能不同程度丧失,如坐骨神经损伤表现为下肢运动障碍。

桡神经损伤主要表现为腕下垂,有的病例以交感神经损伤为主,表现为肢体发绀、苍白或肿胀。

(四)防范与处理

1.掌握常用注射部位局部解剖结构,正确选择注射部位,采取相应措施,防范神经损伤发生。如尽可能不在三角肌区注射,必须在此区注射时,要选择注射的安全部位,以避开桡神经;肘部静脉注射应在肘横纹以上部位施行,因此处正中神经位置表浅,与静脉关系密切。

2.熟练掌握护理操作技术,严格遵守操作常规,避免药液外漏。注射对组织刺激性较强的药物时,应先用注射器抽取生理盐水穿刺,待穿刺成功后更换注射药物。

3.症状轻微的损伤,采取保守治疗,促进药物吸收,保护神经,一般在数天至数周内功能可完全恢复。中等程度以上的损伤,只有手术治疗才有恢复神经功能的可能。早期可局部切开减压冲洗,中晚期可做神经松解术,以解除压迫、粘连,改善局部微循环,多数患者疗效满意。如严重损伤,需将损伤段神经切除,做神经缝接术或神经移植术。

第三节　学以致用

一、实践目的

以学生为主体,在夯实自身课堂理论学习的基础上,通过短视频、漫画、图片、宣传册、情景演练、技能展示等方式,开展上肢损伤科普宣教实践活动,提高群众对上肢损伤的自我防护和应急处置能力。与此同时,培养学生创新能力、逻辑思考能力,进一步提高其团队合作能力。

二、实践项目

1.预防上肢损伤科普知识 PPT 制作和宣讲。

2.上肢骨折止血包扎固定技术情景剧表演。

根据服务对象的不同可以适当地增减服务项目,相互留存联络方式,定期进行宣讲、科普等实践活动。

三、实践方案

1.团队组建

(1)组建对象　本门课程成绩优异者,或有志愿参加活动的积极主动者。

(2)团队构成　视频主讲 1 人,PPT 制作 2 人,技能演示 2 人,视频录制剪辑 2 人,在线答疑 3 人。

(3)组建过程　自我推荐—集中考核—分工演练—内部展示。

2.活动流程

（1）预防上肢损伤科普知识 PPT 制作和宣讲　制作科普 PPT，录制宣讲视频，在新媒体平台进行健康知识普及。结合人体上肢解剖学特点开展丰富多样的预防保健宣传教育活动，发布相关人文解剖知识链接、常见上肢运动损伤及康复训练相关的临床案例、康复操作及医患沟通等图文、视频知识。作品要做到简单易懂，做到服务群众能够听懂、看懂。

（2）上肢骨折止血包扎固定技术情景剧表演　学生通过自学、视频、教具等多种途径学习上肢骨折、外伤时的固定、止血、包扎等急救技术，模拟急救场景，以情景剧的形式表演，录制视频并精心剪辑，利用新媒体平台发布科普小视频，与网友进行知识解答及互动交流，使群众适时了解相关医疗基本急救知识。既可扩展学生的知识面，又可锻炼学生的团结写作、统筹协调能力。

四、实践总结

1.通过学生互评、教师评价及网友评价点赞数综合评选出活动优秀作品进行表彰并存入科普资源库。

2.健康宣教活动报道推荐至各宣传平台。

3.优秀作品、活动总结、调研结果参加各种比赛评审。

❖ 病例分析 ❖

病例 1：患者，男性，12 岁，从滑板上跌落，右肘撞在人行道上。因为右肘剧烈疼痛，右手麻木，患儿母亲带其看小儿科医师。检查发现，患儿右小指和右手掌内侧对针刺无反应，手指无法夹纸。医生怀疑患儿右肘部骨折伴外周神经损伤，随做 X 射线检查。X 射线诊断报告肱骨内上髁骨骺移位显著，神经受压明显，神经也可能被牵拉。

讨论：

1.外伤可能伤及哪条神经？

2.解释该条神经损伤的依据是什么？

3.为什么患儿出现小指麻木，不能夹指？

病例 2：女性抑郁症患儿，15 岁，用刀片割伤双腕部，被送到医院急诊室。患者左腕部缓慢的流血在轻微压迫后很快停止，但右腕部的喷血很难止住。体检发现，患儿左手和手腕、手部运动功能正常，无感觉障碍。右手 2 条表浅肌腱和 1 条神经被切断，患者右拇指不能外展，右侧第 2~3 指精细运动丧失，手掌和手指外侧麻痹。

讨论：

1.被切断的神经是哪条？为什么出现手掌和手指外侧麻痹？

2.右腕部的喷血是哪条血管损伤？

3.患者最可能受损的是哪条肌腱？腕部屈曲功能会有影响吗？

第九章　下　肢

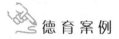德育案例

用脚趾弹奏钢琴——无臂钢琴师刘伟

　　10岁时,刘伟因一次触电意外失去双臂,即便如此,他也没有放弃对生活的渴望。没有手,他就用自己的脚来代替手的一切工作。经过多年历练,刘伟甚至能用脚来游泳,并在国内各种残疾人游泳比赛中摘金夺银。可是命运如此不公,由于触电的后遗症使他不得不放弃游泳,开启了自己的钢琴梦。凭借卓尔不群地用脚弹钢琴绝技,他一举拿下《中国达人秀》第一季总冠军,更被评选为2012年感动中国十大人物。当命运的绳索无情地缚住双臂,当别人的目光叹息生命的悲凉,刘伟依然固执地为梦想插上翅膀,用双脚在琴键上写下:相信自己。那变换的旋律,正是他努力飞翔的轨迹。

　　下肢是负重、行走、运动的主要器官,所以下肢骨骼粗大,关节面宽,骨连结构造复杂,关节的辅助结构较上肢多而坚韧,稳固性大于灵活性。下肢肌肉发达,对维持身体直立姿势、负重行走等功能,起着重要作用。

第一节　应用解剖

一、境界和分区

(一)境界

　　下肢与躯干直接相连。前方以腹股沟与腹部为界;后方以髂嵴与腰、骶部分界;两下肢上端内侧为会阴部。

(二)分区

　　下肢可分为臀部、股部、膝部、小腿部、踝和足部。

　　1.臀部　为髋骨外面约呈四边形的区域,上界为髂嵴,下界为臀沟,内侧界为髂后上棘至尾骨尖的连线,外侧界为髂前上棘至股骨大转子的连线。

2.股部 上界在前方以腹股沟与腹部为界,内侧以股沟与会阴为界。下界为经髌骨上缘二横指处的环行线。

3.膝部 上界即股部的下界,下界为通过胫骨粗隆的环行线。

4.小腿部 上界为膝部的下界,下界为平内、外踝基部所做的环行线。

5.踝 上界为小腿的下界,此部又可分为踝前区和踝后区。

6.足 分为足背和足底。

二、表面解剖

(一)体表标志

1.髂嵴(iliac crest) 是髂骨的上缘,全长都可在体表扪及(图9-1)。通过左、右髂嵴最高点的连线平对第4腰椎,是临床进行腰椎穿刺时定位的标志。

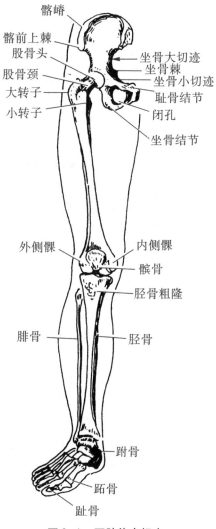

图9-1 下肢体表标志

2. 髂结节(tubercle of iliac crest) 从髂前上棘向后上方5.0~7.0 cm处,是髂嵴前、中1/3交界处向外侧的突出,是骨髓穿刺常用的部位。

3. 髂后上棘(posterior superior iliac spine) 髂嵴后下方的骨性突起。两侧髂后上棘的连线平对第2骶椎棘突,此平面是第1、2骶后孔的分界线。硬脊膜及蛛网膜下隙亦以其盲端终止于该平面。

4. 大转子(greater trochanter) 位于股骨颈、体连接处的外侧。股骨大转子的尖端位于髂前上棘和坐骨结节连线的中点处,用手指按在大转子上并旋转下肢,可感到其活动。

5. 髌骨(patella) 位膝关节前方皮下,表面界限极为明显。当股四头肌松弛时,髌骨可向上下左右作适当的活动。当股四头肌收缩时,髌骨可随之向上、下移动。

6. 内侧髁(condylus medialis)和外侧髁(condylus lateralis) 在股骨下端和胫骨上端均可触及内、外侧髁。股骨内、外侧髁最突出的部位为股骨内、外上髁,股骨内上髁的上方可触及明显的收肌结节。

7. 胫骨粗隆(tibial tuberosity) 位于胫骨上端,为一粗糙的骨性隆起,在膝关节下方清晰可见,是髌韧带的止点。

8. 腓骨头(fibular head) 位于胫骨外侧髁后外侧的下方,约与胫骨粗隆在同一平面上。当膝关节屈曲时,可在局部看到腓骨头形成的隆起。腓总神经由腓骨头后面及腓骨颈外侧绕过,在此位置表浅,并紧贴骨面,临床可因腓骨颈骨折、腓骨头撕脱、石膏绷带固定过紧等原因造成腓总神经损伤。

9. 内踝(medial malleolus)和外踝(lateral malleolus) 踝部两侧可及明显的内踝和外踝。在内踝前方有大隐静脉经过,位置比较恒定,是行大隐静脉穿刺或切开的部位。

10. 臀大肌(gluteus maximus) 与臀部皮下脂肪共同形成臀部膨隆的外形,自尾骨尖经坐骨结节至股骨干上、中1/3交界处划一直线,即为臀大肌的下缘,再自髂后上棘划一条与上述直线平行的线,即为臀大肌上缘。由于臀大肌丰厚,是临床肌肉注射的常选部位。

(二)体表投影

1. 臀上血管和神经 自髂后上棘至股骨大转子尖的连线,其中,上1/3交点为臀上动脉、静脉和神经穿出梨状肌上孔处的投影。

2. 臀下血管和神经 自髂后上棘至坐骨结节连线的中点为臀下动脉、静脉和神经穿出梨状肌下孔处的投影。

3. 坐骨神经(sciatic nerve) 穿出骨盆的部位在髂后上棘至坐骨结节连线的中点外侧2.0~3.0 cm处。坐骨神经在股后部的投影位置为坐骨结节与股骨大转子连线的中、内1/3交点,向下到腘窝上角的连线。其中在臀大肌下缘和股二头肌长头外侧缘夹角处,位置表浅,是临床上检查坐骨神经压痛点的常用部位(图9-2)。

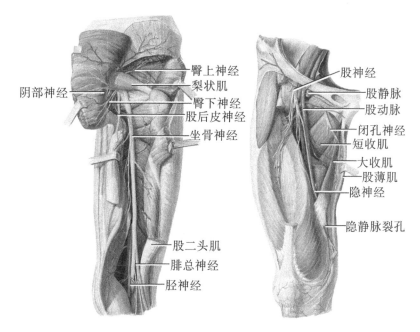

图9-2　下肢的神经

> ★联系临床
>
> ### 坐骨神经触诊
>
> 　　被检查者取屈髋姿势,检查者的左手中指和环指定位坐骨结节,拇指定位股骨大转子,然后检查者左手的示指放在坐骨结节和股骨大转子连线的中点,此处即为坐骨神经触诊部位。最后检查者手指并拢呈爪形加压触诊,即可在坐骨结节和股骨大转子连线的中点的深部触诊到坐骨神经,直径大约为一横指。

　　4. 股动脉(femoral artery)　大腿微屈并外展、外旋时,由髂前上棘至耻骨联合连线的中点至收肌结节连线的上 2/3 段,为股动脉的体表投影。腹股沟中点是常用的股动脉摸脉点(图9-3)。股动脉外侧约 1.0 cm 处为股神经,内侧紧邻股静脉。

　　5. 腘动脉(poplitea artery)　股后区中、下 1/3 平面交界线的中点之内侧约 2.5 cm 处至腘窝中点的线连为腘动脉的斜行段,腘窝中点至腘窝下角的连线为腘动脉垂直段的投影。

　　6. 胫前动脉(anterior tibial artery)　腓骨头与胫骨粗隆连线的中点至内、外踝前面连线的中点的连线为胫前动脉的投影。

　　7. 胫后动脉(posterior tibial artery)　腘窝下角至内踝后缘与跟腱内缘之间连线的中点为胫后动脉的投影。

　　8. 足背动脉　内、外踝经足背连线的中点至第 1、2 跖骨底之间的连线为足背动脉的体表投影。

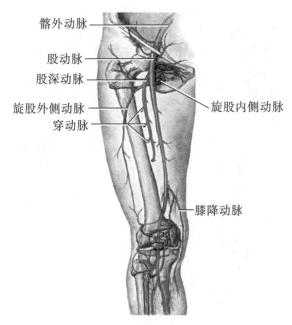

髂外动脉

股动脉

股深动脉

旋股外侧动脉

穿动脉

旋股内侧动脉

膝降动脉

图9-3 股动脉及其分支

三、臀部层次

臀部为髋骨后外侧面,相当于臀肌表面的区域,上界为髂嵴,下界为臀沟,内侧界为骶、尾骨外侧缘,外侧界为髂前上棘至股骨大转子的连线。臀部分为4层。

(一)皮肤和浅筋膜

臀部皮肤较厚,含有较多的皮脂腺和汗腺。浅筋膜发达,有较厚的脂肪垫,浅筋膜内有许多纤维束连接皮肤和深筋膜。浅筋膜上方与腰背部浅筋膜相移行,下部及外侧续于股部浅筋膜,但内侧在骶骨后面及髂后上棘附近很薄,长期卧床此处受到压迫,易形成褥疮。浅筋膜内含浅动脉、静脉、淋巴管和皮神经。

(二)深筋膜

臀部深筋膜又称臀筋膜,上部附着于髂嵴,分两层包绕臀大肌,内侧部愈着于骶骨背面,外侧移行为阔筋膜。臀筋膜损伤是腰腿痛的病因之一,称臀筋膜综合症。

(三)肌层

臀肌为髋肌后群,分为3层,浅层为臀大肌和阔筋膜张肌,中层主要为臀中肌和梨状肌,深层有臀小肌和闭孔外肌。臀肌之间有丰富的血管和神经穿行。臀大肌起自髂骨翼后部外面、骶骨背面和骶结节韧带,止于臀肌粗隆和髂胫束。在臀大肌深面和坐骨结节之间常有大的滑膜囊。

(四)梨状肌上、下孔及穿行的结构

梨状肌起自第2~4骶椎前面的骶前孔外侧,向外穿过坐骨大孔至臀部,止于股骨大转子。梨状肌穿过坐骨大孔,将其分为梨状肌上孔和梨状肌下孔。梨状肌上孔穿行的结

构由内向外依次为臀上静脉、臀上动脉和神经。梨状肌下孔穿行的结构由内向外依次为阴部内动、静脉及阴部神经,臀下动、静脉和神经,股后皮神经,坐骨神经(图9-4)。

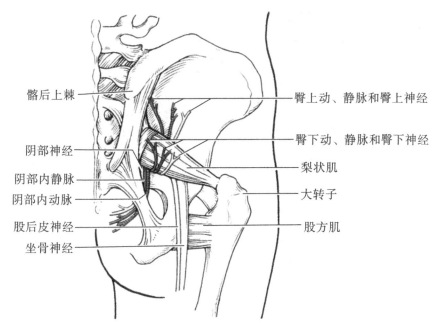

図9-4　梨状肌上孔和下孔通过的结构

(五)坐骨小孔及穿行结构

坐骨小孔由骶棘韧带、坐骨小切迹与骶结节韧带共同构成。由内向外依次为阴部神经、阴部内静脉及阴部内动脉(图9-4)。它们经坐骨小孔至坐骨肛门窝,发出分支布于窝内结构及肛管下部,主干继续行至尿生殖区,分布于会阴及外生殖器。

四、股部

股部前上方借腹股沟韧带与腹部分界,下界为经髌骨上方两横指处的横线。由股骨内、外侧髁各做一纵线,将大腿分为股前区和股后区。

(一)浅层结构

股前区皮肤厚薄不均,其内侧薄而柔软,外侧较厚。浅筋膜内含丰富的脂肪,并有浅血管、淋巴管、淋巴结和皮神经。

(二)肌腔隙与血管腔隙

腹股沟韧带和髋骨前缘之间的间隙,是股部与髂窝之间的重要通道(图9-5)。该间隙被髂耻弓分为内外侧两部分,内侧部分称血管腔隙,有股动脉、股静脉和股管通过,其中股动脉位于外侧,股静脉位于中间,股管位于内侧;外侧部分称肌腔隙,有髂腰肌和股神经通过。

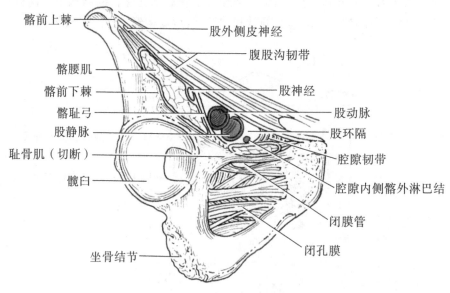

图9-5　肌腔隙与血管腔隙

(三)股三角

股三角位于股前区上部。其上界为腹股沟韧带,内侧界为长收肌内侧缘,外侧界为缝匠肌内侧缘。股三角的前壁为阔筋膜,后壁由髂腰肌、耻骨肌、长收肌及其筋膜构成。股三角的内容,由外向内依次是股神经、股鞘及其包绕的股动脉、股静脉、股管、股深淋巴结和脂肪等。股鞘为腹横筋膜和耻骨肌筋膜向外延续形成,包绕股静脉和股动脉的上端。股鞘的外侧份是股动脉,中份是股静脉,内侧份是股管(图9-6),它们之间被纤维隔分开。这种相对固定的位置关系,有利于股动脉压迫止血和股血管穿刺及股神经定位。

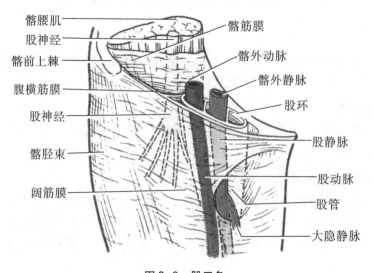

图9-6　股三角

(四)股管

股管是呈一漏斗状的筋膜腔隙(图9-6),位于股鞘内、股静脉的内侧,长约1.5 cm。上口为股环,与腹腔相通,此处填有脂肪组织及淋巴结。股管下端为盲端,位于隐静脉裂孔的深面。由于股环与腹腔之间只隔着很薄的腹横筋膜和腹膜,当腹腔压力增高时,腹腔内容物可经股环、股管突出于隐静脉裂孔,称股疝。

五、膝部

膝部为髌骨上缘上方两横指至胫骨粗隆高度的区域,分为膝前区和膝后区,膝后区主要结构为腘窝。腘窝是膝关节后方的菱形凹窝,上外侧界为股二头肌,上内侧界为半腱肌和半膜肌,下外、下内侧界分别为腓肠肌外侧头和内侧头,窝底为膝关节囊后壁和腘肌。在腘窝内大量脂肪组织中,由浅入深依次排列有胫神经、腘静脉和腘动脉。在腘窝外上方有腓总神经。由于腘动脉上段与股骨后面紧邻,当股骨髁上骨折时,远端向后移位,极易损伤腘动脉。腓总神经绕腓骨颈外侧向前下行,此处位置表浅,易受损伤或压迫。

第二节　临床应用

一、臀肌注射术

臀肌肥厚,血液供应丰富,能为药物吸收提供较大面积,因此,臀肌注射术(injection of gluteus maximus)是肌内注射的首选部位。

(一)应用解剖

臀大肌是臀部最表浅的肌肉,近似四方形,几乎占据整个臀部皮下,表面包有臀筋膜。臀部的血管和神经较多,均位于臀大肌深面。

1.臀上血管和神经　臀上动脉、静脉及神经通过梨状肌上孔出盆腔,分布于臀中肌、臀小肌等处。

2.臀下血管和神经　臀下动脉、静脉及神经经梨状肌下孔出盆腔,三者伴行,分布于臀大肌等处。

3.阴部内血管和神经　阴部内动脉发自髂内动脉,经梨状肌下孔出盆腔,再经坐骨小孔至会阴部。阴部内静脉和阴部神经位于阴部内动脉的内侧。

4.坐骨神经　为全身最粗大的神经,起始部宽约2.0 cm,经梨状肌下孔出盆腔至臀大肌中部深面,约在坐骨结节与股骨大转子连线的中点处下降至股后部,在腘窝上方分为胫神经和腓总神经。

(二)应用要点

1.注射区定位　臀大肌注射区定位有两种方法(图9-7)。

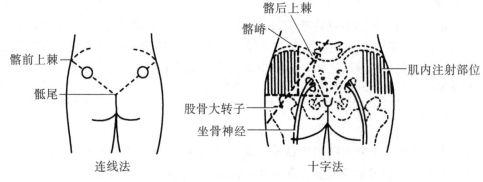

图9-7　臀大肌注射定位示意

（1）连线法　将髂前上棘至骶尾连接处作一连线,将此线分为3等份,其外上1/3处为注射区。

（2）十字法　从臀裂顶点向外划一水平线,再通过髂嵴最高点向下作一垂线,两线十字交叉,将臀部分为4区,其中外上1/4区避开内下三角区为臀大肌注射最佳部位。

2.臀中肌、臀小肌注射区定位　臀中肌、臀小肌区血管、神经分布少,且脂肪组织较薄,目前使用日趋广泛。定位有两种方法。

（1）以示指尖和中指尖分别置于髂前上棘和髂嵴下缘处,使示指、中指和髂嵴间构成一三角形区域,此区即为注射部位。

（2）髂前上棘外侧三横指处,以患者手指宽度为准。

3.体位　患者多取侧卧位,下方的腿微弯曲,上方的腿自然伸直;也可取俯卧位,足尖相对,足跟分开;亦可取坐位。

4.穿经层次　依次穿过皮肤、浅筋膜、臀筋膜至臀大肌。

5.进针技术　选准注射部位,左手绷紧注射区皮肤,右手持注射器,使针头与皮肤垂直,快速刺入2.5～3.0 cm。

6.注意事项

（1）神经损伤　用十字法选区时,外上区内下角靠近臀部血管和神经,进针时针尖勿向下倾斜,以免伤及坐骨神经。神经损伤可引起疼痛、肢体麻木、活动无力,严重者可引起足下垂或跛行,甚至出现下肢瘫痪。

（2）臀部皮下组织较厚,注射过浅针尖达不到肌肉时,易引起皮下硬结及疼痛。

（3）婴儿臀区较小,肌肉不发达,不宜做臀肌注射。幼儿可选用臀中肌、臀小肌处注射。

（4）进针后应回抽活塞,无回血方可注射。

★知识拓展

注射性神经损伤

注射性神经损伤是由于药物直接刺激和局部高浓度药物毒性引起神经粘连和变形坏死。注射时即出现神经支配区麻木、放射痛、肢体活动无力和活动范围减小。约1周后疼痛减轻，但留有固定麻木区伴肢体功能部分或完全丧失，发生于下肢者行走无力，易跌倒。根据受累神经支配区感觉和运动障碍程度，分为：①完全损伤，神经功能完全丧失；②重度损伤，部分肌力、感觉降至1级；③中度损伤，部分肌力、感觉降至2级；④轻度损伤，部分肌力、感觉降至3级。

二、下肢浅静脉穿刺术

(一)应用解剖

下肢浅静脉主要有足背浅静脉、小隐静脉和大隐静脉(图9-8)，它们与深静脉之间有丰富的交通支。

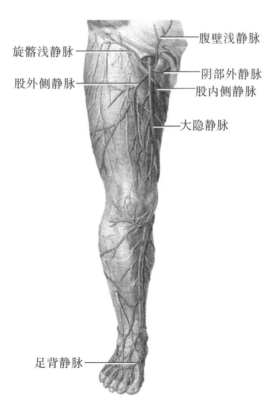

旋髂浅静脉

股外侧静脉

腹壁浅静脉

阴部外静脉

股内侧静脉

大隐静脉

足背静脉

图9-8　下肢浅静脉

1.足背浅静脉　多构成静脉弓或网，位于足背跖骨的远侧端，隔皮肤清晰可见。弓的外侧端向上延续为小隐静脉,内侧端延续为大隐静脉。足背静脉内没有瓣膜,血液可向大隐静脉、小隐静脉两个方向回流。

2. 小隐静脉　起自足背静脉弓外侧,经外踝的后方,沿小腿后面上行,于腘窝下角处穿深筋膜汇入腘静脉。主要收集足外侧部及小腿后面浅层的静脉血。

3. 大隐静脉　起自足背静脉弓内侧,经内踝的前方1.0～1.5 cm处沿小腿内侧、膝关节内侧上行,进入大腿内侧渐行至前方,于腹股沟韧带中点下方3.0～4.0 cm处穿隐静脉裂孔注入股静脉。

(二)应用要点

1. 部位选择　根据患者不同情况和治疗需要,可选择不同部位的静脉。

2. 穿经层次与进针技术　同上肢浅静脉穿刺。

三、股静脉、股动脉穿刺术

股静脉常用于急救时作加压输液、输血或需采集血标本的患者,适用于婴幼儿、新生儿或外周浅静脉穿刺困难的患儿,也适用于心导管检查术。

(一)应用解剖

股静脉由腘静脉穿收肌腱裂孔移行而来,伴股动脉上行,经腹股沟韧带后方续为髂外静脉。股静脉是接受大隐静脉和与股动脉分支伴行的静脉。

股动脉在腹股沟韧带中点深面续于髂外动脉,通过股三角进入收肌管,向下移行为腘动脉。在腹股沟韧带中点稍下方位置表浅,走行于股鞘的外侧部,并在此分出腹壁浅动脉和旋髂浅动脉,分别至腹前壁下部和髂前上棘附近的皮肤和浅筋膜。在纤维外科中,常以上述动脉为轴心的分布区作为带血管蒂皮瓣移植的供皮区。

股动脉、股静脉和股神经伴行,位于股三角内,血管、神经的排列关系由外向内分别是股神经、股动脉和股静脉。临床寻找股血管时,以搏动的股动脉为标志。

(二)应用要点

1. 部位选择

(1)股静脉穿刺术(puncture of femoral vein)　穿刺点选在髂前上棘与耻骨结节连线的中、内1/3段交界点下方2.0～3.0 cm处,股动脉搏动处的内侧0.5～1.0 cm。

(2)股动脉穿刺(puncture of femoral artery)　穿刺点选在腹股沟韧带中点稍下方,股动脉搏动最明显处。

2. 体位　患者取仰卧位,膝关节微屈,臀部稍垫高,髋关节伸直并稍外展外旋。

3. 穿经层次　依次经过皮肤、浅筋膜、阔筋膜、股鞘达血管壁。

4. 进针技术与失误防范

(1)股静脉穿刺　在腹股沟韧带中点稍下方摸到股动脉搏动,其内侧即为股静脉。用左手固定股静脉,右手持穿刺针垂直刺入或与皮肤呈30°～45°角刺入。要注意刺入的方向和深度,以免刺入股动脉或穿透股静脉。要边穿刺边回抽活塞,如抽出暗红色血,提示已达股静脉,应固定针头;如抽出鲜红色血液,提示刺入股动脉,应立即拔针,局部压迫至无出血为止;如无回血,可慢慢回退针头,稍改变进针方向及深度。穿刺点不可过低,以免穿透大隐静脉根部。

（2）股动脉穿刺　穿刺针垂直或与股动脉长轴呈40°角刺入。当针尖刺入深筋膜有搏动感时，提示已经触及股动脉壁，再向前稍推进即刺入股动脉，此时可见鲜红色血直升入注射器。穿刺不可过深，以免穿透动脉后壁。

四、坐骨神经封闭术

（一）应用解剖

坐骨神经是全身最粗大的神经，从骶丛发出，起始部宽约 2.0 cm，经梨状肌下孔出盆腔，在臀大肌中部深面，经坐骨结节与股骨大转子连线的中点处下降至股后部。一般在股中、下 1/3 交界处分为胫神经和腓总神经。坐骨神经穿出盆腔至臀部时与梨状肌的位置关系十分密切，二者间的位置常有变异，常见以下类型：坐骨神经从梨状肌下孔出骨盆者最常见，占66.3%；在盆腔内分为胫神经和腓总神经，胫神经出梨状肌下孔，腓总神经穿梨状肌肌腹者占27.3%；其他变异占6.4%（图9-9）。由于坐骨神经与梨状肌关系密切，当梨状肌痉挛、损伤、出血、肿胀时，可压迫坐骨神经引起腰腿痛，称之为梨状肌综合征。

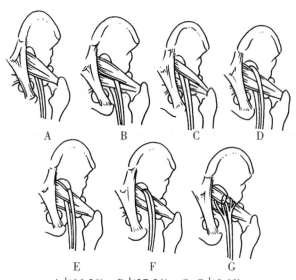

A占66.3%；B占27.3%；C~G占6.4%。

图9-9　坐骨神经与梨状肌位置关系

（二）应用要点

1. 部位选择　坐骨神经封闭术（block technique of sciatic nerve）的穿刺点选在股骨大转子与坐骨结节连线中点偏内侧 0.5~1.0 cm 处。

2. 体位　患者取侧卧位，患肢在上，屈髋45°，屈膝90°，健肢伸直。

3. 穿经层次　依次经过皮肤、浅筋膜、臀筋膜、臀大肌至坐骨神经周围。

4. 进针技术　宜选用长针头，针头与皮肤垂直缓慢刺入，深度 5.0~8.0 cm，当出现下肢酸胀感时,提示针头已到达坐骨神经,穿刺针稍向后退,回抽无血,即可注射药物。注射时应注意选准部位,并避免损伤坐骨神经。

五、骨髓穿刺术

骨髓穿刺术(bone marrow puncture)是抽取骨髓做涂片或病原体培养,了解化疗、放疗及应用免疫抑制剂后骨髓造血情况等,协助诊断造血系统疾病、肿瘤或感染。

(一)应用解剖

1. 髂嵴　髂骨的上缘称髂嵴,呈"S"形弯曲。髂嵴前后端的突起分别称髂前上棘和髂后上棘。髂前上棘在腹股沟外侧端可触及。髂前上棘向后 5.0 ~ 7.0 cm 处向外突出,称髂结节。此处是髂嵴最宽阔处。通过左、右髂嵴最高点的连线平对第 4 腰椎,是腰椎穿刺的定位标志。

2. 胫骨　位于小腿内侧,分一体两端。上端膨大,有内侧髁和外侧髁,上端前方的突起称胫骨粗隆。

(二)应用要点

1. 部位选择　骨髓穿刺应选择表面骨密质较薄,骨松质内红骨髓多,同时危险性小、易于暴露和便于操作的部位。成人常选的部位有髂结节、胸骨等,2 岁以内的小儿可选用胫骨。髂结节的穿刺部位在髂前上棘后上方 5.0 ~ 7.0 cm 范围内,由上向下穿刺。胫骨穿刺点在胫骨粗隆下方约 1.0 cm 处,在骨面的前内侧面垂直进针。

2. 体位　髂结节穿刺可选坐位,胸骨及胫骨穿刺取平卧位。

3. 穿经层次　经皮肤、浅筋膜、骨膜、骨密质到骨松质内,深度 1.0 ~ 1.5 cm。

4. 进针技术与失误防范　髂结节穿刺点要准确定位,由上向下垂直进针。胫骨穿刺点在骨的前内侧面垂直进针。当穿刺针达骨膜后,针与骨面垂直,缓慢旋转进针,穿透骨密质时有落空感,即拔出针芯,抽取骨髓液。穿刺针进入骨松质后针不能成角晃动。由于骨膜神经末梢丰富,应做局部麻醉。

六、下肢动脉指压止血术

(一)应用解剖

下肢动脉指压止血术(hemostasis by finger pressing on lower limb artery)可选择的血管有股动脉、胫后动脉和足背动脉。

1. 股动脉　是髂外动脉的直接延续,起自腹股沟韧带中点后面,此处位置表浅,可触及搏动,是股动脉的压迫止血点和摸脉点。

2. 胫后动脉　在小腿后群深、浅肌层之间下行,主干经内踝后方进入足底。在内踝和跟骨之间的踝管内,位置表浅。

3. 足背动脉　在踝关节前方续于胫前动脉,从内、外踝之间经过屈肌支持带的深面至足背,此处位置表浅,可触及其搏动。

(二)应用要点

1. 股动脉　当大腿及其以下外伤出血时,可用双手重叠用力压迫腹股沟韧带中点下方股动脉的搏动点上,将其压向股骨,可达止血目的(图9-10、图9-11)。

　　2.胫后动脉和足背动脉　当足部外伤出血时,可用双手的示指或拇指,分别压迫内、外踝之间前方足背动脉的搏动点,将其压在距骨和足舟骨上,以及内踝与跟骨内侧之间的胫后动脉,将其压在跟骨上,可立即达到止血目的(图9-10、图9-11)。

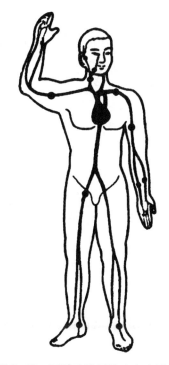

图9-10　下肢动脉压迫止血点示意

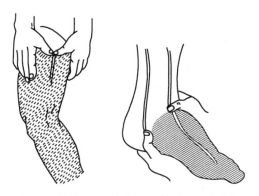

图9-11　股动脉、胫后动脉和足背动脉压迫止血示意

第三节　劳动实践

一、实践目的

开展下肢骨折止血包扎固定技术和轮椅运送法实践训练,以短视频、情景演练、技能展示融合教学为载体,向师生及群众普及相关知识。与此同时,培养学生创新能力、逻辑思考能力,促使医学生更深入更系统的学习局部解剖学知识并应用于实际,进一步提高团队协作精神。

二、实践项目

1. 拍摄下肢骨折止血包扎固定技术系列短视频。

2. 轮椅运送法情景演示。

根据服务对象的不同可以适当地增减服务项目,相互留存联系方式,定期进行宣讲、科普等实践活动。

三、实践方案

1. 团队组建

(1)组建对象　本门课程成绩优异者或有志愿参加活动的积极主动者。

(2)团队构成　视频主讲2~3人,技能演示5人,视频录制剪辑2人,在线答疑3人。

(3)组建过程　自我推荐—集中考核—分工演练—内部展示。

2. 活动流程

(1)拍摄下肢骨折止血包扎固定技术短视频　学生通过自学、视频、教具等多种途径学习下肢骨折、外伤时的固定、止血、包扎等急救技术,模拟急救场景,以情景剧的形式表演,录制视频并精心剪辑,利用新媒体平台发布科普小视频,与网友进行知识解答及互动交流,使群众适时了解相关医疗基本急救知识。既可扩展学生的知识面,又可锻炼学生的团结协作、统筹协调能力。

(2)轮椅运送法情景演示　结合"我为群众办实事"活动,深入校园、社区等场所向师生、群众演示轮椅运送的流程。在普及正确、安全使用轮椅方法的同时,也培养了学生技能展示的心理素质和团队的协作能力。

四、实践总结

1. 通过学生互评、教师评价及网友评价点赞数综合评选出活动优秀作品进行表彰并存入科普资源库。

2. 健康宣教活动报道推荐至各宣传平台。

3. 优秀作品、活动总结、调研结果参加各种比赛评审。

❖ 病例分析 ❖

病例1:1岁女婴,因发热被家人带到卫生所诊治,护士在其右侧臀部注射了一针病毒唑和氨基比林。注射后女婴哭闹不止,数日后家人发现孩子行走时右下肢步态异常,出现跛行。遂诉诸法律。经医疗事故鉴定,结果为4级医疗事故。

讨论:

1. 可能出现了什么医疗事故?

2. 出现这种医疗事故的原因可能有哪些?

3. 护士如何避免这种医疗事故的发生?

病例2:某老年妇女雨后摔倒,仰卧在地上并感到剧烈疼痛。患者自述摔倒时听到一声较大的弹响,其右下肢处于外旋位,并且较左下肢短。患者无法站起,当试图从地面抬高患肢时不能做到并感到剧烈疼痛,随后被送往医院。体检:右下肢较左下肢明显缩短,并呈外旋位。触诊时髋部有压痛,但肿胀不明显。大腿运动可导致剧烈疼痛,X射线检查报告示股骨颈囊内骨折,骨折远端外旋并向近侧移位。

讨论:

1. 根据所学知识分析老年人股骨最易发生骨折的部位在哪里?

2. 为什么老年人这个部位的骨质如此脆弱?

3. 患者伤肢较对侧缩短的解剖学基础是什么?

第十章 体位应用解剖学

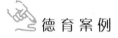 德育案例

最美逆行者——钟南山

当新型冠状病毒肺炎患者大量出现时,一个名字出现在公众的视野,他就是84岁的钟南山。钟南山是中国工程院院士,著名呼吸病学专家。钟南山院士不仅在2003年非典时期做出了突出的贡献,在2020年暴发的新冠肺炎疫情中,他也同样身先士卒,前往疫情最为严重的武汉,深入一线进行研究,这样始终将自己的生命安全放在最后,以人民为先的精神,令人感动。他两鬓斑白,满脸皱纹,虽已高寿,但依然不忘被病痛折磨的人们。他像是一柱火炬,哪怕在生命的尽头,也不忘散发余热。他挺身而出,勇敢地逆行,奔赴疫情灾区,带领医护人员,与病毒做抗争,与死神争分夺秒,毫不客气地在死神的镰刀下抢走一个个生命,甚至冒着生命危险亲自拯救危重患者。他的话犹如定海神针,让成千上万的中国人民看到了战胜病毒的希望。

体位是患者休息或检查治疗时采取的姿势。正确合理的体位应符合人体解剖生理要求,既能使患者感到舒适,有利于病情好转,预防并发症,又有利于诊断、治疗及护理措施的实施。因此,从事临床护理工作的人员,必须掌握体位应用的基本知识。

临床患者体位的形式包括以下3种。①主动体位:患者活动自如,能任意选择最舒适的体位姿势。②被动体位:患者自身无力变换体位,只能依靠护士或他人安置或变换体位,如意识丧失或极度衰弱的患者,必须由护士帮助更换体位。③被迫体位:患者意识存在,也有活动能力,但由于疾病影响或检查治疗的需要,而不得不采取的体位。无论选择何种体位,都与解剖学有着密切的关系。

第一节 卧位应用

一、临床常用卧位

(一)去枕平卧位

1.适用范围 腰椎穿刺术后或硬膜外麻醉术后的患者,昏迷和全身麻醉后尚未清醒

的患者,头、面、颈、胸、四肢等部位手术及检查的患者,休克患者等。

2.姿势要点　枕头横置于床头,患者去枕仰卧于床上,臂和腿自然放置。体检时根据需要采用屈膝姿势,昏迷和全身麻醉后尚未清醒的患者,应将头偏向一侧(图10-1)。

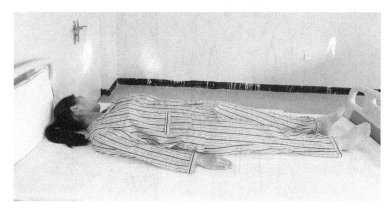

图10-1　去枕平卧位

3.解剖生理特点

(1)去枕平卧时,肌肉、关节较为松弛,重心低,支撑面大,患者感到稳定、舒适、安全。

(2)全麻术后及昏迷患者去枕平卧,头侧向一旁,可以防止呕吐物、分泌物吸入呼吸道;避免舌后坠堵塞呼吸道。

(3)脊柱麻醉或腰椎穿刺后患者去枕平卧可预防颅内压降低而致的头痛、头晕等症状。

(4)休克患者抬高头、胸部,有利于呼吸,抬高下肢,有利于静脉回流。

(5)做腹部检查的患者,应屈膝仰卧,使腹壁松弛,便于触摸内脏器官。

4.注意事项

(1)在患者肩下垫枕,避免头过伸或过屈使颈部肌肉疲劳,且影响呼吸。

(2)在腰曲下垫枕,避免脊柱腰曲变直,引起腰部劳损。

(3)可在患者髋关节及大腿外侧面用软枕支托,防止大腿外翻。

(4)截瘫、偏瘫,长时间昏迷患者用足板或枕支持足背屈,以免形成足跖屈或垂足。

(5)肥胖患者由于腹部大量脂肪堆积,同时平卧时腹腔脏器拥至上腹部,推举膈上升,影响患者呼吸。肺部疾病和心脏病患者平卧时可加重呼吸困难,甚至会诱发冠心病急性发作,应随时观察患者情况,变换体位。

(6)长期卧床患者,易造成身体后部骨性隆起处皮肤受压。身体后部的骨性突起有枕外隆凸、第7颈椎棘突、肩胛冈、尺骨鹰嘴、骶正中嵴及跟骨结节等(图10-2)。要注意观察以上部位皮肤的颜色,经常变换体位及做局部按摩,以预防褥疮。为防止因意识不清而发生坠床、撞伤等,应采取必要保护措施,以保证其安全。

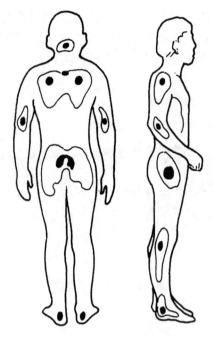

图 10-2 平卧位和侧卧位易受压部位示意

(二) 侧卧位

侧卧位包括左侧卧位和右侧卧位。

1. 适用范围 胸部、肾及输尿管手术,硬膜外麻醉及腰椎穿刺,肛门检查、灌肠,胃、十二指肠镜检查等。

2. 姿势要点 患者侧卧,头一侧贴枕,肩部贴床,双臂屈肘放于胸前或枕前,下腿稍伸直,上腿弯曲,必要时两膝之间、背后、胸腹前可放置软枕(图 10-3)。侧卧位和平卧位交替,可以预防褥疮发生。根据检查或治疗需要,还可调整姿势,如硬膜外麻醉或腰穿时,脊柱向前屈曲,腰向后弓起,尽量使头膝接近,使椎间隙增宽,利于穿刺。

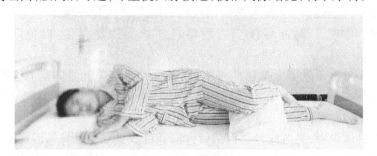

图 10-3 侧卧位

3. 解剖生理特点

(1)侧卧位使身体支撑面扩大,脊柱和四肢肌肉紧张得到缓解,关节充分放松,患者感到舒适安全。

（2）休息时采用右侧卧位较好，因心脏偏向左侧，可以避免心脏受压，有利于血液循环，也有利于淋巴回流。同时，胃幽门处于向下位置，有利于胃肠蠕动，使胃内空物进入十二指肠、空肠和回肠，有利于消化和吸收。

（3）插胃管洗胃患者，采用左侧卧位，因为贲门位于第 11 胸椎左侧，中等充盈的胃约 3/4 位于左季肋区，左侧卧位可使胃的位置相对恒定；幽门在第 1 腰椎右侧，开口向右后，左侧卧位可以延缓或减少胃内毒物向十二指肠排放。

（4）灌肠时，可根据大肠解剖特点和患者具体情况而定。左侧卧位时，乙状结肠和降结肠在下方，灌肠液进入直肠后，随重力作用易内流，用于病变在直肠和乙状结肠的保留灌肠或清洁灌肠（图 10-4）；右侧卧位时，乙状结肠和降结肠在上方，升结肠在下方，适用于结肠透析、病变在盲肠的药物保留灌肠及清洁灌肠；整个大肠需要清洁灌肠时，从左侧卧位、仰卧至右侧卧位依次更换体位，使灌肠液进入全部结肠。

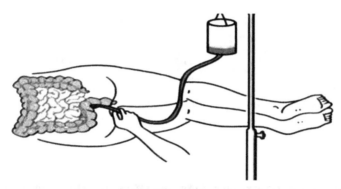

图 10-4　灌肠体位示意（左侧卧位）

4.注意事项

（1）长时间侧卧位，可造成人体侧面骨性突起处皮肤受压。人体侧面的骨性隆起有肩峰、髂嵴、股骨大转子、腓骨头、外踝等处，要注意变换体位，预防褥疮。

（2）会阴侧切术后宜侧卧于健侧，以避免恶露浸湿切口。

（3）头部垫高与躯干中轴平行，防止脊柱扭曲。

★ 知识拓展

灌肠体位注意事项

患者取左侧卧位，身体自然屈曲，暴露臀部，施术者站在患者的背侧，选择好适宜的无菌的灌肠器，戴无菌手套，将灌肠器上端的漏瓶调整到一定的高度，将灌肠所用的液体注入其中，将灌肠器官内的气体排出后用血管钳夹住上端，然后再将灌肠器下端肛管涂石蜡油，并将其沿肛门缓缓插入约 10.0 cm 时，松开上端的血管钳，液体则缓缓灌入肠内.灌入液体的量应根据具体病情及目的而定。如用于结肠镜检查，则采取清洁灌肠，灌入的量以保证肠内食物残渣能排净为度。

(三)半坐卧位

1.适用范围　头部、颈部、腹部、盆腔手术后,心、肺疾病引起的呼吸困难,腹腔、盆腔感染,急性心力衰竭患者等。

2.姿势要点　以髋关节为轴心,在平卧的基础上,上身抬高 30°~45°,背靠支架,使膝关节屈曲 15°~30°,膝下垫枕避免患者下滑,两臂自然贴于支架,两脚用软垫支持,腰部垫小枕(图 10-5)。

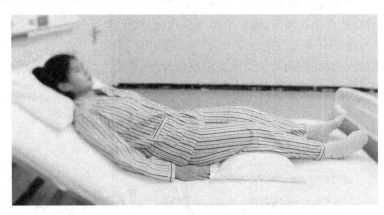

图 10-5　半坐卧位

3.解剖生理特点

(1)半坐卧位时支撑面较多,体重分散,重心较低,比较稳定,肌肉、关节处于松弛状态,患者感觉舒适、省力。

(2)半坐卧位患者头颈部压力减轻,尤其头部手术后,可减少局部出血量,使水肿减轻,有利于保护脑组织。

(3)半坐卧位时胸、腹部器官及膈肌下降,有利于胸廓运动,胸腔容积增大,肺扩张,有利于气体交换,减轻心肺压迫。

(4)半坐卧位由于重力关系,部分血液滞留在盆腔脏器和下肢,使回心血量减少,心脏负担减轻。

(5)腹部手术后采取半坐卧位,腹部肌肉松弛,减轻了腹部伤口缝合处的张力,使疼痛减轻;同时也有利于腹膜腔内渗出物流入盆腔,减缓炎症的扩散和毒素的吸收,防止感染向上形成膈下脓肿,而且有利于促进呼吸功能的恢复。

4.注意事项

(1)半卧位时,易使肩、肘关节后部、坐骨结节、足跟部等处受压,注意适当更换体位,并做局部按摩,促进血液循环,避免发生褥疮。

(2)根据病情,随时观察患者,若体位不适时,及时协助患者更换。

(四)坐位

1.适用范围　疾病恢复期患者,极度呼吸困难的患者,胸、腹腔穿刺手术患者,心力衰竭、心包积液的患者。

2.姿势要点　患者坐起,用靠背架支起床头,或用枕头或棉被支托患者背部。患者面前可放一小桌,供其伏桌休息。

3.解剖生理特点

(1)坐位时,人体感到自然舒适,上半身的重力落在臀部和坐骨结节处。

(2)内脏器官处于正常解剖位置,胸腔容积增大,有利于心肺功能充分发挥。

(3)在坐位时屈曲双下肢更感到舒适。因伸直下肢会增加腰部负荷,久之可使腰部、下肢肌肉受牵拉而感到疲劳。

(4)左心衰患者,两腿下垂,由于重力作用,使下肢回心血量有所减少,心脏负担减轻。

(5)支气管哮喘发作时,由于极度呼吸困难,患者不能平卧,被迫日夜端坐。

4.注意事项

(1)长期卧床患者,坐起时宜缓慢,以免因体位改变引起头晕、眼花现象;坐位时间不宜过长,可逐渐延长坐起时间。

(2)有下肢循环不良者,可用垫脚踏板。

(3)端坐呼吸患者病情危重,变化较快,要注意观察患者面色、呼吸、血压、脉搏等情况。

(五)俯卧位

1.适用范围　需进行腰、背部检查的患者及术后患者,溺水者,肋骨后部骨折患者等。

2.姿势要点　患者俯卧,胸、腹部着床,头偏向一侧,两臂屈曲于头部两侧,两腿伸直,在患者胸腹部、髋部及踝部各垫一软枕(图10-6)。

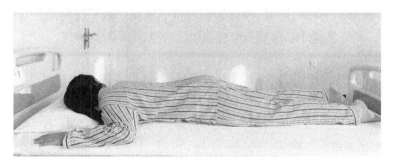

图10-6　俯卧位

3.解剖生理特点

(1)俯卧位可使胸、腹腔器官得到有效保护,患者有安全、舒适感。

(2)该体位对呼吸、循环功能有一定影响,由于俯卧压迫胸廓前部,对呼吸运动产生影响,患者感到呼吸费力、胸闷;同时对胃肠道等消化器官也有一定压力,可使胃肠蠕动速度减慢,影响了消化、吸收功能。

4.注意事项

(1)饱食后不宜俯卧,以免体重压迫胃;腹胀患者应尽量减少俯卧。

(2)对呼吸困难的患者,俯卧会加重病情。

(3)长时间俯卧,注意更换体位,以免引起不适。

（4）俯卧时人体前面的骨性隆起处的皮肤会受到压迫,应注意胸骨角、肋弓、髌骨等处皮肤颜色,防止发生褥疮。

（六）膝胸卧位

1. 适用范围　需进行肛门、直肠、乙状结肠镜检查及治疗的患者,做前列腺检查者,矫正胎位及子宫后倾位者。

2. 姿势要点　患者俯跪卧,大腿与床面垂直,胸部与膝部贴近床面,腹部悬空,臀部抬高。头面部偏向一侧,贴于床面。两臂屈曲放于头两侧,双肘屈曲抵床辅助支撑胸部(图 10-7)。

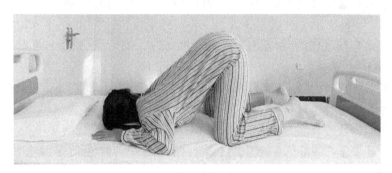

图 10-7　膝胸卧位

3. 解剖生理特点　该体位是不舒适、不稳定的体位,因为臀部抬起,腹部悬空,腹腔器官前倾、倒置,器官活动度增加,故用于矫正胎位和子宫后倾位。但腹腔内器官前倾挤压膈肌,易使呼吸运动受限,同时,心脏也受到挤压移位。由于膝胸卧位对呼吸、循环的功能影响较大,除非患者必须作某些检查和治疗,一般不采取此体位。

4. 注意事项

（1）向患者说明目的,注意保暖,减轻心理压力,以取得配合。

（2）有严重心肺疾病的患者,慎用或禁用。

（3）胸部着床时,双臂要支撑躯干,然后缓慢扭转头面部,以免损伤颈部。

（七）头低足高位

1. 适用范围　十二指肠引流,肺部分泌物引流,腰麻时调整麻醉平面,产妇胎膜早破,下肢牵引等。

2. 姿势要点　患者仰卧,枕头横立于床头,床尾用木板垫高 15.0～30.0 cm(图 10-8)。

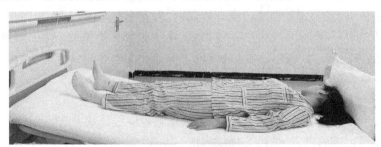

图 10-8　头低足高位

3.解剖生理特点

(1)该体位身体支撑面大,重心低,舒适安全。

(2)用于十二指肠引流时,右侧卧位,有利于胆汁的引流;用于肺部分泌物引流,使痰易于咳出。

(3)下肢作牵引时,由于牵引力把患者向床尾方向牵挂,而抬高床尾,利用身体重力所产生的反牵引力对抗牵引,既防止下滑,又可以使膝、踝关节处于功能位置,达到治疗目的。

(4)产妇胎膜早破时,采用此体位可减轻压力,降低羊水流出的冲力,以防脐带脱垂,避免并发症的发生。

4.注意事项

(1)做下肢牵引时,可将上半身抬高,使患者感到舒适。

(2)长期卧床患者,骶尾部、足跟部等骨性隆起部位皮肤易受压形成褥疮,注意给患者局部按摩,适当更换体位,预防褥疮发生。

(3)有严重心肺疾患者慎用。

(八)截石位

1.适用范围　妇产科检查及治疗,膀胱镜检查,会阴、肛门、直肠检查及手术等。

2.姿势要点　患者仰卧,双腿分开放于检查台支架上,臀部齐床边,两手放于胸前或身体两侧(图10-9)。

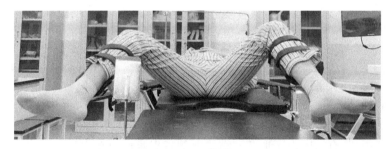

图10-9　截石位

3.解剖生理特点　能充分暴露会阴及肛门,有利于对疾病的检查和治疗。

4.注意事项

(1)向患者说明目的,让其心理放松,尽量少暴露患者,并注意保暖。

(2)在两支架上衬软垫,以免压迫腘窝的血管和神经。

(3)髋关节不可过度外展,以免造成脱位等并发症。

(4)检查前嘱患者排便,以免影响操作。

二、手术体位

不同手术,因手术部位不同,需要采取不同的体位,手术体位是围手术期患者护理的重要内容,包括术前教育、术中体位指导和术后体位安置。以骨科手术为例,围手术期患者护理包括以下内容。

1.术前准备　入院后告知患者在较硬的床上休息,以防骨折断端刺伤血管、神经、肌肉而加重损伤,脊柱结核患者应绝对卧床休息,以预防病变组织压迫脊髓而导致瘫痪或加重病情。术前告知患者手术区域,术中应采取的体位,并训练患者适应手术体位,同时训练患者学会并适应床上排便。

2.术中体位指导(表10-1)

表10-1　术中体位指导

脊柱、颈部手术	俯卧位:患者先仰卧,麻醉后翻身俯卧,头偏向一侧,手放于躯干两侧
	侧卧位:患者先仰卧,麻醉后垂直侧卧,两腿弯曲
上肢手术	肩部手术:患者先仰卧,麻醉后取30°斜卧位
	手部、肘部手术:取仰卧位,用手托垫于患侧臂下,将患肢托起
下肢手术	髋部手术:患者先仰卧,麻醉后患侧向上斜卧位
	膝关节/小腿/足部手术:取仰卧位,两上肢平放于躯干两侧

3.术后体位安置(表10-2)

表10-2　术后体位安置

全身麻醉者	术后未清醒者取平卧位6 h,头偏向一侧,防止因呕吐而误吸
椎管内麻醉者	术后应平卧位6~8 h,防止因脑脊液外渗引起头痛
四肢手术者	用支架抬高患肢,使其略高于心脏水平位,远侧端高于近侧端,消除水肿
石膏固定者	术后抬高患肢,在石膏未干前避免移动肢体,勿用手托石膏,以免局部凹陷

第二节　体位引流

内脏有腔器官可直接或间接与外界相通,当其发生炎性渗出等病变时可出现积液,及时、彻底地顺管道排出积液,对疾病的治疗有重要意义。在正常解剖学姿势下,有的器官积液可自然引流,有的则由于形态和结构上的特点难以通畅引流。临床常根据病变部位,通过改变患者体位,借助重力作用引流,达到治疗疾病的目的。

一、支气管体位引流术

支气管体位引流术(postural branchial drainage)是根据患者肺部病变部位,将其安置于适当体位,利用地心引力使积聚在呼吸道深部的痰液或脓液排出的方法。常用于支气管扩张症、肺脓肿患者的痰液或脓液引流及支气管碘油造影前后。

(一)应用解剖

左、右主支气管在肺门处分出肺叶支气管(左肺2支,右肺3支),进入各肺叶,各肺叶支气管入肺后分为肺段支气管,并在肺内反复分支,形成树枝状,称支气管树。每一肺段支气管及其所属的肺组织,称支气管肺段,简称肺段。各肺段呈锥形,其尖朝向肺门,底朝向肺表面,肺段之间有少量结缔组织分隔,肺段在形态和功能上有一定独立性。左、右肺各分为10个肺段(图10-10),简表如下(表10-3)。

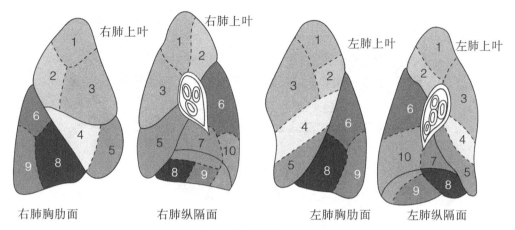

右肺胸肋面　　右肺纵隔面　　左肺胸肋面　　左肺纵隔面

图 10-10　主支气管分支及肺段

表 10-3　支气管肺段

肺叶	肺段				
左肺上叶	1 和 2 尖后段	3 前段	4 上舌段	5 下舌段	6 上段
左肺下叶	7 内侧底段	8 前底段	9 外侧底段	10 后底段	
右肺上叶	1 尖段	2 后段	3 前段		
右肺中叶	4 外侧段	5 内侧段			
右肺下叶	6 上段	7 内侧底段	8 前底段	9 外侧底段	10 后底段

（二）应用要点

1. 肺段支气管　肺叶和肺段支气管的行走方向与体位引流密切相关,如右肺尖段支气管弯曲向上行至右肺尖,通气较差,是肺结核的好发部位。右肺后段行向后外上方,至右肺上叶的后下部,为肺脓肿的好发部位。

2. 引流体位　在引流前,结合 X 射线检查确定病变的肺段支气管,固定引流体位。对病变部位不同的疾病做体位引流时,患者应采取不同的引流体位(表 10-4、图 10-11),其原则是使病变处于高位,引流支气管开口向下,使痰液或脓液易于排出。

表 10-4　各肺段支气管引流体位

病变部位	引流体位
左上叶尖后段	俯卧位,向左转 1/4,头部及肩部稍高
左上叶上、下舌段	俯卧位,向右转 1/4,床尾抬高 30.0 cm
左、右上叶前段	俯卧位,床尾稍抬高
右上叶后段	俯卧位,向右转 1/4
右上叶尖段	半卧位,向左稍倾斜
右中叶内、外侧段	仰卧位,向左转 1/4,床尾抬高 30.0 cm
右、右下叶上段	仰卧位,床尾稍抬高
左、右下叶前底段	仰卧位,床尾抬高,使躯干倾斜,与地面约呈 45°
左、右下叶后、内、外底段	俯卧位,床尾抬高,使躯干倾斜,与地面约呈 45°

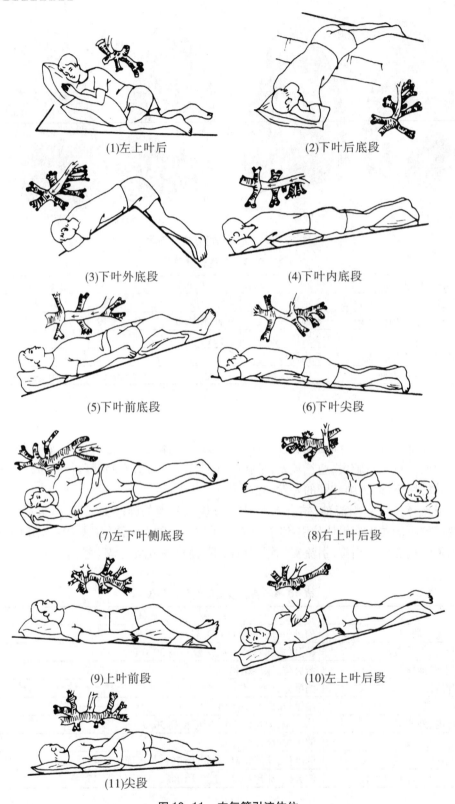

(1)左上叶后　　　　　　　(2)下叶后底段

(3)下叶外底段　　　　　　(4)下叶内底段

(5)下叶前底段　　　　　　(6)下叶尖段

(7)左下叶侧底段　　　　　(8)右上叶后段

(9)上叶前段　　　　　　　(10)左上叶后段

(11)尖段

图 10-11　支气管引流体位

3. 操作方法　摆好体位后,嘱患者深呼吸或咳嗽,并轻拍其背部。拍背有助于黏附在支气管壁上的痰液松动,有利于引流。拍背时掌指关节呈120°,由背部下方开始顺体位由外向内进行叩击,以提高引流效果。引流时间从5~10 min/次延长到15~30 min/次,2~3次/d。

4. 注意事项

(1)术前作必要的检查,如X射线、CT等,以确定病变部位。

(2)如果患者痰液黏稠,不易咳出时,可先做蒸汽吸入,然后,再进行引流。也可加用祛痰药使痰液稀释,以利痰液排出。

(3)体位引流应在饭前或晚上睡前施行,因饭后易致呕吐。

(4)年老、体弱、呼吸困难、高血压、心脏病、大咯血患者禁用。

(5)体位引流时,护士必须在患者床边,随时给予帮助,并观察病情与排痰效果、痰液性质、痰量等,随时进行记录。

(6)引流过程中注意观察患者情况,如患者有头晕、恶心、咯血、发绀、出汗、面色苍白、脉搏细弱或呼吸困难等症状时,应立即停止体位引流,并配合医生适当处理。

二、腹腔体位引流术

腹腔体位引流术(postural drainage of abdominal cavity)是化脓性腹膜炎或腹腔器官手术后,可采用一定的体位(半卧位),将腹膜腔内的渗出物或脓液引流入盆腔腹膜陷凹内,用来对腹腔、盆腔某些疾病进行治疗,预防并发症。

(一)应用解剖

1. 腹膜及腹膜腔　腹膜面积很大, 1.7~2.0 cm^2,几乎与全身皮肤面积相等。其表面富含血管、淋巴及神经,具有较强的分泌、吸收、防御、保护和修复等功能。正常腹膜分泌少量浆液,对脏器有保护、润滑作用。上腹部腹膜吸收能力较强,下腹部吸收能力较弱。当腹腔感染或内脏穿孔后,腹膜立即产生反应,局部充血水肿,继而产生大量浆液性渗出液,以稀释腹腔内的毒素和减少刺激,并聚集大量巨噬细胞和中性粒细胞来吞噬细菌、异物。渗出液中的纤维蛋白沉积在病变周围发生粘连,以防止炎症的扩散并修复受损的组织,因此造成腹内广泛的纤维性粘连。如因粘连使肠管成角、扭曲,可引起肠梗阻。壁腹膜由下5对肋间神经和肋下神经支配,对机械、化学、温热刺激引起的痛觉异常敏感,故在炎症刺激时出现明显的反应,表现为腹肌紧张或强直性收缩,局部出现压痛和反跳痛。

腹膜腔可分大腹膜腔和小腹膜腔,小腹膜腔又称网膜囊。大、小腹膜腔借网膜孔相通。腹膜腔在男性完全封闭,在女性可经输卵管腹腔口、输卵管、子宫及阴道与外界相通。因此女性腹膜腔受感染的机会比男性多。

2. 腹膜腔分区　腹膜腔以横结肠及其系膜为界,分为结肠上区和结肠下区。

(1)结肠上区　介于膈与横结肠及其系膜之间,又称膈下间隙(图10-12)。它被肝分为肝上间隙和肝下间隙。肝上间隙被纵向的镰状韧带分为右肝上间隙和左肝上间隙。镰状韧带与右冠状韧带之间的间隙为右肝上间隙;镰状韧带与左冠状韧带之间的间隙为左肝上间隙;肝下间隙在肝与横结肠及其系膜之间,此隙借肝圆韧带及其相连的部分镰状韧带分为左、右肝下间隙。左肝下间隙又被小网膜和胃分为左肝下前、后间隙,左肝下后间隙即网膜囊;右肝下间隙大致相当于肝肾陷窝。上述间隙中,任何一个发生脓肿,均称膈下脓肿。

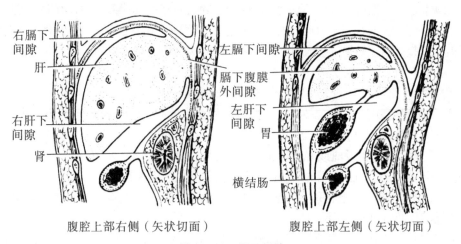

右膈下间隙

肝

右肝下间隙

肾

左膈下间隙

膈下腹膜外间隙

左肝下间隙

胃

横结肠

腹腔上部右侧（矢状切面）　　　　腹腔上部左侧（矢状切面）

图 10-12　膈下间隙

（2）结肠下区　位于横结肠及其系膜的下方,由升结肠、降结肠和小肠系膜根分成4个间隙（图10-13）。右结肠旁沟位于升结肠外侧,向上通连右肝下间隙（肝肾隐窝）,向下通右髂窝及盆腔;左结肠旁沟在降结肠左侧,向上止于膈结肠韧带,向下通左髂窝与盆腔;右肠系膜窦由小肠系膜根、升结肠、横结肠及其系膜右半围成;左肠系膜窦由小肠系膜根、横结肠及其系膜左半部、降结肠、乙状结肠及其系膜围成,此窦向下通连盆腔。

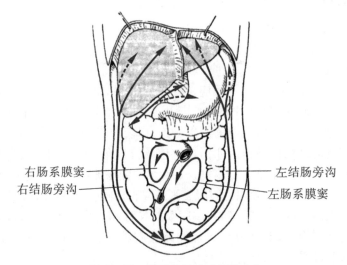

右肠系膜窦　　　　　　　　　　　左结肠旁沟

右结肠旁沟　　　　　　　　　　　左肠系膜窦

图 10-13　腹膜腔间隙及引流方向

（二）应用要点

1.半卧位时腹腔渗出物的引流方向　腹部手术后患者取半卧位,渗出物分别沿左、右结肠旁沟或左肠系膜窦下方开口引流至盆腔的膀胱直肠陷凹或直肠子宫陷凹内,通过直肠指诊、阴道后穹指诊或穿刺等方法,可发现积液（图10-14）。由于积液位于盆腔最低部位,穿刺、切开引流方便、安全,同时也减少了脓液与腹膜的接触面积,延缓吸收,减缓中毒症状。

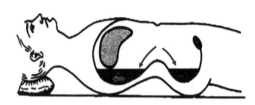
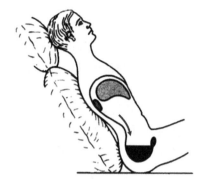

图 10-14　不同体位腹腔积液聚集部位

2. 注意事项

（1）腹膜炎或腹部手术后采用平卧位，有形成膈下脓肿的可能。

（2）腹膜腔积液较多时，虽然采取半卧位，由于膈肌和腹内脏器随呼吸而上、下移动，产生一种唧筒作用，使液体沿升、降结肠旁沟升至膈下，可能形成膈下脓肿。膈下脓肿以右侧居多。

（3）腹膜腔积液较多时，要及时穿刺或引流，并采取半卧位，防止形成膈下脓肿。

★联系临床

腹腔引流管护理

　　患者术后生命体征平稳，取半卧位，是腹腔内渗液流至盆腔，避免或减少膈下感染。引流管不宜过长或过短，过长易扭曲，过短影响患者翻身甚至脱出。行走时引流袋应低于引流管的出口，防止逆流引起逆行感染。带有多根引流管者，用胶布注明管名称以利辨认，同时需要注意体位与压力等的改变，保证引流效果。

第三节　体位性神经损伤的解剖基础

　　在护理工作中，使患者身体保持在符合解剖和生理要求的体位状态下，不仅患者感到安全舒适，而且有利于检查、治疗和护理操作的实施及有利于患者康复。反之，不但影响医疗护理操作，还可能造成患者局部某些结构的损伤。特别是长期处于昏迷或麻醉状态下的患者，肢体某一部分处于异常位置而本身又无自我调整体位的能力，更易造成组织损伤，其中以神经伤最为严重，且功能恢复困难，应予重视。

一、常见神经损伤

（一）臂丛

1. 应用解剖　臂丛由第 5~8 颈神经前支和第 1 胸神经前支的大部分组成。臂丛自斜角肌间隙穿出,行于锁骨下动脉后上方,经锁骨后方进入腋腔。行程中臂丛5条神经根的纤维经过分离和再组合,最后形成内侧束,外侧束及后束,围绕在腋动脉周围。臂丛的3个神经束分出了肌皮神经、正中神经、桡神经、尺神经和腋神经等分支。腋神经发自臂丛后束,伴旋肱后动脉向后,绕肱骨外科颈至三角肌深面。其肌支配三角肌和小圆肌;皮支绕三角肌后缘分布于肩部和臂部上1/3外侧面皮肤。上肢处于正常解剖位置时,臂丛处于松弛状态。当上臂呈后伸状态时,对整个臂丛产生不同程度的牵拉力,此时如臂部伴有内旋可进一步增加后束或腋神经、桡神经的张力,伴有外旋则增加肌皮神经的张力。臂部外展90°并伴有后伸时,臂丛及5条分支的张力均增加,其中后束、桡神经或腋神经近段牵拉伤最为常见。

2.损伤后临床表现　臂丛损伤多见于后束或其分支。后束损伤后表现为桡神经或腋神经功能障碍。腋神经损伤后主要表现为肩关节外展无力(三角肌瘫痪),三角肌区皮肤感觉障碍,三角肌萎缩,肩部失去圆隆的外行,肩峰突出,形成"方肩"。

3.防范措施　上肢不要过度外展和旋转。

(二)桡神经

1.应用解剖　桡神经从臂丛后束分出后,在肱骨中段由内上向外下通过肱骨肌管(由桡神经沟与肱三头肌内、外侧头共同围成),到肱骨外上髁前方分为皮支和肌支。皮支分布于臂、前臂背侧和手背桡侧半及桡侧两个半指背面的皮肤;肌支支配肱三头肌、肱桡肌及前臂后群所有伸肌和旋后肌。在肱骨中段,桡神经在桡神经沟处紧贴肱骨骨面走行,二者间缺乏软组织缓冲。当上肢长时间保持外展位,臂部中段的背外侧面置于较硬的物体上,如手术时臂部置于手术台边缘,运送伤员时臂部置于担架边缘,卧床患者臂部置于病床边缘,均可致桡神经损伤。为防止小儿或神志不清的患者躁动,将上肢强迫固定在木板上进行输液,如固定不当也可造成桡神经损伤。

2.损伤后临床表现

(1)运动障碍　不能伸腕和伸指,拇指不能外展,前臂旋后功能减弱。

(2)感觉障碍　前臂背侧皮肤及手背桡侧半和桡侧两个半指背面的皮肤感觉迟钝,"虎口"区皮肤感觉丧失。

(3)抬前臂时,由于伸肌瘫痪及重力作用,出现垂腕征(图10-15)。

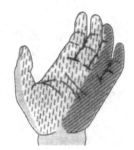 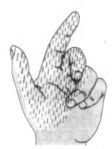 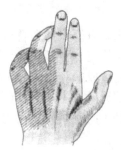 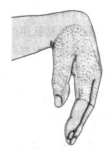

猿手(正中神经损伤)　枪手(正中神经损伤)爪形手(尺神经损伤)　垂腕征(桡神经损伤)

图10-15　上肢神经损伤手型

3.防范措施　臂部中段背面不要置于手术台边缘、床沿或担架边缘,尽可能将此部悬空。

> ★ 知识拓展
>
> ## 桡神经损伤预防
>
> 　　桡神经损伤多发生于肱骨中下段骨折,因此,一旦发现有移位的肱骨中下段骨折患者,不管是否伴有桡神经损伤,建议最好不用手法复位,以免引起桡神经损伤或加重桡神经损伤。术前必须检查患者桡神经的功能情况,另外还需注意及早进行功能锻炼,恢复患肢功能。

(三)尺神经

1.应用解剖　尺神经从臂丛内侧束发出后,沿肱二头肌内侧缘伴随肱动脉下行,在臂中部转向后下,经肱骨内上髁后方的尺神经沟进入前臂内侧。在前臂,尺神经伴尺动脉下降,经腕部入手掌。尺神经在前臂发出的肌支,支配尺侧腕屈肌和指深屈肌的尺侧半。在手掌,尺神经的肌支支配手肌内侧群和中间群的大部及拇收肌。尺神经的皮支,在手掌布于尺侧一个半指及相应的手掌皮肤;在手背布于尺侧两个半指及相应的手背皮肤。尺神经常见的损伤部位在臂部和尺神经沟处。当臂部轻度外展并后伸时,臂内侧紧贴于较硬物体上,或垂于担架边缘或床沿,醉酒者臂部架在椅子背上昏睡等,均可致其损伤。尺神经沟内的尺神经表面仅覆以皮肤和浅筋膜,当受到有棱角的物体撞击或长时间置于手术台边缘均可造成尺神经损伤。

2.损伤后临床表现

(1)运动障碍　屈腕力减弱,拇指不能内收,其他各指不能内收与外展,无名指与小指末节不能屈曲。

(2)感觉障碍　尺神经分布区感觉迟钝,小鱼际及小指感觉丧失。

(3)肌肉萎缩　小鱼际平坦,由于骨间肌及蚓状肌萎缩,掌间隙出现深沟,各掌指关节过伸,第4、5指的指间关节屈曲,表现为爪形手(图10-15)。

3.防范措施　臂部禁止垂于担架边缘或床沿;肘部尺神经沟处避免置于有棱角的坚硬物体上。

(四)坐骨神经

1.应用解剖　坐骨神经经梨状肌下孔出盆腔,在臀大肌深面下行,经股骨大转子与坐骨结节之间下降达股后,从股二头肌深面下降至腘窝上方分为胫神经和腓总神经。坐骨神经在股后发出肌支,支配大腿后群肌。胫神经自坐骨神经发出后,沿腘窝中线下降,在小腿比目鱼肌深面伴胫后动脉下行,至内踝后方分为足底内侧神经和足底外侧神经,进入足底。胫神经在腘窝以下分布于膝关节、小腿后群肌及小腿后面的皮肤。足底神经分布于足底肌和皮肤。在由臀部移行至股部处,即相当于臀肌皱褶处位置较表浅。昏迷或瘫痪患者臀下放置便盆时间过长,而且便盆边缘正好置于臀股皱褶处,易造成坐骨神经损伤。

2. 损伤后临床表现

（1）运动障碍　股后肌群和整个小腿肌、足肌瘫痪，致使小腿不能屈曲，足与足趾的运动亦完全丧失。

（2）感觉障碍　小腿除隐神经分布的皮区外，其他部位感觉全部丧失。

3. 防范措施　截瘫、昏迷患者大便或小便后应及时取出便盆。

（五）腓总神经

1. 应用解剖　腓总神经在腘窝上方自坐骨神经发出后，绕过腓骨颈外侧向前，穿腓骨长肌起始部达小腿前面，分为腓浅神经和腓深神经。腓浅神经下行于腓骨长、短肌之间，并支配此二肌。其本干于小腿中、下 1/3 交界处浅出于皮下，分布于小腿前外侧面、足背及第 2～5 趾背面相对缘皮肤。腓深神经在小腿肌前群深面，伴胫前动脉下降，支配小腿肌前群及足背肌。末支分布于第 1～2 趾背面相对缘皮肤。腓总神经在绕过腓骨颈处位置表浅，深面紧贴骨面，表面仅覆以皮肤和浅筋膜。如患者长时间处于侧卧位伴屈髋屈膝时，下方小腿的外侧面垫在较硬的物体上，腓骨小头周围受力较大，易致腓总神经损伤。外科或妇科手术时，双下肢腘窝置于支架上时间过长，支架前外侧缘又过高过硬，也可造成腓总神经损伤。

2. 损伤后临床表现

（1）运动障碍　足不能背屈，足下垂、略有内翻，不能伸趾，行走时呈"跨阈步态"（患者用力使髋、膝关节高度屈曲以提高下肢抬起足尖，才能行走）。

（2）感觉障碍　小腿外侧、足背及趾背皮肤感觉迟钝或消失。

（3）足畸形　久之可呈马蹄内翻足（图 10-16）。

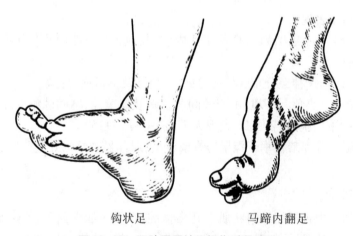

钩状足　　　　　　　　马蹄内翻足

图 10-16　下肢周围神经损伤后足畸形

3. 防范措施　患者侧卧时下方的小腿腓骨头处要放置松软的垫子，并及时变换体位，避免时间过长。

二、防范措施

体位性神经伤多由医源性因素造成,只要在护理工作中引起重视,完全可以避免。首先应增强责任心,认真对待医护过程中的每一个程序;其次要熟悉易损伤神经的部位及局部解剖关系。轻度神经损伤只要解除压迫因素,一般在数天至数周内功能即可恢复,无须特殊处理。较严重的神经损伤要及时彻底地进行神经松解减压,以解除局部压迫、缺血,改善神经内微循环,促进髓鞘再生及调整电解质浓度和分布,通常也可获得满意的效果。如受压部位神经坏死,要进行切除并重新吻合或作神经移植术。

第四节　学以致用

一、实践目的

通过"探索人体奥秘,以练促学"的主题动员学生,了解临床常用卧位,从而理清解剖学与卧位之间的内在联系,为临床诊疗检查和处理措施打下坚实的基础。

二、实践项目

体位姿势的演示:以 2 人为单位积极参与,培养学生团队协作精神,实践是教学的中心环节,是培养学生技能技巧的关键,启发学生对人体卧位产生强烈兴趣,激发学生学习的主观能动性,提高学习效果和教学质量,让学生了解到解剖学与卧位之间的内在联系,使解剖学内容在操作中得到更好的再现,学生印象较为深刻。

三、实践方案

1. 教师积极引导,学生 2 人为一组,一人扮演护士角色另一人扮演患者角色,教师发布指令,两位学生实施,一轮后互换角色。要求边摆体位边说出解剖学的原理,同时循环播放解剖学录像,使学生对整堂课的内容直观、全面的了解,学生摆好体位后还要强调动作要点和应该注意的问题,评选动作最标准的小组以及用时最短的小组。

2. 教师发布病情指令,在保证安全的情况下学生摆相应体位,评选体位正确以及动作最标准和用时最短的小组。

3. 根据每组学生的实践过程和标准体位进行对比,记录每个体位摆好所需时间以及对比解剖生理特点存在的问题,进行分析。

4. 评选出用时最短,动作最标准的小组进行表彰。

四、实践总结

通过这一活动,提高了学生对课堂知识的灵活运用以及善于发现问题的能力并加深了对课本知识的理解。活动结束后评选优秀的小组并表彰。

❖ 病例分析 ❖

病例1：患者，男性，68岁，右侧肢体偏瘫，因压疮住院治疗。检查发现：患者身体右外侧已经出现溃烂。

讨论：

1. 结合患者体位解释压疮产生的原因？

2. 临床上一般需要多长时间间隔对不能翻身患者进行一次被动翻身？

3. 采用此体位致压疮最常发生的部位有哪些？应注意哪些事项？

病例2：患者，女性，42岁，因子宫肌瘤在全身麻醉下行手术治疗。术中采用膀胱截石体位，手术时间2.5 h。患者术后6 d出现右下肢麻木、垂足，不能伸直、提足和扬趾。肌电图检查结果显示：右侧胫骨前肌、腓骨长肌、腓骨短肌出现失神经电位。诊断为腓总神经损伤。

讨论：

1. 腓总神经最易损伤的部位在何处？

2. 解释此患者腓总神经损伤的可能原因有哪些？

3. 临床上如何预防腓总神经的损伤？

参考文献

[1]丁文龙,刘学政.系统解剖学[M].9版.北京:人民卫生出版社,2018.

[2]王怀经,张绍祥.局部解剖学[M].2版.北京:人民卫生出版社,2010.

[3]李鸣,曹靖,陈雪梅.系统解剖学思政教程[M].郑州:郑州大学出版社,2021.

[4]臧卫东.护理解剖学[M].郑州:郑州大学出版社,2017.

[5]张伟宏.护理解剖学[M].2版.北京:人民卫生出版社,2020.

[6]刘桂萍.护理应用解剖学[M].北京:人民卫生出版社,2010.

[7]陈玲珑.临床应用解剖学[M].北京:人民卫生出版社,2011.

[8]钟世镇.系统解剖学[M].北京:高等教育出版社,2003.

[9]丁自海.人体解剖学[M].北京:人民卫生出版社,2013.

[10]席淑新.眼耳鼻喉口腔科护理学[M].北京:人民卫生出版社,2012.

[11]丁自海,范真.人体解剖学[M].北京:人民卫生出版社,2012.

[12]张伟宏,郑老须.人体解剖学与组织胚胎学[M].北京:军事医学科学出版社,2013.

[13]张伟宏,李希科.护理解剖学[M].北京:人民卫生出版社,2015.

[14]张伟宏,常成.护理解剖学实验教程[M].北京:人民卫生出版社,2020.

[15]李继承,曾园山.组织学与胚胎学[M].9版.北京:人民卫生山版社,2018.

[16]张传森,许家军,许金廉.模块法教学-人体系统解剖学[M].北京:人民卫生出版社,2012.

[17]丁文龙,花佳.临床应用解剖学[M].北京:人民卫生出版社,2011.